U0242959

 高职高专系列教材

中药制剂质量分析

ZHONGYAO ZHIJI ZHILIANG FENXI

王玲波　主编

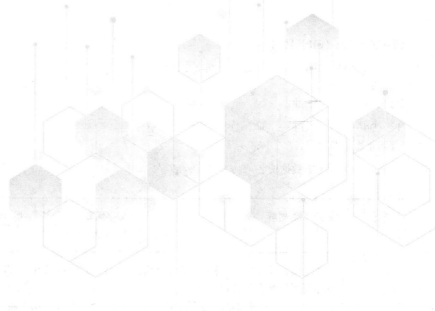

 化学工业出版社

·北　京·

内 容 简 介

《中药制剂质量分析》分为六个项目：中药制剂质量检验基础、中药制剂的鉴别技术、中药制剂的常规检查技术、中药制剂的杂质检查技术、中药制剂的卫生学检查技术及中药制剂的含量测定技术。附录补充检验原始记录。全书紧扣创新型高素质技术技能人才培养目标，依据《中华人民共和国药典》以项目任务式讲解药物检验，配有"考核评分工作手册"，具有很强的操作性；重视课程思政及数字资源的建设，配有二维码，包括任务知识要点、教学课件、教学微课、操作视频及动画等。

本书可供高等职业院校中药制药、中药学、药学类及相关专业学生使用，亦可作为相关职业岗位群职业技能培训与鉴定、执业（中）药师资格考试备考，以及从事药品检验、中药研发等专业技术人员的参考书。

图书在版编目（CIP）数据

中药制剂质量分析/王玲波主编 . — 北京：化学工业出版社，2022.8
ISBN 978-7-122-41559-2

Ⅰ. ①中… Ⅱ. ①王… Ⅲ. ①中药制剂学-质量分析
-高等职业教育-教材 Ⅳ. ①R283

中国版本图书馆 CIP 数据核字（2022）第 094897 号

责任编辑：章梦婕　李植峰　　　　　　　文字编辑：丁　宁　陈小滔
责任校对：边　涛　　　　　　　　　　　装帧设计：史利平

出版发行：化学工业出版社（北京市东城区青年湖南街 13 号　邮政编码 100011）
印　　装：三河市延风印装有限公司
787mm×1092mm　1/16　印张 24¼　字数 693 千字　2023 年 1 月北京第 1 版第 1 次印刷

购书咨询：010-64518888　　　　　　　　售后服务：010-64518899
网　　址：http://www.cip.com.cn
凡购买本书，如有缺损质量问题，本社销售中心负责调换。

定　　价：65.00 元

《中药制剂质量分析》编审人员

主　　编　王玲波

副 主 编　李家春　白玲玲　赵元帅

编写人员　（按照姓名汉语拼音顺序排列）

　　　　　白玲玲（黑龙江农业经济职业学院）

　　　　　程淑云（哈尔滨珍宝制药有限公司）

　　　　　李家春（江苏财经职业技术学院）

　　　　　刘筱琴（重庆化工职业学院）

　　　　　王玲波（黑龙江农业经济职业学院）

　　　　　徐文东（黑龙江农业经济职业学院）

　　　　　赵　欣（黑龙江旅游职业技术学院）

　　　　　赵元帅（哈尔滨益人堂大药房有限公司）

　　　　　周　娜（临沂大学）

主　　审　姜　辉（黑龙江农业经济职业学院）

　　　　　沈庆国（鲁南厚普制药有限公司）

前　言

随着《中华人民共和国药典》（2020 年版）（简称《中国药典》）的实施，中药制剂质量分析技术有了新的要求和变化。本书紧扣新版《中国药典》，将修订的内容及新技术、新方法融入任务实施中。书中实例均采用《中国药典》（2020 年版）收载的中药，使内容与国家药品标准相统一。

本书采用项目任务式体例，设有情境导入、学习目标、任务描述、相关知识、任务实施、知识拓展、学习导图、目标检测等模块，同时配有"考核评分工作手册"；紧扣创新型高素质技术技能人才培养目标，将课程思政融入教学内容。每个项目设有情境导入，通过案例引出教学内容，引导学生深刻认识中药制剂质量分析必须是依法依规进行检验的过程；并在学习目标中设置"思政与职业素养目标"，强化对学生思政教育的引导。

全书分为六个项目，项目一中药制剂质量检验基础介绍了中药制剂质量分析的依据、程序及《中国药典》的基本内容；项目二介绍了中药制剂的鉴别技术，将光谱鉴别和色谱鉴别单列出来重点讲授；项目三介绍中药制剂的常规检查技术；项目四介绍中药制剂的杂质检查技术；项目五介绍中药制剂的卫生学检查技术；项目六介绍中药制剂的含量测定技术。附录补充检验原始记录。书中配有丰富数字资源，包括任务知识要点、教学课件、教学微课、操作视频及动画等，以二维码形式呈现。

本书编者为具有多年中药相关职业教育教学经验的教师及企业一线技术专家，编写理念融入"岗课赛证"综合育人精神，突出教材的先进性与实用性。编写分工如下：王玲波负责项目四的编写以及全书的统稿工作；赵元帅、程淑云负责项目一的编写；徐文东负责项目二的编写；白玲玲负责项目三的编写；李家春负责项目五的编写；刘筱琴、周娜、赵欣负责项目六的编写；程淑云作为中药企业专家负责附录的编写整理及检测技术的实践指导。全书由姜辉、沈庆国审稿。

本书可供高等职业院校中药制药、中药学、药学类及相关专业学生使用，亦可作为相关职业岗位群体、职业技能培训与鉴定、执业（中）药师资格考试备考，以及从事药品检验、中药研发等专业技术人员的参考书。

由于编者水平有限，不足之处在所难免。衷心希望广大读者在使用过程中提出宝贵意见，以便进一步修订和完善。

《中药制剂质量分析》编写组

2022 年 6 月

前言

目　录

项目

一

中药制剂质量检验基础

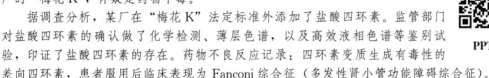 **情境导入**

2001 年 8 月 24 日，株洲市药品监督管理局稽查办公室接到举报：株洲市一医院收治了 6 名有泌尿系统不良反应的患者，几天前都服用过标示为某厂生产的"梅花 K"，怀疑是药物中毒。

据调查分析，某厂在"梅花 K"法定标准外添加了盐酸四环素。监管部门对盐酸四环素的确认做了化学检测、薄层色谱，以及高效液相色谱等鉴别试验，印证了盐酸四环素的存在。药物不良反应记录：四环素变质生成有毒性的差向四环素，患者服用后临床表现为 Fanconi 综合征（多发性肾小管功能障碍综合征）。

PPT 课件

该事件提示，药品生产要符合国家药品管理相关法律和标准，并经检验合格后方可上市销售。

学习目标

1. 知识目标
① 熟悉中药制剂质量检验的程序。
② 掌握中药制剂质量检验样品预处理的方法。
③ 掌握中药制剂质量检验的标准及标准中规定的检验项目及要求。
2. 技能目标
① 会正确查阅和使用《中国药典》。
② 会正确书写中药制剂检验原始记录与检验报告书。
3. 思政与职业素养目标
① 培养依法检验的工作作风和热爱祖国医药事业的情怀。
② 增强民族自信心和自豪感。

任务一 查阅使用《中华人民共和国药典》

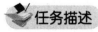 **任务描述**

应用《中国药典》，查阅中药的质量标准。

相关知识

知识要点

一、《中国药典》沿革

中华人民共和国成立至今，《中国药典》共颁布发行 11 版，即 1953 年版、1963 年版、1977

年版、1985 年版、1990 年版、1995 年版、2000 年版、2005 年版、2010 年版、2015 年版、2020 年版（现行药典）。各版《中国药典》的载药情况和主要特点比较见表 1-1。

表 1-1

二、《中国药典》（2020 年版）的特点

《中国药典》（2020 年版）由国家药品监督管理局会同国家卫生健康委员会批准颁布，自 2020 年 12 月 30 日起实施。新版《中国药典》的颁布实施对我国药品研发、生产、检验、流通以及监督管理产生重大影响。

《中国药典》（2020 年版）一部共收载标准 2711 个，其中新增 117 个，直接修订 452 个，不再收载 4 个。《中国药典》（2020 年版）稳步推进药典品种收载，进一步满足了国家基本药物目录和基本医疗保险目录品种的需求。

1. 全面提升安全性控制水平

《中国药典》（2020 年版）修订了"0212 药材和饮片检定通则"（四部），规定植物类药材及饮片禁用农药（33 种禁用农药）不得检出，并在"2341 农药残留量测定法"中新增第五法"药材及饮片（植物类）中禁用农药多残留测定法"；修订"9302 中药有害残留物限量制定指导原则"，新增第五项"重金属及有害元素一致性限量指导值"。植物类中药材安全性控制项目见表 1-2。

表 1-2 植物类中药材安全性控制项目

项目	相关规定	备注
禁用农药	甲胺磷等 33 种禁用农药不得检出(不得过定量限)	0212 检定通则
重金属及有害元素	通用技术要求中限度指导值为：铅不得过 5mg/kg，镉不得过 1mg/kg，砷不得过 2mg/kg，汞不得过 0.2mg/kg，铜不得过 20mg/kg。 品种正文中按以上限度进行具体规定：黄芪、金银花、西洋参、白芍、甘草、丹参、山楂、枸杞子(2015 年版中已有相关规定)、白芷、当归、葛根、黄精、人参、三七、栀子、桃仁、酸枣仁、山茱萸(2020 年版新增相关规定)	
真菌毒素	新增项目包括：延胡索(元胡)、土鳖虫、九香虫、蜂房、马钱子，新增黄曲霉毒素限度，薏苡仁在原有黄曲霉毒素限度基础上新增玉米赤霉烯酮限度	
其他	不再收载天仙藤、马兜铃(含马兜铃酸类致癌物质)、九味羌活丸，新增马兜铃酸 I 限量的检查项，不再收载黄连羊肝丸(含药味夜明砂)	不再收载品种继续执行 2015 年版标准

2. 不断完善药品有效性控制

建立了显微检查法、薄层色谱法、高效液相色谱法、聚合酶链式反应（PCR）法以及核酸序列检测法等一系列中药材（饮片）鉴别方法，提高了方法的专属性。基于研究建立了与临床疗效相关的成分含量控制，如丹参中的丹酚酸 B 和葛根中的葛根素的含量测定方法。以质量为标的，制定成分限量标准，加强质量可控性，如针对青翘和老翘的相同指标分别制定不同限度标准。建立专属性高的指标成分控制项目，体现中药炮制"生熟异治"传统特色，如熟地黄饮片增加地黄苷 D 的含量测定指标。

3. 进一步完善以中医临床为导向的中药质量控制技术体系

（1）来源表述规范化 中药几千年的临床应用实践积累了大量经验与智慧，重点体现在历代本草和文献上，结合本草考证，在不引起用药混乱的情况下，根据植物、动物、矿物分类学等领域中被广泛认可的研究成果，对部分品种来源项目中的中文名称、拉丁学名等进行了规范化修

订，如表 1-3 所示。

表 1-3　中药品种来源项目规范化修订

品名	2015 年版	2020 年版	备注
泽泻	本品为泽泻科植物泽泻 *Alisma. orientale*（Sam.）Juzep. 的干燥块茎	本品为泽泻科植物东方泽泻 *Alisma. orientale*（Sam.）Juzep. 或泽泻 *Alisma. plantago-aquatica* Linn. 的干燥块茎	恢复《中国药典》（1963 年版）泽泻与 *Alisma. plantago-aquatica* Linn. 的对应关系
薏苡仁	本品为禾本科植物薏苡 *Coix lacryma-jobi* L. var. *ma-yuen*（Roman.）Stapf 的干燥成熟种仁	本品为禾本科植物薏米 *Coix lacryma-jobi* L. var. *ma-yuen*（Roman.）Stapf 的干燥成熟种仁	
禹州漏芦	本品为菊科植物蓝刺头 *Echinops latifolius* Tausch. 或华东蓝刺头 *Echinops grijisii* Hance 的干燥根	本品为菊科植物驴欺口 *Echinops latifolius* Tausch. 或华东蓝刺头 *Echinops grijisii* Hance 的干燥根	
淡豆豉	本品为豆科植物大豆 *Glycine max*（L.）Merr. 的成熟种子的发酵加工品	本品为豆科植物大豆 *Glycine max*（L.）Merr. 的干燥成熟种子（黑豆）的发酵加工品	
石膏	本品为硫酸盐类矿物硬石膏族石膏	本品为硫酸盐类矿物石膏族石膏	由"硬石膏族"修订为"石膏族"
虫白蜡	本品为介壳虫科昆虫白蜡虫 *Ericerus pela*（Chavannes）Guerin 的雄虫群栖于木犀科植物白蜡 *Fraxinus chinensis* Roxb.、女贞 *Ligustrum lucidum* Ait. 或女贞属其他种植物枝干上分泌的蜡，经精制而成	本品为蜡蚧科昆虫白蜡蚧（白蜡虫）*Ericerus pela*（Chavannes）Guerin 的雄虫群栖于木犀科植物白蜡树 *Fraxinus chinensis* Roxb.、女贞 *Ligustrum lucidum* Ait. 或女贞属它种植物枝干上分泌的蜡，经精制而成	将"介壳虫科昆虫白蜡虫"修订为"蜡蚧科昆虫白蜡蚧（白蜡虫）"
苦地丁	本品为罂粟科植物紫堇 *Corydalis bungeana* Turcz. 的干燥全草	本品为罂粟科植物地丁草 *Corydalis bungeana* Turcz. 的干燥全草	

　　（2）完善饮片质量标准体系，突出中医药特色　饮片是中医临床用药的主要方式之一，《中国药典》（2020 年版）进一步完善了饮片质量标准体系。对于饮片炮制项为净制、切制的，经过对性状、鉴别、检查等项目的系统研究，逐步完善；对于经炮制或其他方式处理后的饮片，在科学研究的基础上，进一步加强专属性质量控制，突出中药炮制"生熟异治"的传统特色。

　　（3）以问题为导向提高标准的实用性与适用性

　　① 药材和饮片。如：半夏。《中国药典》（2015 年版）中半夏以琥珀酸计算总酸含量，测定方法为电位滴定法，但该方法滴定终点判定难度大，导致滴定结果误差较大，专属性不强。通过研究发现，半夏所含有机酸以草酸为主，琥珀酸不足总有机酸含量的 10%，不能够代表总有机酸的含量，且半夏经硫黄熏蒸后总有机酸的含量（电位滴定法测定）升高，存在产地加工通过硫熏提高总有机酸含量的现象。这些成分与半夏的质量和疗效相关性不强。《中国药典》（2020 年版）删去了总酸的含量测定项目。清半夏由半夏药材加工而来，一并进行了相应的修订。

　　② 植物油脂和提取物。

　　a. 丹参总酚酸提取物。针对丹参总酚酸提取物标准中含量测定规定最低限度值仅为 5.0%，《中国药典》（2020 年版）将此品种名称改为"丹参水提物（丹参总酚酸提取物）"。

　　b. 银杏叶提取物。采用中药指纹图谱等技术手段从整体上评价中药质量。针对银杏叶提取物不同批次间的质量差异，分别建立了 HPLC 和 UPLC 指纹图谱方法，以"供试品指纹图谱中应呈现 17 个与对照提取物指纹图谱相对应的色谱峰，其中 6 号峰与参照物峰保留时间相对应；全峰匹配，按中药色谱指纹图谱相似度评价系统计算供试品指纹图谱与对照提取物指纹图谱的相似度，应不低于 0.90" 的要求来控制银杏叶提取物的质量。

③ 中成药。相对于中药材与饮片，中成药生产链长、风险点多，中药材与饮片本身就是一个含有多种成分的复杂体系，而由其组成的中成药则更为复杂。这在客观上决定了中成药质量标准必须抓住主要矛盾，兼顾次要矛盾，重点关注中成药中的君臣药或贵细药，同时控制与制备工艺等过程相关的指示性项目。

例如，牛黄解毒片。牛黄解毒片收载于医保目录和基本药物目录，生产厂家众多，属于临床需求量大的重点品种，在《中国药典》（2015 年版）中该品种标准收录了 5 个薄层鉴别项目用以鉴别其中 5 个药味或有效成分（冰片、胆酸、大黄、人工牛黄、黄芩），需要分别制备 5 份供试品用于相应的鉴别项目，还用到了大量的三氯甲烷。《中国药典》（2020 年版）对鉴别方法进行了简化，仅需取样一次，按不同极性分步提取处理，就可以在 3 个项目中达到同样的鉴别效果，既简化了操作，提高了检测效率，又以替换毒性较高的溶剂并减少用量来体现药品标准绿色环保的理念。

4. 稳步推进成方制剂和单味制剂质量标准

加强中成药标准控制项目与中医临床相结合，加强专属性质量控制，充分体现中医药特点。

（1）完善和规范中成药标准体系　《中国药典》（2020 年版）新增品种中，处方药味涉及含野生濒危动植物、化石类、人类胎盘类、动物粪便类等的中成药，不再收入药典。将 251 个处方、制法内容在标准中补充完善。

（2）加强控制项目与中医临床相结合，充分体现中医药特点　例如，冠脉宁胶囊为国家医保目录品种，是治疗心血管疾病的中成药，多厂家生产，其中丹参和葛根是活血化瘀的主要药味，丹参中的丹酚酸 B 和葛根中的葛根素是主要的有效成分。《中国药典》（2020 年版）建立了同时测定丹酚酸 B、葛根素含量的测定方法，将质量标准控制指标与中医临床功效相结合，以体现质量标准与中医临床相结合的标准制修订思路。

三、《中国药典》一部与四部解读

《中国药典》（2020 年版）一部的内容包括前言、第十一届药典委员会委员名单、常设机构参与编写工作人员、目录、中国药典沿革、本版药典（一部）新增品种名单、本版药典（一部）未收载 2015 年版药典（一部）中的品种名单、凡例、品名目次、正文（药材和饮片、植物油脂和提取物、成方制剂和单味制剂）和索引等部分；《中国药典》四部的内容除包括与一部类似部分外，还主要收载了通用技术要求和药用辅料部分。其中凡例、品种正文和通用技术要求三部分是进行药品检验工作的重要依据，现分别介绍如下。

（一）基本结构

1. 凡例

凡例是正确使用《中国药典》，对品种正文、通用技术要求以及药品质量检验和检定中有关共性问题的统一规定和基本要求。《中国药典》收载的凡例、通则对《中国药典》以外的其他国家药品标准具同等效力。凡例的内容包括总则、通用技术要求、品种正文、名称与编排；项目与要求；检验方法和限度；对照品、对照药材、对照提取物、标准品；计量；精确度；试药、试液、指示剂；动物试验；说明书、包装、标签等。为了正确地理解和使用《中国药典》，应逐条阅读并弄懂其内涵，特别是与药品检验工作密切相关的条文，更应仔细阅读，准确理解，正确执行。

2. 品种正文

品种正文系根据药物自身的理化与生物学特性，按照批准的来源、处方、制法和贮藏、运输等条件所制定的、用以检测药品质量是否达到用药要求并衡量其质量是否稳定均一的技术规定。《中国药典》（2020 年版）一部正文分为药材和饮片、植物油脂和提取物、成方制剂和单味制剂三部分。品种正文项下根据品种和剂型不同，可分别列有品名、来源、处方、制法、性状、鉴别、检查、浸出物、特征图谱或指纹图谱、含量测定、炮制、性味与归经、功能与主治、用法与用量、注意、规格、贮藏、制剂、附注等项目。其中用法与用量、注意、贮藏等项内容为指导性条文；而品名、来源、处方、制法、性状、鉴别、检查、含量测定、规格等项内容是评价和控制药品质量的依据，具有严格的法定约束力，其内涵包括真伪、优劣和纯度三方面，集中表现为药品的安全性和有效性。

3. 通用技术要求

通用技术要求主要收载通则、指导原则。通则包括制剂通则、其他通则、一般鉴别试验、光谱法、色谱法、物理常数测定法、其他测定法、限量检查法、特性检查法、分子生物学检查法、生物检查法、生物活性测定法、中药其他方法、生物制品相关检查方法、药包材检测方法、试剂与标准物质等。制剂通则系按照药物剂型分类，针对剂型特点所规定的基本技术要求；其余则是各正文品种进行相同检查项目的检验时所应采用的统一的设备、程序、方法及限度等。指导原则系为规范药典执行，指导药品标准制定和修订，提高药品质量控制水平所规定的非强制性、推荐性技术要求。

通则中的有关规定具法定约束力。进行药品检验时，涉及通则内容的应遵照通则规定执行。

（二）项目及相关要求

1. 溶解度

溶解度是药品的一种物理性质。各品种项下选用的部分溶剂及其在该溶剂中的溶解性能，可供精制或制备溶液时参考。对在特定溶剂中的溶解性能需作质量控制时，在该品种［检查］项下做具体规定。

除另有规定外，称取研成细粉的供试品或量取液体供试品，置于 $25℃±2℃$ 的一定容量的溶剂中，每隔 5min 强力振摇 30s；观察 30min 内的溶解情况，如无目视可见的溶质颗粒或液滴时，即视为完全溶解。药品的近似溶解度以下列名词术语表示。

（1）极易溶解　系指溶质 1g（mL）能在溶剂不到 1mL 中溶解。

（2）易溶　系指溶质 1g（mL）能在溶剂 1mL～不到 10mL 中溶解。

（3）溶解　系指溶质 1g（mL）能在溶剂 10mL～不到 30mL 中溶解。

（4）略溶　系指溶质 1g（mL）能在溶剂 30mL～不到 100mL 中溶解。

（5）微溶　系指溶质 1g（mL）能在溶剂 100mL～不到 1000mL 中溶解。

（6）极微溶解　系指溶质 1g（mL）能在溶剂 1000mL～不到 10000mL 中溶解。

（7）几乎不溶或不溶　系指溶质 1g（mL）在溶剂 10000mL 中不能完全溶解。

2. 贮藏

贮藏项下的规定，系对药品贮藏与保管的基本要求，除矿物药应置干燥洁净处不作具体规定外，一般以下列名词术语表示。

（1）遮光　系指用不透光的容器包装，如棕色容器或黑色包装材料包裹的无色透明、半透明容器。

（2）避光　系指避免日光直射。

（3）密闭　系指将容器密闭，以防止尘土及异物进入。

（4）密封　系指将容器密封，以防止风化、吸潮、挥发或异物进入。

（5）熔封或严封　系指将容器熔封或用适宜的材料严封，以防止空气与水分的侵入并防止污染。

（6）阴凉处　系指不超过 20℃。

（7）凉暗处　系指避光并不超过 20℃。

（8）冷处　系指 2～10℃。

（9）常温　系指 10～30℃。

除另有规定外，［贮藏］项下未规定贮存温度的一般系指常温。

3. 温度

（1）水浴温度　除另有规定外，均指 98～100℃。

（2）热水　系指 70～80℃。

（3）微温或温水　系指 40～50℃。

（4）室温（常温）　系指 10～30℃。

（5）冷水　系指 2～10℃。

（6）冰浴　系指约 0℃。

（7）放冷　系指放冷至室温。

4. 百分比

符号"％"表示百分比，系指重量的比例；但溶液的百分比，除另有规定外，系指溶液 100mL 中含有溶质若干克；乙醇的百分比，系指在 20℃时容量的比例。此外，根据需要可采用下列符号。

（1）％（g/g）　表示溶液 100g 中含有溶质若干克。

（2）％（mL/mL）　表示溶液 100mL 中含有溶质若干毫升。

（3）％（mL/g）　表示溶液 100g 中含有溶质若干毫升。

（4）％（g/mL）　表示溶液 100mL 中含有溶质若干克。

5. 药筛

《中国药典》（2020 年版）所用药筛，选用国家标准的 R40/3 系列，药筛和粉末分等如表 1-4、表 1-5 所示。

表 1-4　药筛分等

筛号	筛孔内径（平均值）	目号
一号筛	2000μm±70μm	10 目
二号筛	850μm±29μm	24 目
三号筛	355μm±13μm	50 目
四号筛	250μm±9.9μm	65 目
五号筛	180μm±7.6μm	80 目
六号筛	150μm±6.6μm	100 目
七号筛	125μm±5.8μm	120 目
八号筛	90μm±4.6μm	150 目
九号筛	75μm±4.1μm	200 目

表 1-5　粉末分等

粉末等级	要求
最粗粉	指能全部通过一号筛，但混有能通过三号筛不超过 20%的粉末
粗　粉	指能全部通过二号筛，但混有能通过四号筛不超过 40%的粉末
中　粉	指能全部通过四号筛，但混有能通过五号筛不超过 60%的粉末

续表

粉末等级	要求
细 粉	指能全部通过五号筛,并含能通过六号筛不少于95%的粉末
最细粉	指能全部通过六号筛,并含能通过七号筛不少于95%的粉末
极细粉	指能全部通过八号筛,并含能通过九号筛不少于95%的粉末

6. 溶液、滴定液

（1）溶液的滴　系指在20℃时,以1.0mL水为20滴进行换算。

（2）溶液后标示的（1→10）符号　系指固体溶质1.0g或液体溶质1.0mL加溶剂使成10mL的溶液；未指明用何种溶剂时,均系指水溶液。

（3）两种或两种以上液体的混合物　名称间用半字线"-"隔开,其后括号内所示的"："符号,系指各液体混合时的体积（重量）比例。

（4）滴定液　浓度要求需精密标定的滴定液用"XXX滴定液（YYYmol/L）"表示。

（5）溶液　作其他用途不需精密标定其浓度时用"YYYmol/L XXX溶液"表示。

（6）液体的滴　系指在20℃时,以1.0mL水为20滴进行换算。

7. 称量

试验中供试品与试药等"称重"或"量取"的量,均以阿拉伯数码表示,其精确度可根据数值的有效数位来确定（表1-6）,"称量"或"量取"的表述如表1-7。

表 1-6　称重的准确度

称重	要求
0.1g	系指称取重量可为0.06～0.14g
2g	系指称取重量可为1.5～2.5g
2.0g	系指称取重量可为1.95～2.05g
2.00g	系指称取重量可为1.995～2.005g

表 1-7　"称重"或"量取"的表述

术语	要求
精密称定	系指称取重量应准确至所取重量的千分之一
称定	系指称取重量应准确至所取重量的百分之一
精密量取	系指量取体积的准确度应符合国家标准中对该体积移液管的精密度要求
量取	系指可用量筒或按照量取体积的有效数位选用量具
"约"若干	系指取用量不得超过规定量的±10%

8. 恒重

除另有规定外,恒重系指供试品连续两次干燥或炽灼后的重量差异在0.3mg以下的重量；干燥至恒重的第二次及以后各次称重均应在规定条件下继续干燥1h后进行；炽灼至恒重的第二次称重应在继续炽灼30min后进行。

9. 按干燥品（或无水物,或无溶剂）计算

除另有规定外,应取未经干燥（或未去水,或未去溶剂）的供试品进行试验,并将计算中的取用量按［检查］项下测得的干燥失重（或水分,或溶剂）扣除。

10. 空白试验

空白试验系指在不加供试品或以等量溶剂替代供试液的情况下,按同法操作所得的结果。

11. 将滴定的结果用空白试验校正

系指按供试品所耗滴定液的量（mL）与空白试验中所耗滴定液的量（mL）之差进行计算。

12. 干燥方法

药材产地加工及炮制规定的干燥方法如下。

① 烘干、晒干、阴干均可的，用"干燥"。

② 不宜用较高温度烘干的，则用"晒干"或"低温干燥"（一般不超过60℃）。

③ 烘干、晒干均不适宜的，用"阴干"或"晾干"。

④ 少数药材需要短时间干燥，则用"暴晒"或"及时干燥"。

制剂中的干燥方法一般用"干燥"或"低温干燥"，采用特殊干燥方法的，在具体品种项下注明。

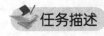 **任务实施**

《中华人民共和国药典》的查阅与使用

微课：《中国药典》
的基本结构

一、任务目的

(1) 掌握《中国药典》的基本结构。

(2) 能熟练进行《中国药典》的查阅与使用。

二、任务内容

1. 任务准备

《中国药典》（2020年版）一部、四部。

2. 操作方法

《中国药典》是药品研制、生产、经营、使用和监督管理等均应遵循的法定依据，所有国家药品标准应当符合《中国药典》的相关要求。因此，学会查阅《中国药典》是学习《中药制剂质量分析》的基础。

(1) 以演示和驱动教学法开展任务。

(2) 查阅《中国药典》一部和四部。

3. 操作步骤

(1) 查阅《中国药典》的历史沿革、编纂情况、凡例和基本结构。

(2) 查阅药品的检验项目和目的药品的检验标准。

(3) 查阅制剂通则的检验项目和检测方法。

三、注意事项

不同品种（中药、化学药、生物制品）药品分别收载在一部、二部、三部中。

四、报告内容

以书面形式完成查阅内容。

五、评分标准及课后自测

见"考核评分工作手册"。

任务二 中药制剂检验原始记录及检验报告书书写

任务描述

依据中药制剂检验的标准，进行中药制剂的检验。

知识要点

相关知识

一、中药制剂质量分析的依据

（一）相关概念

1. 中药制剂质量分析技术

中药制剂质量分析技术是以中医药理论为指导，以国家药品标准为依据，应用现代分析的理论和方法，全面检验和控制中药制剂质量的一门综合性应用技术课程。

检测是检查并进行测试，是操作技术。检验是检查并验证，是检测后将结果与标准规定要求进行比较，做出合格与否的判定。本书中的内容均是指检验。

2. 中药制剂

中药制剂系指在中医药理论指导下，以中药材、饮片、植物油脂或提取物为原料，按规定的处方和制法制成，具有一定剂型和规格，用于防病治病的药品，包括中成药及医疗机构中药制剂。

3. 中成药

中成药是以中药材为原料，在中医药理论指导下，为了预防及治疗疾病的需要，按规定的处方和制剂工艺将其加工制成一定剂型的中药制品，是经国家药品监督管理部门批准的商品化的一类中药制剂。因此，作为供临床应用的中成药，不但要具备相应的药名、用法用量、规格和特定的质量标准及检验方法，而且要有确切的疗效，明确的适用范围、应用禁忌与注意事项。

《中华人民共和国中医药法》第二十九条规定：国家鼓励和支持中药新药的研制和生产。国家保护传统中药加工技术和工艺，支持传统剂型中成药的生产，鼓励运用现代科学技术研究开发传统中成药。

4. 医疗机构中药制剂

医疗机构中药制剂是由医疗机构根据本单位临床需要经批准而配制、自用的固定的中药制剂，凭医师处方在本医疗机构使用，不得在市场销售或变相销售，不得发布广告，未经批准不得在医疗机构之间调剂使用。医疗机构配制的制剂，应当是市场上没有供应的品种。

《中华人民共和国中医药法》第三十一条规定：国家鼓励医疗机构根据本医疗机构临床用药需要配制和使用中药制剂，支持应用传统工艺配制中药制剂，支持以中药制剂为基础研制中药新药。医疗机构配制中药制剂，应当依照《中华人民共和国药品管理法》的规定取得医疗机构制剂许可证，或者委托取得药品生产许可证的药品生产企业、取得医疗机构制剂许可证的其他医疗机构配制中药制剂。委托配制中药制剂，应当向委托方所在地省、自治区、直辖市人民政府药品监督管理部门备案。医疗机构对其配制的中药制剂的质量负责；委托配制中药制剂的，委托方和受托方对所配制的中药制剂的质量分别承担相应责任。

5. 药品飞行检查

药品飞行检查是指食品药品监督管理部门针对药品研制、生产、经营、使用等环节开展的不预先告知的监督检查，具有突击性、独立性、高效性等特点。

有下列情形之一的，药品监督管理部门可以开展药品飞行检查。

① 投诉举报或者其他来源的线索表明可能存在质量安全风险的。

② 检验发现存在质量安全风险的。

③ 药品不良反应或者医疗器械不良事件监测提示可能存在质量安全风险的。

④ 对申报资料真实性有疑问的。

⑤ 涉嫌严重违反质量管理规范要求的。

⑥ 企业有严重不守信记录的。

⑦ 其他需要开展飞行检查的情形。

随着《药品生产质量管理规范》（GMP）/《药品经营质量管理规范》（GSP）认证的取消，飞行检查将会更加频繁，企业应时刻做好质量工作。

（二）中药制剂检验的分类

《中华人民共和国药品管理法》（简称《药品管理法》）第十六条规定：国家鼓励运用现代科学技术和传统中药研究方法开展中药科学技术研究和药物开发，建立和完善符合中药特点的技术评价体系，促进中药传承创新。

中药制剂检验是药品质量控制的一个重要组成部分，包括药品监督检验、药品生产检验与药品验收检验三类。

1. 药品监督检验

药品监督检验是由药品监督管理部门授权的药品检验机构代表国家对辖区内研制、生产、经营、使用的药品进行的检验，具有比生产或验收检验更高的权威性、更强的仲裁性以及第三方检验的公正性。根据检验目的和处理方法不同，又可分为抽查性检验、委托检验、技术仲裁检验、进口药品检验和复核检验等类型。

（1）抽查性检验（抽验） 药品抽验是指药品监督管理部门根据药品监管的需要，依法对生产、经营和使用的药品及其责任主体所采取的抽查检验行为。

《药品管理法》第一百条规定：药品监督管理部门根据监督管理的需要，可以对药品质量进行抽查检验。

《药品质量抽查检验管理办法》第四条：国务院药品监督管理部门负责组织实施国家药品质量抽查检验工作，在全国范围内对生产、经营、使用环节的药品质量开展抽查检验，并对地方药品质量抽查检验工作进行指导。

《药品质量抽查检验管理办法》第七条：药品质量抽查检验根据监管目的一般可分为监督抽检和评价抽检。监督抽检是指药品监督管理部门根据监管需要对质量可疑药品进行的抽查检验，评价抽检是指药品监督管理部门为评价某类或一定区域药品质量状况而开展的抽查检验。

抽验是一种强制性检验，抽验结果由国家药品监督管理主管部门发布《药品质量检验公报》。

（2）委托检验 药品委托检验是药品生产、经营、使用单位对某种药品抽取一定量的样本委托药检部门检验，根据检验结果，全面衡量药品质量的一个重要手段。

药品委托检验包括两类：一是行政、司法部门对涉案样品的送检；二是药品生产、经营和使用单位因不具备检验技术和条件而委托药品检验机构进行的检验。

（3）技术仲裁检验 技术仲裁检验是公正判定、裁决有质量争议的药品，保护当事人正当权益的检验。

（4）进口药品检验 进出口药品检验是对进出口药品实施的检验。进口药品检验按《进口药品管理办法》和有关规定执行，由口岸药品检验所进行检验；出口药品按出口合同的标准检验。

进口药品注册检验包括样品检验和药品标准复核。样品检验是指承担进口药品注册检验工作的药品检验机构按照申请人申报或者国家药品监督管理局相关部门核定的药品标准对样品进行的实验室检验。药品标准复核是指承检机构对申报的药品标准中检验方法的可行性、科学性设定的项目和指标能否控制药品质量等进行的实验室检验和审核工作。

（5）复核检验 复核检验是对原检验结果的复验，其目的是为了证明原检验数据和结果的可靠性和真实性，以确保药品的质量。研制新药或仿制药品、评定优质药品、鉴定新工艺等，向上级主管部门报批前，要送药检所进行复核检验。

《药品管理法》第一百零二条：当事人对药品检验结果有异议的，可以自收到药品检验结果之日起七日内向原药品检验机构或者上一级药品监督管理部门设置或者指定的药品检验机构申请复验，也可以直接向国务院药品监督管理部门设置或者指定的药品检验机构申请复验。

2. 药品生产检验

药品生产检验系指制药企业对中药制剂的原料、成品进行的检验。药品质量是生产出来的，而不是检验出来的。因此，按照《药品生产质量管理规范》（GMP）规定，制药企业应设置独立的质量管理部门并确保履行质量保证和质量控制职责，配备与所生产药品相适应的检验仪器设备和检验人员，按国家药品标准、地方中药材标准及地方中药饮片标准对中药材及饮片进行全项检验，合格者方可投料使用；对每批产品应按国家药品标准进行全项检验，合格后方可入库、销售。产品放行前，所有生产记录及检验数据均应经质量管理部门审查并符合要求，不合格者严禁放行出厂。

《药品管理法》第四十七条：药品生产企业应当对药品进行质量检验。不符合国家药品标准的，不得出厂。药品生产企业应当建立药品出厂放行规程，明确出厂放行的标准、条件。符合标准、条件的，经质量受权人签字后方可放行。

3. 药品验收检验

药品验收检验系指药品经营（批发）企业的药检部门对购进药品或销后退回药品进行的验收及质量检验。按照《药品经营质量管理规范》（GSP）规定，药品批发企业应有与经营规模、范围相适应的药品检验部门，配置相应的检验仪器和设备；验收首营品种，还应进行药品内在质量的检验，并提供准确、可靠的检验数据。

（三）中药制剂检验的依据

对国内生产的中药制剂进行检验时，以现行《中国药典》、局颁药品标准为依据。药品检验操作方法可参照现行《中国药品检验标准操作规范》的规定执行。生产企业为保证产品质量，往往以企业自定的内控标准为依据，但在仲裁时应以药典规定为准。医疗单位自制制剂按省、自治区、直辖市药品监督管理部门批准的质量标准进行检验。进出口药品应由口岸药检所按有关质量标准或合同规定进行检验。

1. 国家药品标准

国家药品标准是国家为保证药品质量，对药品的质量指标、检验方法等做出的强制性技术规定。《药品管理法》第二十八条规定：国务院药品监督管理部门颁布的《中华人民共和国药典》和药品标准为国家药品标准。药品应当符合国家药品标准。经国务院药品监督管理部门核准的药品质量标准高于国家药品标准的，按照经核准的药品质量标准执行；没有国家药品标准的，应当符合经核准的药品质量标准。

（1）《中国药典》　《中国药典》是一个国家记载药品标准、规格的法典，它的重要特点是执行的法定性和体例的规范化。《中国药典》是国家药品标准的重要组成部分，是国家药品标准体系的核心，是药品监督管理工作的准绳。是药品研制、生产（进口）、经营、使用和监督管理等相关单位均应遵循的法定技术标准。

《中国药典》基本涵盖了国家基本药物、国家基本医疗保险用药及临床常用药品，能够满足公众基本用药需求。载入《中国药典》的药品标准，是对同种药品质量的最基本要求。《中国药典》一般每5年修订一次。新版《中国药典》一经颁布执行，原同品种药品标准同时废止。从1953年第一版药典开始，我国现已出版了11版《中国药典》，现行版为2020年版。《中国药典》（2020年版）从2020年12月30日起正式实施。

（2）局颁药品标准　局颁药品标准是指未列入《中国药典》而由国家药品监督管理局（National Medical Products Administration，NMPA）颁布的药品标准，以及与药品质量指标、生产工艺和检验方法相关的技术指导原则和规范。局颁药品标准不列凡例和附录，有关规定均按《中国药典》的凡例和通则执行。

（3）药品注册标准 药品注册标准是指在药品注册过程中，由药品上市许可申请人（药品生产企业）提出，经国家药品监督管理部门核准的药品标准，是生产该药品的药品上市许可持有人（药品生产企业）必须执行的标准。药品注册标准按照《药品注册管理办法》等相关规定执行。

《药品管理法》第二十四条规定：在中国境内上市的药品，应当经国务院药品监督管理部门批准，取得药品注册证书；但是，未实施审批管理的中药材和中药饮片除外。实施审批管理的中药材、中药饮片品种目录由国务院药品监督管理部门会同国务院中医药主管部门制定。

国家药品监督管理部门颁布的其他药品标准和药品注册标准应当符合《中国药典》的有关通用技术要求。

2. 地方药品标准

地方药品标准是指各省、自治区和直辖市药品监督管理部门颁布的药品标准。地方药品标准只保留中药材、中药饮片标准，作为国家药品标准体系的重要补充。地方药品标准应当符合《中国药典》的通用技术要求。地方药品标准在收载入国家药品标准并颁布实施后，该地方药品标准自行废止。

地方药品标准禁止收载以下品种。

① 无本地区临床习用历史的药材、中药饮片。

② 已有国家药品标准的药材、中药饮片及中成药。

③ 国内新发现的药材。

④ 药材新的药用部位。

⑤ 从国外进口、引种或引进养殖的非我国传统习用的动物、植物、矿物等产品。

⑥ 经基因修饰等生物技术处理的动植物产品。

⑦ 其他不适宜收载入地方药品标准的品种。

3. 企业药品标准

为使生产的产品达到国家药品标准，企业需要制定高于法定标准的内部控制标准。内控标准包括原辅料、包装材料、中间产品和成品等一系列标准。内控标准应根据国家药品标准并结合企业生产工艺条件和产品质量情况制定，做到有效可行，其水平应高于法定标准，可通过缩小国标规定的超限比例和减小超限范围等实现，使药品自出厂之日起，直到有效期满仍能符合法定质量标准。制药企业应以内控标准组织生产，进行药品检验，符合内控标准的产品才能发放销售。企业还应制定相应的药品检验标准操作规程（standard operating procedure，SOP），以便规范检验操作。

二、中药制剂检验的程序

中药制剂质量检测与化学品质量检测有很大区别，中药制剂成分复杂，干扰较多，被测成分含量偏低、波动较大。因此，检测前常需对供试品进行预处理，去除非被检成分或干扰性成分，富集被检成分，从而保证检测的准确性。

中药制剂检验的程序一般包括取样，样品预处理，性状、鉴别、检查和含量测定，结果判断，打印检验报告书等。

（一）取样

取样又称抽样，系指从同一批产品（或物料）中抽取一定数量具有代表性样品的过程。抽样应具有科学性、规范性、合法性、公正性、代表性。应严格按照 NMPA 发布的《药品质量抽查检验管理办法》及《药品抽样原则及程序》的有关规定进行操作。

1. 取样要求

（1）人员要求 抽样人员应当熟悉《中华人民共和国药品管理法》《中华人民共和国药品管

理法实施条例》《药品生产质量管理规范》《药品经营质量管理规范》和《药品质量抽查检验管理办法》等法律法规和规范性文件，了解《中国药典》等药品标准要求，熟悉药品的外观状态、正常标识、贮藏条件等要求，并可对异常情况做出基本判断。

（2）人员组织　抽样单位应根据当次抽样工作的目标要求，组建相应数量的抽样工作组，每个抽样工作组的人员应不得少于2人。原则上同一人不应同时承担当次抽样和检验工作。

（3）取样工具　直接接触药品的取样工具，使用前后应当及时清洁干燥，不与药品发生化学反应，不对抽取样品及剩余药品产生污染。抽取粉末状固体样品和半固体样品时，一般使用一侧开槽、前端尖锐的不锈钢抽样棒取样，也可使用瓷质或者不锈钢质药匙取样；抽取低黏度液体样品时，根据不同情形分别使用吸管、烧杯、勺子、漏斗等取样；抽取腐蚀性或者毒性液体样品时，需配用吸管辅助器；抽取高黏度液体样品时，可用玻璃棒蘸取。抽取无菌样品或者需做微生物检查、细菌内毒素检查等项目的样品时，取样工具须经灭菌或除热原处理。

（4）包装容器　直接接触药品的包装容器材质，应当不与内容物发生化学反应，具有良好阻隔性能，并满足药品的贮藏条件，潜在迁移物质不影响检验结果。抽样前应查看包装容器外包装的完整性。直接接触药品的包装容器的形状与规格，应与所抽取样品的形态和数量相适应，液体样品的存放可用瓶状密闭容器，固体样品可选用袋状容器。直接接触无菌样品或者需做微生物检查、细菌内毒素检查等项目样品的容器须经灭菌或除热原处理，且具有密封性能。

（5）文件与凭证　抽样人员抽样前，应当查验抽检的工作计划或实施方案、委托书或行政执法证、样品封签（表1-8）、药品抽样记录及凭证（表1-9、表1-10）、药品抽样告知及反馈单（表1-11）、样品（物证）密封袋等必要的证明凭证。

表 1-8～表 1-10

2. 取样方法

（1）抽样批的确定　库存批数少于等于计划抽样批数时，各批均为抽样批；库存批数多于计划抽样批数时，应随机抽取。可参照简单随机或分层比例随机等方法确定抽样批。

（2）简单随机方法　在抽取同一药品上市许可持有人生产的药品时，首先将药品批号进行编码，然后分别采取抽签、掷骰子、查阅随机数表或者用计算机发随机数等简单随机方法确定抽样批。

（3）分层比例随机方法　如在抽取多个药品上市许可持有人生产的药品时，首先按药品上市许可持有人产品质量信誉的高低分为若干层次（如可以分为A、B、C三层），然后按照质量信誉高的少抽、质量信誉低的多抽的原则，

表 1-11

确定各层次药品上市许可持有人的抽样比例（如1：2：3），确定各层次药品上市许可持有人的抽样批数，最后按简单随机抽样法确定抽样批。抽样人员可根据实际情况采用科学合理的分层随机方法。

3. 取样数量

制剂依据《药品抽样原则及程序》确定取样件数及方法。

（1）抽样单元数（n）的确定　计划抽取的样品数少于6个最小包装时，应从相应数量的抽样单元中取样（如需抽取4个最小包装，应从4个抽样单元中各取1个最小包装）；计划抽取的样品等于或者多于6个最小包装时，则应从6个抽样单元中抽样，并且从各单元中抽取的最小包装数应大致相等（如需抽取12个最小包装，应从6个抽样单元中各取2个最小包装单位）。

（2）抽样单元的确定　抽样单元应随机抽取。可参照简单随机、系统随机或分段随机等方法确定。

① 简单随机方法。首先对各包装件编码，然后分别采取抽签、掷随机数骰子、查阅随机数表或者用计算器发随机数等简单随机方法，最后确定满足抽样单元数的具体抽样单元。

② 系统随机方法。首先将抽样批总体（即全部包装件数 N）分成 n 个（即抽样单元数）部

分，然后用简单随机方法从第一部分中确定某个包装件作为抽样单元，最后按相等间隔（N/n）从每个部分中各抽取1个包装件作为抽样单元。

③ 分段随机方法。大包装套小包装的一批药品的抽样单元的确定，应首先根据大包装的件数分别随机确定一级抽样单元数和一级抽样单元；然后根据一级抽样单元中较小包装的件数分别随机确定二级抽样单元数和二级抽样单元，以此类推，直至抽出最小包装的抽样单元。

（3）抽样数 制剂以完整的最小包装作为取样对象，从确定的抽样单元内抽取单元样品。将单元样品汇集成最终样品，在保持最小包装完好的情况下，按1∶0.5∶0.5分成3份。

不同剂型的取样数量与方法见表1-12。

表1-12 不同剂型的取样数量与方法

剂型	取样数量	取样方法
散剂、颗粒剂	100g	可在包装的上、中、下三层及间隔相等的部位取样若干，将所取样品充分混匀后，按"四分法"从中取出所需供试量
片剂	200片或100g	成品取样200片；未成片前可取已制成的颗粒100g
大蜜丸	10丸	随机抽样
水蜜丸、水丸等	检验量的10～20倍	粉碎，混匀，再按"四分法"从中取出所需供试量
胶囊剂	≥20个胶囊	倾出其内容物，混匀，称重；一般胶囊内药物的取样量为100g
液体制剂	200mL	应在摇匀后取样
注射剂	200mL或200支	取样两次。第一次在配液滤过后、灌注前，取样200mL；第二次在消毒灭菌后，取样200支

取样结束，取样人员应用"药品封签"将所抽样品签封，据实填写"药品抽样记录及凭证"。"药品封签"和"药品抽样记录及凭证"应由抽样人员和被抽样单位有关人员签字，并加盖抽样单位和被抽样单位公章；被抽样对象为个人的，由该个人签字、盖章。

（二）供试品溶液的制备

1. 样品的前处理

中药制剂剂型多样、化学成分复杂、含量较低、有些成分间易相互影响，因此中药制剂成分的定量提取、被测成分的富集、中药制剂样品的前处理是否科学合理，直接影响到杂质的除去等，直接影响到中药制剂分析的专属性。

中药制剂样品的处理方法可参照以下步骤：样品的粉碎（或分散）→提取→分离→制成供试品溶液。

不同剂型样品的预处理方法见表1-13。

表1-13 不同剂型样品的预处理方法

剂型	赋形剂或溶剂	预处理方法
蜜丸及小蜜丸	蜂蜜	因含大量蜂蜜，黏性较大不易粉碎，故一般先用小刀或剪刀将其切（剪）成小块，加入一定量硅藻土、硅胶等分散剂，置研钵中充分研磨使其均匀分散，再用适宜的溶剂提取
水丸、水蜜丸、浓缩丸及糊丸	水、药汁、乙醇、醋、米糊等	因质地较坚硬，可用研钵直接研磨粉碎，再选择适宜的溶剂提取
蜡丸	蜂蜡	将蜡丸切碎，加水煮沸使蜡熔化，与药粉分离，置水浴中冷却，使蜡析出，除去蜡层，再用适宜的溶剂提取
滴丸	水溶性基质	直接用有机溶剂提取待测成分
	水不溶性基质	将样品加热熔化，冷却除去基质，再用适宜的溶剂提取

剂型	赋形剂或溶剂	预处理方法
片剂	淀粉、糊精、糖粉、硬脂酸镁等	一般用小刀刮去糖衣层,置研钵中研细。赋形剂对测定无干扰时,可直接测定;赋形剂对测定有干扰时,可根据赋形剂的性质和特点,采用适宜的方法将其除去
胶囊剂	有或无填充剂	①硬胶囊剂:倾出胶囊中药物,用适宜的溶剂直接提取;②软胶囊剂:可采用超声波直接提取,亦可剪破胶囊,倾出内容物,再用适宜的溶剂提取
颗粒剂	甜味剂、黏合剂等	选择适宜的溶剂直接提取
散剂	多无赋形剂	选择适宜的溶剂直接提取
栓剂	水溶性基质	与硅藻土研匀,再用有机溶剂回流提取
栓剂	脂溶性基质	与硅藻土研匀,再用水或稀乙醇加热提取;或将栓剂切碎,加水适量,水浴加热使其熔化,搅拌数分钟,取出,在水浴中使基质凝固,滤过以除去基质,再选择适宜的溶剂提取待测成分
糖浆剂	蔗糖	选用适宜的溶剂将待测成分提出;或将糖浆调节至不同的 pH,以利于酸碱成分的提取
软膏剂	凡士林、液体石蜡、蜂蜡、硬脂酸、羊毛脂等油脂基质或聚乙二醇等水溶性基质	①滤除基质法:取软膏适量,加入适量的溶剂,加热,使软膏液化,再放冷,待基质重新凝固后,滤除基质,反复数次,合并滤液后测定;②提取分离法:在适宜的酸性或碱性介质中,用有机溶剂将基质提取后除去,再进行测定;③灼烧法:如软膏中待测成分为无机物,可经灼烧,将基质除尽,再对灼烧后的无机物进行测定
合剂(口服液)	防腐剂、矫味剂及稳定剂等	对测定无干扰时,可直接用样品作为供试品溶液;有干扰时,可采用萃取法、柱色谱法等方法排除干扰
酒剂与酊剂	乙醇	可挥去或蒸干乙醇,再以适宜的溶剂提取
膏药	基质	可先用三氯甲烷将基质除去,再提取待测成分
注射剂	增溶剂、稳定剂等	可直接进行测定或经分离纯化后再测定

2. 提取

由于中药制剂化学成分复杂,被检成分含量大多较低,因此采用适宜的方法将待检成分从样品中提取出来,然后对其进一步分离富集,以供检测用。中药制剂常用的提取方法有溶剂提取法、水蒸气蒸馏法和升华法、超临界流体萃取等。

(1)溶剂提取法 溶剂提取法是根据制剂中各类化学成分的溶解性能,选择对有效成分溶解度大而对其他成分溶解度小的溶剂,用适当的方法将所需化学成分尽可能完全地从药物中溶解提出的方法。溶剂的选择应遵循"相似相溶"规律,选择对被检成分溶解度大,对非被检成分或杂质溶解度小的溶剂作为提取溶剂。同时兼顾考虑溶剂不与被检成分发生反应、安全、易得、环保等因素。常用提取溶剂及溶出成分见表 1-14。

表 1-14 常用提取溶剂及溶出成分

提取溶剂	溶出成分	备注
水	主要溶出水溶性成分,如生物碱盐、有机酸盐、苷类、鞣质、糖类、蛋白质、氨基酸、无机盐等	常用酸水提取生物碱,碱水提取有机酸和黄酮、蒽醌、香豆素等酚性成分
甲醇、乙醇、丙酮等	可溶出大多数脂溶性成分和水溶性成分(多糖和蛋白质除外)	此类溶剂可与水混溶,属于亲水性有机溶剂。可用不同浓度的乙醇或甲醇提取不同极性的成分。甲醇毒性较大,使用时应注意

续表

提取溶剂	溶出成分	备注
乙醚、三氯甲烷、石油醚等	主要溶出脂溶性成分,如游离态的生物碱、黄酮、蒽醌、香豆素、萜类、甾类,以及挥发油、油脂、树脂、叶绿素等	此类溶剂不能与水混溶,属于亲脂性有机溶剂。其选择性强,提出杂质较少。但提取效率低,且易燃易爆,毒性较大。《中国药典》明确指出,对于苯等毒性较大的溶剂,尽可能使用其他溶剂代替

溶剂提取法主要包括浸渍法、回流提取法、连续回流提取法和超声提取法等。

① 浸渍法。根据温度不同,分为冷浸法与温浸法两种。冷浸法在室温下放置,温浸法一般在 40~60℃。溶剂的加入量一般为样品量的 5~10 倍,提取时间一般为 12~48h,提取次数一般为 2~3 次。当样品内外溶液的浓度差等于零时,过滤,得提取液。浸渍法操作简便,适合提取对热不稳定的被检成分,但耗时较长,提取效率较低。

② 回流提取法（图 1-1）。实际工作中溶剂的加入量和提取时间要按药品标准的具体规定执行,放凉,滤过,滤液经处理后制成供试品溶液。该法提取效率高于冷浸法,且可缩短提取时间,但提取杂质较多,对热不稳定或具有挥发性的成分不宜采用。

③ 连续回流提取法（图 1-2）。将样品置索氏提取器中,加入遇热可挥发的有机溶剂,进行连续回流提取至提取完全,取下虹吸回流管,无须滤过,就可回收溶剂,再用适宜溶剂溶解,定容。该法提取效率高,所需溶剂少,提取杂质少,操作简便,但受热时间较长,对热不稳定的成分不宜采用。

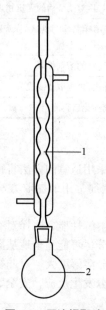

图 1-1　回流提取法
1—冷凝管；2—圆底烧瓶

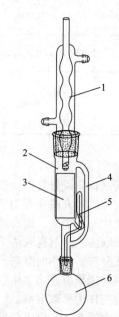

图 1-2　连续回流提取法
1—冷凝管；2—提取管；3—滤纸筒；
4—侧管；5—虹吸管；6—圆底烧瓶

注意：在加热回流提取时,必须使用水浴锅或电热套等非明火热源,绝不可使用电炉、酒精灯或本生灯（煤气灯）等明火热源,以确保安全。

④超声提取法。该法是一种利用超声波浸提有效成分的方法。与传统提取方法相比,超声提取法具有提取速度快、时间短、收率高、无须加热等优点,一般样品 30min 即可完成提取过程,避免了高温加热对有效成分的破坏。由于超声波会使大分子化合物发生降解或解聚作用,或者形

成更复杂的化合物，也会促进一些成分的氧化和还原过程，所以在用超声提取时，应对容器壁的厚薄、超声频率、提取时间、提取溶剂等条件进行考察。《中国药典》对具体品种均规定有特定的提取功率、频率和时间，如对桑姜感冒片进行含量测定制备供试品溶液时，超声处理的功率为250W，频率为33kHz，时间为45min。在对药材粉末进行超声提取时，由于组分是由细胞内逐步扩散出来，速度较慢，故加溶剂后宜先放置一段时间，再进行超声提取。

进行含量测定时，提取过程应注意定量操作。采用浸渍法和回流提取法一定要精密称定样品，精密量取提取溶剂，加入容器后，称定重量。提取完成后，再称重（回流提取须放凉后再称重），用提取溶剂补足减失的重量，再过滤。这是因为在提取过程中，往往会有少量溶剂挥散损失，补足减失的溶剂可保证溶剂准确的加入量，否则会使在一定条件下得到的提取液浓度不确定，给后续测量工作带来较大误差。连续回流提取法则不需精密量取加入提取溶剂，此法经连续多次提取，将被测成分完全提取至提取液中，然后定量移至量瓶中（必要时稍加浓缩再转移），用提取溶剂稀释至刻度，摇匀，即可得到一定浓度的提取溶液。此外，浸渍法和回流提取法滤取提取液时，应弃去初滤液，收集续滤液。因为初滤液中的一些成分可被滤纸或滤器吸附，其浓度发生改变。而续滤液由于滤纸滤器吸附性能已被饱和，其浓度不再变化，不会给分析工作带来误差。

（2）水蒸气蒸馏法 是一种利用某些挥发性成分与水或水蒸气共同加热，能随水蒸气一并蒸馏出，经冷凝后分取获得的性质，使之从药物中提取出来的方法。其基本原理是当水和与水互不相溶的液体成分共存时，根据道尔顿分压定律，整个体系的总蒸汽压等于两组分蒸汽压之和，虽然各组分自身沸点高于混合液的沸点，但当总蒸汽压等于外界大气压时，混合物开始沸腾并被蒸馏出来。水蒸气蒸馏法主要用于提取样品中的挥发油及其他挥发性成分。

（3）升华法 是利用某些固体物质具有在低于其熔点的温度下受热后，不经熔融就直接转化为蒸汽，遇冷后又凝固为原来的固体的性质，使之从药物中提取出来的方法。中药制剂中少数成分具有升华性，如冰片、樟脑、游离蒽醌等。因此可利用这一特性，采用升华法将此类成分从样品中提取出来。该法操作简便，所得升华物往往纯度较高，便于检测。《中国药典》对中成药中冰片的提取大多采用升华法。

（4）超临界流体萃取 超临界流体萃取（SFE）是一种利用某物质在超临界区域形成的流体，对药物中有效成分进行萃取分离的技术，集提取和分离于一体。SFE是利用超临界流体（SF）具有随超临界条件中温度和压力的变化而选择性溶解物质的能力，调节温度和压力，使超临界流体在程序升压过程中分步提取不同极性的化学成分，然后再通过升温、减压或吸附的方法将超临界流体恢复普通气体状态，使被萃取的成分分离析出。

超临界流体是指当某物质处于其临界温度（T_c）和临界压力（p_c）以上时，形成的一种既非液体又非气体的特殊相态。此状态下，流体兼有气液两相的双重特点，既具有与气体相近的黏度，又具有与液体相近的密度，扩散力和渗透能力均大大强于液体，且介电常数随压力增大而增加，因此对许多物质有很强的溶解能力，可作为溶剂进行萃取。常用作超临界流体的物质有二氧化碳、氧化亚氮、乙烷、乙烯和甲苯等，由于二氧化碳具有无毒、不易燃易爆、安全、价廉、有较低的临界压力（$p_c=7.37$MPa）和临界温度（$T_c=31.4$℃）、对大部分物质不反应、可循环使用等优点，故最为常用。

超临界流体萃取法适用于提取分离挥发性成分、脂溶性成分、高热敏性成分及易氧化分解成分。此法易于操作，可调节范围广，选择性和溶解性能好，通过调节压力、温度，可改变流体的极性和密度，使萃取的有效成分富集，无溶剂残留，产品纯度高，萃取速度快，从萃取到分离一步完成，与GC、IR、MS等联用可快速有效地对物质进行提取、分离、测定，实现提取与质量分析一体化。

3. 分离

用各种方法提取得到的提取液一般体积较大，含多种成分，被测成分含量较低，因此需进一步分离纯化，才能用于成分测定。

（1）两相溶剂萃取法　该法是利用混合物中各成分在两相互不相溶的溶剂中分配系数不同进行分离的。若各种成分的分配系数差异越大，则分离效果越好。

一般根据被萃取化合物的性质选择合适的萃取溶剂。如果从水提液中萃取亲脂性成分，一般选用苯、三氯甲烷或乙醚；萃取偏亲水性成分，需改用乙酸乙酯、正丁醇等。应注意的是，有机溶剂的亲水性越大，与水做两相萃取的效果就越差。对于碱性、酸性、两性成分的萃取分离，常选用 pH 梯度萃取法，即利用混合物中各成分的酸（或碱）性强弱不同改变溶剂 pH，使之相继成盐或游离，改变成分在溶剂系统中的分配系数而与其他成分分离的一种方法。

常用的溶剂系统及其应用情况见表 1-15。两相溶剂萃取法通常在分液漏斗中进行操作，且需经多次萃取才能将目标成分全部分离出来。实践证明，在萃取溶剂总量一定时，少量多次萃取的分离效果要比总量一次萃取高得多。

表 1-15　常用萃取溶剂系统及其应用情况

溶剂系统	应用情况	说明
水-正丁醇	多用正丁醇从水溶液中萃取分离皂苷等极性大的成分	皂苷等极性大的成分在含水的正丁醇中溶解度较大，故可转溶到正丁醇层，其他水溶性杂质则滞留在水层
水-乙酸乙酯	多用乙酸乙酯从水溶液中萃取分离黄酮等中等极性成分	黄酮等中等极性的成分在乙酸乙酯中溶解度较大，故可转溶到乙酸乙酯层，其他水溶性杂质则滞留在水层
水-三氯甲烷（乙醚）	多用三氯甲烷或乙醚从水溶液中萃取分离苷元等极性小的成分	苷元等极性小的成分在三氯甲烷或乙醚中溶解度较大，故可转溶到三氯甲烷或乙醚层，其他水溶性杂质则滞留在水层
三氯甲烷（乙醚）-酸水	多用稀酸水从亲脂性有机溶液中萃取分离生物碱等碱性成分	萃取过程中，生物碱等碱性成分与酸结合成盐转溶至酸水层，其他亲脂性杂质仍滞留在三氯甲烷（乙醚）层中
三氯甲烷（乙醚）-碱水	多用稀碱水从亲脂性有机溶液中萃取分离有机酸、酚类等酸性成分	萃取过程中，有机酸、酚类等酸性成分与碱结合成盐转溶至碱水层，其他亲脂性杂质仍滞留在三氯甲烷（乙醚）层中

本法设备简单，但操作过程较繁，易发生乳化现象，影响分离效果。

（2）色谱分离法　色谱分离法又称色谱法、层析法，是一种分离、纯化和鉴定化合物的物理化学分离分析方法。基本原理是利用混合物中各成分在固定相和移动相中吸附分配及其亲和力等的差异，使之得到相互分离。色谱法的种类很多，具体见表 1-16。

表 1-16　色谱法的分类

依据	分类
固定相或支持剂种类	氧化铝色谱、硅胶色谱、聚酰胺色谱、凝胶色谱
移动相种类	气相色谱、液相色谱
色谱原理	吸附色谱、分配色谱、离子交换色谱、凝胶色谱等
操作方式	柱色谱、纸色谱、薄层色谱等

中药化学成分种类繁多，各有其特定的性质，具体应用时，可根据被分离化合物的性质和各种色谱法的特点选择合适的色谱方法。对于非极性成分常选用硅胶或氧化铝吸附色谱，对于极性较大的成分则选用分配色谱或弱吸附剂吸附色谱，对于酸性、碱性、两性成分可选用离子交换色谱，有时也可选用吸附色谱或分配色谱，对于分子量大小有差异的成分可选用凝胶过滤色谱。

《中国药典》对有关操作做出明确规定，如色谱柱内径、吸附剂的种类、型号和粒度（目数）、装柱方法、柱床高度、洗脱剂的种类和用量、洗脱液的收集量等。柱内径一般为 1.0～

1.5cm。洗脱剂常用不同浓度的乙醇或甲醇。吸附剂常用中性氧化铝、D101 型大孔吸附树脂和聚酰胺等。例如，在肠胃宁片的白芍鉴别中，供试品溶液制备时采用中性氧化铝柱（100～200 目，2g，内径为 1～1.5cm），用甲醇洗脱。

（3）**盐析法** 该法是在样品的水提取液中加入无机盐至一定浓度或达到饱和状态，使水溶液中的某些成分溶解度降低析出而进行分离的。

（三）性状

中药制剂的性状包括对药品的外观、质地、断面、色泽、气味的观测以及溶解度、物理常数的测定，在一定程度上反映药品的质量特性。物理常数包括相对密度、馏程、熔点、凝点、比旋度、折光率、黏度、吸收系数、碘值、皂化值和酸值等，其测定结果不仅对药品具有鉴别意义，也可反映药品的纯度，是评价药品质量的主要指标之一。

（四）鉴别

中药制剂的鉴别主要是利用处方中各药味的组织学特征，所含成分的化学、光谱和色谱学特性，对制剂的真伪进行检定。主要方法有显微鉴别、一般理化鉴别和色谱鉴别等。对含有原料药材粉末的中药制剂，可采用显微鉴别法。常用的一般理化鉴别方法有化学反应法、微量升华法、荧光分析法等；色谱鉴别方法有薄层色谱法、气相色谱法、高效液相色谱法等。其中，薄层色谱法鉴别中药制剂，专属性强，操作简便，具有分离和鉴别双重功能，只要一些特征斑点重现性好、专属性强，就可作为鉴别依据；采用对照品、对照药材或对照提取物作对照，使鉴别的准确性大大提高。

（五）检查

中药制剂的检查主要包括常规检查、杂质检查及卫生学检查三类（见表 1-17）。

表 1-17 中药制剂的检查

中药制剂检查种类	内容
常规检查	重(装)量差异检查、相对密度测定、崩解时限检查、水分测定、外观均匀度和粒度检查、溶化性和不溶物检查、pH 值测定、乙醇量测定
杂质检查	一般杂质：注射剂有关物质检查、砷盐检查、重金属检查、灰分测定、甲醇量检查、农药残留量检查、可见异物检查、残留溶剂测定、二氧化硫残留量测定、黄曲霉毒素检查
	特殊杂质：安宫牛黄丸中猪脱氧胆酸检查、士的宁检查、土大黄苷检查、乌头碱检查、牛黄中游离胆红素检查、灯盏生脉胶囊中的焦袂康酸检查、清开灵注射液中山银花检查
卫生学检查	细菌内毒素检查、热原检查、无菌检查、微生物限度检查

1. 常规检查

常规检查项目与剂型有关，如丸剂、片剂、滴丸剂、栓剂等需进行重量差异检查；片剂、胶囊剂、滴丸剂需进行崩解时限检查；颗粒剂需进行溶化性检查；酒剂、酊剂应进行含乙醇量和甲醇量检查等。常用剂型需检查的项目见表 1-18。

表 1-18 常用剂型常规检查项目

剂型	检查项目
丸剂	外观、水分、重量差异、装量差异、装量、溶散时限
片剂	外观、装量差异、崩解时限、发泡量、分散均匀度
胶囊剂	外观、水分、装量差异、崩解时限
颗粒剂	外观、粒度、水分、溶化性、装量差异、装量

剂型	检查项目
合剂	外观、附加剂、相对密度、pH、装量差异
散剂	外观、粒度、外观均匀度、水分、干燥失重、装量差异、装量
糖浆剂	外观、装量
贴膏剂	外观、含膏量、耐热性、赋形性、黏附力、含量均匀度
煎膏剂	外观、相对密度、不溶物、装量
软膏剂	外观、粒度、装量
酒剂	外观、乙醇量、总固体、甲醇量检查、装量
酊剂	外观、乙醇量、装量
注射剂	外观、装量、装量差异、渗透压摩尔浓度、可见异物、不溶性微粒、有关物质、重金属及有害元素残留量等

2. 杂质检查

杂质检查分为一般杂质和特殊杂质两类。一般杂质系指在原料的生产、收购、炮制及制剂的生产或贮藏过程中引入的杂质，如总灰分、酸不溶性灰分、水分、重金属、砷盐、农药残留等，采用《中国药典》通则规定的方法进行检查。《中国药典》（2020年版）修订了"0212 药材与饮片检定通则"（四部），规定植物类药材及饮片禁用农药（33种禁用农药）不得检出，并在"2341 农药残留量测定法"中新增第五法"药材及饮片（植物类）中禁用农药多残留测定法"；修订"9302 中药有害残留物限量制定指导原则"，新增第五项"重金属及有害元素一致性限量指导值"。特殊杂质系指仅在某些制剂的制备和贮存过程中产生的杂质，采用《中国药典》有关制剂项下规定的方法进行检查，如附子理中丸中乌头碱的限量检查，灯盏生脉胶囊中焦袂糠酸的检查。

3. 卫生学检查

卫生学检查包括微生物限度、无菌、热原及细菌内毒素检查四种类型。微生物限度检查用于检查非无菌制剂及其原辅料受到微生物污染的程度，包括染菌量（需氧菌数、霉菌及酵母菌数）及控制菌（包括大肠埃希菌、铜绿假单胞菌、金黄色葡萄球菌、白色念珠菌、生孢梭菌等）的检查。

（六）含量测定

含量测定是对中药制剂进行内在质量控制的重要方法，其目的是以有效成分含量为指标，客观准确地评价药品质量的优劣。应选择君药、臣药中有效成分测定含量，含量低于万分之一的不收入标准，注意测定成分与药材一致。应选择专属性成分、活性成分作为含量测定的指标；避免选择无专属性的指标成分、低活性的微量成分或水解产物作为测定指标。当单一成分不能反映该药品的整体活性时，应采用多成分或多组分的检测方法。含量限度应根据中药制剂实测结果与原料药材的含量情况综合确定。原粉入药的转移率原则上要求在90%以上。有毒成分及中西药复方制剂中化学药品的含量应规定上下限。

（七）药品检验记录

药品检验记录是出具药品检验报告书的依据，是进行科学研究和技术总结的原始资料，具有科学性、规范性和可追溯性。为保证药品检验工作的科学性和规范化，检验记录必须做到：记录原始、真实，标准正确，数据准确，内容完整、齐全，书写清晰、整洁。药品检验原始记录的一般格式和内容见图1-3。

1. 检验记录的基本要求

（1）核对信息 检验人员在检验前，应进行核对。注意检品与检品卡的内容是否相符，逐一查对检品的编号、名称、规格、产品批号、有效期、生产单位、检验项目、检验目的、检验依据、收检日期、检品数量和包装情况等，并将相关内容记录于检验原始记录纸上。

（2）原始记录书写要求 检验原始记录应记录在检验原始记录纸上，用统一的文件编号，采用活页记录纸和各类专用检验记录表格，检验过程可采用计算机打印或用蓝黑色钢笔、碳素笔或签字笔书写，试验数据如取样量、溶剂用量等应用钢笔、碳素笔或签字笔书写，各检验项目的记录格式参照各检验科室原始记录模板书写，内容应包括所有与检验有关的信息。凡用仪器打印的数据与图谱，应注明检品编号、文件编号、检验项目（包括图谱的具体试验名称和数据归属），并有检验者、校对者签名，需要引用的数据要在相关数据前打钩。仅有数据（如不溶性微粒）的打印纸附于检验原始记录后，或粘贴于原始记录的适宜处，并加盖检验者骑缝章或骑缝签字。若用热敏纸打印数据，为防止日久褪色难以识别，应以钢笔、碳素笔或签字笔将主要数据记录于原始记录纸上。

检验原始记录

编号：

品名＿＿＿＿＿＿ 规　格＿＿＿＿＿＿

批号＿＿＿＿＿＿ 数　量＿＿＿＿＿＿

来源＿＿＿＿＿＿ 取样日期＿＿年＿月＿日

依据＿＿＿＿＿＿ 报告日期＿＿年＿月＿日

［性状］

［鉴别］

［检查］

［含量测定］

判定：

检验人：　　　　　　　　　　　　　　　　　　复核人：

图 1-3 药品检验原始记录的一般格式和内容

（3）检验依据书写要求 检验依据按国家标准等成册标准检验的，应在检验原始记录中写明标准名称、版本和页数；按单篇标准检验的，应在检验原始记录中写明标准名称并将标准复印件附于检验原始记录最后面；按委托人提供检验资料或有关文献检验的，应在检验原始记录中写明标准名称并将有关资料附于检验原始记录最后面（注册检验资料除外）。

（4）检验项目书写要求 检验过程可按检验顺序依次记录各检验项目，内容包括：项目名称，检验日期，操作方法（如完全按照检验依据中所载方法，可简略扼要叙述），实验条件（如试验温湿度，仪器名称型号和编号），试验结果（不要照抄标准，而应简要记录检验过程中观察到的真实情况；遇有反常的现象，则应详细记录，并鲜明标出，以便进一步研究），试验数据，计算（注意有效数字和数值的修约及其运算）和结果判断等。内容均应及时、完整地记录，严禁事后补记或转抄。如发现记录有误，可用单线划去并保持原有的字迹可辨，不得擦抹涂改，并在修改处签名。实验结果无论成败（包括必要的复试），均应详细记录。对废弃的数据或失败的试验，应及时分析原因，并在原始记录上注明。试验数据有效数位的保留原则上与标准规定的有效数位一致。

（5）标准品/对照品书写要求　检验中使用的标准品或对照品，应记录其来源、批号和对照液的处理过程；用于含量（或效价）测定的，还应注明其含量（或效价）和干燥失重（或水分）。

（6）检验结果　每个检验项目均应写明标准中规定的限度或范围，根据检验结果做出单项结论（符合规定或不符合规定）。每个大的检验项目如性状、鉴别、检查、浸出物、含量测定等都要加"［　］"。

（7）记录整理　在整个检验工作完成之后，检验人员应将检验记录逐页顺序编号，按标准中的顺序，将检验结果逐项填写并打印内部报告，如有协检项目，应将协检科室的检验项目结果按标准顺序合并到内部报告中，并对该检品的检验情况做出明确的结论。检验人员签名后，经主管药师或检验科室主任指定的人员对所采用的标准、检验项目、数据采用、计算结果和结论等进行核对并签名；再经科室主任审核签名后，送业务科审核。

（8）记录修改　在1份原始记录中，修改不超过3处，如果为合作检品，主检科室不超过2处，协检科室不超过1处；经审核需要修改的原始记录、内部检验报告及检验报告书，修改后3d内送交业务科；超检验周期或缺项（全检）的检品，要按规定填写申请单。

2. 检验项目记录的要求

项目名称应按药品标准规范书写，并对每个检验项目的检验结果给出明确的单项结论。

（1）性状　制剂应描述供试品的颜色和外观，符合规定者，不可仅记录"符合规定"，如本品为白色片；本品为无色澄明的液体。对外观异常者（如变色、异臭、潮解、碎片、花斑等）要详细描述。

物理常数记录仪器型号及编号、测定时的温度、供试品的称量、供试液的配制等。

（2）鉴别

① 显微鉴别。记录显微镜的型号及编号，用文字详细描述组织特征，不合格时应绘制显微特征简图或附有关的显微特征彩色照片，并标出各特征组织的名称；也可用对照药材进行对比鉴别并记录。

中成药粉末的显微特征，如果未能检出某应有药味的显微特征，应注明"未检出××"；如果检出不应有的某药味，则应附其显微特征简图或彩色图谱照片，并注明"检出不应有显微特征"。

② 化学反应。记录简要的操作过程，供试品的取用量，所加试剂的名称与用量，反应结果（包括生成物的颜色，气体的产生或异臭，沉淀物的颜色，或沉淀物的溶解等）。采用药典中未收载的试液时，应记录其配制方法或出处。

③ 薄层色谱。记录室温及湿度，薄层板所用的吸附剂预处理，供试品溶液与对照品（或药材）溶液的配制及其点样量，展开剂、展开距离、显色剂、检测方式、附薄层色谱照片或色谱示意图；必要时，计算出 R_f 值。

④ 气相色谱。记录仪器型号及编号，检测器及其灵敏度，色谱柱长与内径，柱填料与固定相，载气和流速，柱温，进样口与检测器的温度，内标溶液，供试品与对照品的称量和溶液的配制过程，进样量，测定数据，计算公式与结果。如为引用检查或含量测定项下所得的色谱数据，记录可以简略但应注明检查（或含量测定）项记录的页码。

⑤ 高效液相色谱。记录仪器型号、编号，检测波长，色谱柱与柱温，流动相与流速，内标溶液，供试品与对照品的称量（平行试验各 2 份）和溶液的配制过程，进样量，测定数据，计算式与结果；并附色谱图。若标准中规定有系统适用性试验者，应记录该试验的数据（根据各品种项下的规定进行记录，如理论板数、分离度、重复性、拖尾因子）。

⑥ 紫外-可见分光光谱。记录仪器型号与狭缝宽度，供试品的称量（平行试验 2 份）及其干燥失重或水分，溶剂名称与检查结果，供试品的溶解稀释过程，测定波长（必要时应附波长校正和空白吸收度）与吸收度值（或附仪器自动打印记录），以及计算式与结果等。

⑦ 红外吸收光谱。记录仪器型号及编号，环境温度与湿度，供试品的制备方法，对照图谱的来源（或对照品的制备方法），并附供试品、对照品的红外吸收光谱。

（3）检查

① pH。记录仪器型号及编号，室温，定位用标准缓冲液的名称，校准（校正）用标准缓冲液的名称，斜率及其规定范围，供试品溶液的制备，测定 2 次，求其平均值。

② 水分。应记录采用的方法。烘干法应记录天平、干燥箱的型号、编号，干燥温度，空瓶恒重数据，加样干燥后的两次称量数据（差值不超过 5mg）；甲苯法应记录天平的型号及编号，供试品的取用量，出水量，计算公式与结果。

③ 灰分。记录炽灼温度，空坩埚恒重值，供试品的称量，炽灼后残渣与坩埚的恒重值，计算公式及结果。

④ 重金属/砷盐。记录采用的方法，供试品溶液的制备，标准溶液的浓度和用量，比较结果。

⑤ 乙醇量测定法。记录采用的方法，气相色谱法记录仪器型号及编号，载体和内标物的名称，柱温，系统适用性试验（理论板数、分离度和校正因子的相对标准偏差），对照品溶液与供试品溶液的制备及测定结果、计算公式及结果判断。

⑥ 重量差异。记录 20 片（丸）的总重量及其平均片（丸）重，限度范围，每片（丸）的重量，超过限度的片（丸）数，结果判断。

⑦ 崩解时限。记录仪器型号、编号，介质名称和温度，是否加挡板，崩解时间与崩解情况，结果判断。

⑧ 可见异物。记录采用的方法，仪器名称、型号及编号，检查的总支（瓶）数，注射用粉针应写明所用溶剂及用量，观察到的微细可见异物和明显可见异物名称和数量，不合格的支（瓶）数，结果判断（保留不合格的检品作为留样，以供复查）。

⑨ 不溶性微粒。记录检查方法，第一法记录仪器名称、型号及编号，供试品测定取样量、次数和检查结果（$\geqslant 10\mu m$ 及 $\geqslant 25\mu m$ 的微粒数）及平均值，结果判断。注射用无菌粉末或浓溶液还要记录粒度检查用水的检查结果及供试品的配制。第二法记录显微镜的型号及编号，放大的倍数，粒度检查用水的检查结果，测定结果。

⑩ 粒度（颗粒剂）。记录天平型号、编号，供试品的取样量，不能通过一号筛和能通过五号筛的颗粒和粉末的总量，计算结果与判断。

⑪ 微生物限度。记录供试液的制备方法（含预处理方法）后，再分别记录以下内容。

a. 细菌数记录应注明采用何种计数方法，各培养皿中各稀释度的菌落数，培养温度及时间，培养箱型号、编号，阴性对照平皿中不得有菌生长，计算公式，结果判断。

b. 霉菌数和酵母菌数记录应注明采用何种计数方法，各培养皿中各稀释度的菌落数（含蜂蜜、王浆的液体制剂，单独做酵母菌测定），培养温度及时间，培养箱型号、编号，阴性对照平皿中不得有菌生长，计算公式，结果判断。

c. 控制菌记录供试品与阳性对照试验、阴性对照试验的条件及结果，培养温度及时间，培养箱型号、编号。如需分离培养记录所用的培养基、培养条件和培养结果（菌落形态），纯培养所用的培养基和革兰染色镜检结果及所用仪器型号、编号；必要时，应记录疑似菌进一步鉴定的详细条件和结果。

⑫ 热原。记录实验室温度，家兔的体重与性别，每一家兔正常体温的测定值与计算公式，供试品溶液的配制（包括稀释过程和所用的溶剂）与浓度，每1kg体重的给药剂量及每一家兔的注射量，注射后3h内每0.5h的体温测定值，计算每一家兔的升温值，结果判断。

⑬ 细菌内毒素。记录采用的方法，凝胶法记录细菌内毒素工作标准品（或国家标准品）规格、批号、来源及稀释方法，鲎试剂、细菌内毒素检查用水规格、批号、来源，MVD（MVC）的计算和供试品稀释方法，供试品阳性对照试验方法。记录每管实验结果，结果判断和结论。

光度测定法还应记录方法，仪器编号、型号。

⑭ 无菌。记录采用的方法，培养基、稀释液以及冲洗液的名称，对照用菌液的名称，供试品溶液的配制及其预处理方法，培养温度及时间，培养箱型号、编号，培养期间逐日观察的结果（包括阳性管的生长情况），结果判断。

（4）含量测定　一般供试品与对照品取样应至少平行实验2份。

① 容量分析法。记录供试品的称量，简要的操作过程，指示剂的名称，滴定液的名称及其浓度（mol/L），消耗滴定液的体积（mL），空白试验的数据，计算公式与结果。电位滴定法应记录仪器型号、编号及采用的电极；非水滴定要记录室温。

② 重量分析法。记录称量用天平型号及编号，供试品的取样量，简要的操作方法，干燥或灼烧的温度，滤器（或坩埚）的恒重值，沉淀物或残渣的恒重值，计算公式与结果。

③ 紫外-可见分光光度法。记录仪器型号及编号，检查溶剂的吸收是否符合要求，吸收池的配对情况，供试品与对照品的称量及其溶解和稀释过程，核对供试品溶液的最大吸收峰波长是否正确，记录狭缝宽度，测定波长及其吸光度值，计算公式及结果。必要时应记录仪器的波长校正情况。

④ 原子吸收分光光度法。记录仪器型号及编号、光源，仪器的工作条件（如波长、狭缝、光源灯电源、火焰类型和火焰状态），标准溶液与供试品溶液的配制，每一溶液各3次的读数，计算公式及结果。

⑤ 薄层色谱扫描法。除应按薄层色谱鉴别记录薄层色谱的有关内容外，尚应记录薄层扫描仪的型号、编号，扫描方式，供试品和对照品的称量、制备方法，测定值，计算公式及结果，必要时，附薄层色谱照片。

⑥ 气相色谱法。记录要求同"（2）鉴别-④气相色谱"。如标准中规定有系统适用性试验者，应记录该试验的数据（根据各品种项下的规定进行记录，如理论板数、分离度、重复性、拖尾因子）。

⑦ 高效液相色谱法。记录要求同"（2）鉴别-⑤高效液相色谱"。

⑧ 氮测定。记录采用方法，仪器型号、编号，供试品的称量，滴定液的名称、浓度（mol/L），样品与空白试验消耗滴定液的体积（mL），计算公式及结果，供试品应测定2份。常量法定氮的相对偏差一般不得过0.5%，半微量法定氮的相对偏差一般不得过1.0%；空白2份，极差不得大于0.05mL。

⑨ 浸出物。记录天平型号及编号，供试品的取样量（平行试验2份），所用溶剂及剂量，提取方法，蒸发皿的恒重，浸出物重量，计算结果。

（八）药品检验报告书

药品检验报告书是对药品质量做出的技术鉴定，是具有法律效力的技术文件。"检验卡"是药品检验所内部留存的检验报告书底稿。报告书应做到数据准确、字迹清晰、用语规范、结论明确，不得有任何修改。检验项目列"检验项目"下，如有不合格项目，在"标准规定"下写出具体规定，在"检验数据"下写出检测数据，在"项目结论"下写出"不符合规定"，检验报告书的书写格式与内部检验报告相似。每一张药品检验报告书只针对一个批号。药品检验报告书的一般格式和内容见图 1-4。

1. 表头栏目的书写要求

（1）报告书编号 为 8 位数字，前 4 位为年号，后 4 位为流水号，如：20200009。

（2）检品名称 应按药品包装上的品名（中文名或外文名）填写；品名如为商品名，应在商品名之后加括号注明法定名称。国产药品的法定名，即质量标准规定的名称；进口药品的法定名，按 NMPA 核发的"进口药品注册证"上的名称书写。

（3）批号 按药品包装实样上的批号填写。

_____检验报告单

编号：

检品名称			
批 号		规 格	
来 源		包 装	
效 期		数 量	
检验目的		检验日期	年 月 日
检验项目		报告日期	年 月 日
检验依据			

检验项目	标准规定	检验结果

结论：

负责人： 复核人： 检验人：

图 1-4 药品检验报告书的一般格式和内容

（4）规格 按质量标准规定填写。没有规格的填"/"。

（5）来源 按药品包装实样填写。

（6）包装应填药品的最小原包装的包装容器，如"塑料瓶"或"铝塑板及纸盒"等。

（7）效期 按药品包装所示填写。

（8）抽样数量或检品数量 均按收到检品的包装数乘以原包装规格填写，如"3 瓶×50 片/瓶"；如果是从原包装中抽取一定量的原料药，可填写具体的样品量，并加注"玻瓶分装"。

（9）检验目的 国内检品填写"抽验""委托检验""复核检验""审核检验""仲裁检验"或"出口检验"。已获 NMPA 核发"进口药品注册证"或批件的进口药品，填"进口检验"；进口小样检验填"（进口）委托检验"；为申请"进口药品注册证"而对质量标准进行复核的填"（进口药品质量标准）复核检验"。其中除"进口检验"发给"进口药品检验报告书"外，其余均按国内药品发给"药品检验报告书"。已进入国内市场的进口药品，若属监督抽验，则按国内检品对待。

（10）检验项目 有"全检""部分检验"或"单项检验"。"单项检验"应直接填写检验项目名称，如"热原"或"无菌"等。

（11）检验依据　进口药品必须按照 NMPA 颁发的"进口药品注册证"载明的质量标准检验，并按照"进口药品注册证"注明标准编号。国产药品按 NMPA 批准的质量标准检验。已成册的质量标准应写明标准名称、版本和部、册等，如《中国药典》（2020 年版）一部。单页的质量标准应写出标准名和标准号。

（12）检验日期、报告日期　按实际日期填写。

2. 检验项目的编排与格式

报告书中检验项目的编排和格式，应与检验卡完全一致。表头之下的首行，横向列出"检验项目""标准规定"和"检验结果"三个栏目。"检验项目"下，按质量标准列出［性状］［鉴别］［检查］与［含量测定］等大项目；大项目名称需添加方括号。每一个大项下所包含的具体检验项目名称和排列顺序，应按质量标准上的顺序书写。

3. 各检测项目的书写要求

（1）性状　制剂及原料药在"标准规定"下，按质量标准内容书写，如"应为白色或类白色片"。"检验结果"下，按样品实际情况描述，如"为白色片"。

熔点、比旋度或吸收系数等物理常数，在"标准规定"下，按质量标准内容书写，如"熔点 189～193℃"。在"检验结果"下，写实测数值，如"190～192℃"。

（2）鉴别　应将质量标准中"鉴别"项下的试验序号（1）（2）等列在"检验项目"下。每一序号之后应加注检验方法简称，如化学反应（理化反应）、薄层色谱、液相色谱、紫外光谱、红外光谱、显微鉴别、物理特性等。

① 化学反应。在"标准规定"下写"应呈正反应"；"检验数据"（"检验结果"）下根据实际反应情况写"呈正反应"或"不呈正反应"。

② 显微鉴别。合格的，在"标准规定"下写出"应符合××（检品名称）的显微组织规定"，在"检验结果"下写"符合××（检品名称）的显微组织规定"；不合格的，在"标准规定"下写出"应检出××（显微组织）"，在"检验结果"下写"检出××，未检出××（显微组织）"或"检出××及不应有的××（显微组织）"。

③ 薄层色谱。在"标准规定"下写出"应检出××（药味或对照品）"（中药），或"供试品溶液所显主斑点的位置和颜色应与对照品溶液的主斑点相同"（其他）；在"检验结果"下相应地写出"检出（或未检出）××（药味或对照品）"，或与"对照品溶液的主斑点相同（或不同）"。

④ 液（气）相色谱。在"标准规定"下写出"供试品溶液主峰的保留时间应与对照品溶液主峰的保留时间一致"；在"检验结果"下写"与对照品溶液主峰的保留时间一致（或不一致）"。

⑤ 光谱。在"标准规定"下写出"应在××nm±××nm 的波长处有最大（小）吸收"（紫外），或"供试品的红外光吸收图谱应与对照的图谱（光谱集图××图）或对照品图谱一致"（红外）；在"检验结果"下写"在××nm±××nm 的波长处有（没有）最大（小）吸收"，或与"对照的图谱（光谱集图××图）或对照品图谱一致（或不一致）"。

（3）检查　检查结果有具体数据的，数值的小数点后位数与质量标准中的规定一致或至少保留一位有效数字。

① pH、水分、干燥失重、炽灼残渣或相对密度。应在"标准规定"下写出具体规定，如 pH "应为 3.0～5.0"；水分"不得过 4.0%"。在"检验数据"（"检验结果"）下写实测数值，如 pH "3.5"；水分"3.5%"。

② 有关物质、重金属、砷盐、重量差异、分散均匀性、溶散时限、崩解时限、热原。若质量标准中限度有明确数值要求，能测得准确数值的，如有关物质，应在"标准规定"下写出限度的具体规定，如"不得过 1.0%"，在"检验数据"（"检验结果"）下写出测得具体数据"0.3%"，若质量标准的规定仅为限度，不能测得准确数值的，如重金属在"标准规定"下写"不得过 5mg/kg"，

在"检验结果"下写"小于 5mg/kg";若质量标准的限度以文字说明为主，且不易用数字或简单的语言确切表达的，如重量差异、热原等，在"标准规定"下写"应符合规定"，在"检验数据"（"检验结果"）下写"符合规定"，文字叙述中不得夹入数字符号，如"不得过……"不能写成"≤"，"百万分之十"不能写成"10ppm"等；分散均匀性、溶散时限、崩解时限在"标准规定"下写"应在××min 内"，在"检验结果"下写"××min"。

③ 可见异物。检出玻璃屑等明显外来异物不合格时，在"标准规定"下写"不得检出金属屑、玻璃屑等明显可见异物"，在"检验数据"（"检验结果"）下写具体检测情况，如"2 支检出玻璃屑"。微细可见异物不合格时，溶液型静脉注射液（包括既可静脉用又可非静脉用的注射剂）、注射用浓溶液：在"标准规定"下写"不得检出微细可见异物"，注射用无菌粉末：在"标准规定"下写"检出微细可见异物不得过 1 支"，溶液型非静脉注射液：在"标准规定"下写"检出微细可见异物不得过 2 支"，溶液型滴眼剂："检出微细可见异物不得过 3 支"；"检验数据"（"检验结果"）下分别写实测数据。

④ 颗粒剂的溶化性。合格的，在"标准规定"下写"应符合规定"，在"检验结果"下写"符合规定"；不合格的，泡腾颗粒在"标准规定"下写"应完全分散或溶解在水中，并不得有焦屑等"，其他颗粒"标准规定"下写"应全部溶化或呈混悬状，并不得有焦屑等"，在"检验结果"下写出观察到的不合格现象。

⑤ 溶出度（或释放度）。检验结果合格的抽验和委托检验报告，在"标准规定"下写出"应符合规定"，在"检验数据"（"检验结果"）下写"符合规定"；不合格的抽验、委托检验报告及所有注册检验报告，在"标准规定"下写出限度规定（必要时写明其他相关的判断标准），在"检验数据"（"检验结果"）下列出具体测定数据。

⑥ 微生物限度。检验结果合格的，在"标准规定"下写"应符合规定"，在"检验结果"下写"符合规定"；检验结果不合格的，在"标准规定"下应写具体项目的规定，在"检验数据"（"检验结果"）下写出具体的检验数据。

（4）含量测定 在"标准规定"下，按质量标准的内容和格式书写；在"检验数据"（"检验结果"）下写出相应的实测数值，数值的小数点后位数应与质量标准中的规定一致。

浸出物在"标准规定"下写"含水（醇）溶性浸出物或挥发性醚浸出物应不得少于××%，或每片（粒、丸等）含水（醇）溶性浸出物或挥发性醚浸出物应不得少于××mg"，在"检验结果"下写出相应的实测数据。

（5）药品检验报告书的结论 内容应包括检验依据和检验结论。

全检合格，结论写"本品按×××检验，结果符合规定"。

全检中只要有一项不符合规定，即判为不符合规定；结论写"本品按×××检验，结果不符合规定"。

如非全项检验，合格的写"本品按×××检验上述项目，结果符合规定"。

4. 检验报告书底稿的签名

检验者、校核者和各级审核者均应在检验卡（或报告书底稿）上签署姓名和经办日期（年、月、日）。

📁 任务实施

中药制剂检验原始记录及检验报告书的书写

一、任务目的

① 掌握中药制剂检验原始记录的书写要求。

② 掌握中药制剂检验报告书的书写要求。

微课：药品检验
报告书书写

二、任务内容

1. 任务准备

药品检验原始记录、药品检验报告书模板。

2. 操作方法

依据中药制剂检验原始记录、检验报告书的书写要求，完成感冒清热颗粒的检验原始记录及检验报告书。

3. 检验内容

完成感冒清热颗粒的检验原始记录及检验报告书。

（1）来源 北京同仁堂科技发展股份有限公司制药厂；国药准字 Z11020361；产品批号 13111254；12g×10 袋/盒；一次 1 袋，一日 2 次；复合膜袋装。

（2）性状 本品为棕黄色的颗粒，味甜、微苦。

标准规定：本品为棕黄色的颗粒，味甜、微苦；或为棕褐色的颗粒，味微苦（无蔗糖或含乳糖）。

（3）处方 荆芥穗 200g　薄荷 60g　防风 100g　柴胡 100g　紫苏叶 60g　葛根 100g　桔梗 60g　苦杏仁 80g　白芷 60g　苦地丁 200g　芦根 160g

（4）鉴别 取本品 1 袋，研细，加乙酸乙酯 25mL，超声处理 20min，滤过，滤液蒸干，残渣加甲醇 0.5mL 使溶解，作为供试品溶液。另取葛根素对照品，加甲醇制成每 1mL 含 1mg 的溶液，作为对照品溶液。照薄层色谱法试验，吸取上述两种溶液各 5μL，分别点于同一硅胶 G 薄层板上，以三氯甲烷-甲醇-水（28∶10∶1）为展开剂，展开，取出，晾干，置紫外灯（365nm）下检视。

经检测，供试品色谱中，在与对照品色谱相应的位置上，显相同颜色的荧光斑点。

标准规定：供试品色谱中，在与对照品色谱相应的位置上，显相同颜色的荧光斑点。

（5）检查 粒度：取单剂量包装的 5 包（瓶）或多剂量包装的 1 包（瓶），称定重量，置该剂型或该药品规定的药筛中，保持水平状态过筛，左右往返，边筛动边拍打 3min。取不能通过小号筛和能通过大号筛的颗粒及粉末，称定重量，计算其所占比例。

经检测，不能通过一号筛和能通过五号筛的颗粒及粉末总和为 10.6%。

标准规定：除另有规定外，照粒度和粒度分布测定法检查，不能通过一号筛和能通过五号筛的颗粒及粉末总和不得超过供测量的 15%。

（6）含量测定 照高效液相色谱法测定。

色谱条件与系统适用性试验以十八烷基硅烷键合硅胶为填充剂；以乙腈-水（11∶89）为流动相；检测波长为 250nm。理论板数按葛根素峰计算应不低于 4500。对照品溶液的制备取葛根素对照品适量，精密称定，加 30% 乙醇制成每 1mL 含 16μg 的溶液，即得。供试品溶液的制备取装量差异项下的本品内容物，研细，取约 0.8g，或取约 0.4g（无蔗糖），或取约 0.2g（含乳糖），精密称定，置具塞锥形瓶中，精密加入 30% 乙醇 50mL，密塞，称定重量，超声处理（功率 250W，频率 33kHz）20min，放冷，再称定重量，用 30% 乙醇补足减失的重量，摇匀，滤过，取续滤液，即得。测定法分别精密吸取对照品溶液与供试品溶液各 10μL，注入液相色谱仪，测定，即得。

经检测，含量：11.5mg/袋。

标准规定：该品每袋含葛根以葛根素（$C_{21}H_{20}O_9$）计，不得少于 10.0mg。

三、注意事项

① 项目名称应按药品标准规范书写，并对每个检验项目的检验结果给出明确的单项结论。

② 检验报告书应做到数据准确、字迹清晰、用语规范、结论明确，不得有任何修改。

四、评分标准及课后自测

见"考核评分工作手册"。

知识拓展

目标检测

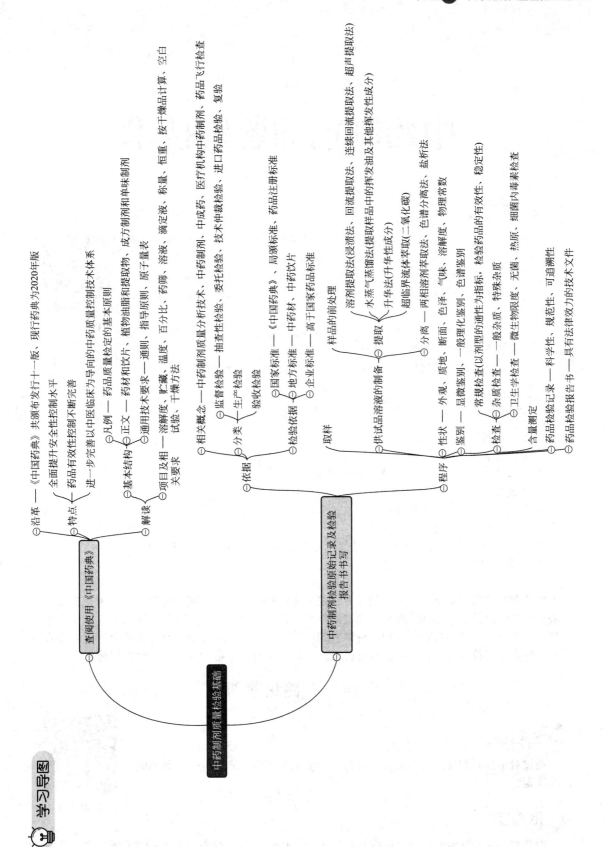

学习导图

中药制剂质量检验基础

查阅使用《中国药典》

- ①沿革 —— 《中国药典》共颁布发行十一版，现行药典为2020年版
- ①特点
  - 全面提升安全性控制水平
  - 药品有效性控制不断完善
  - 进一步完善以中医临床为导向的中药质量控制技术体系
- ①解读
  - ①基本结构
    - 凡例 —— 药品质量检定的基本原则
    - 正文 —— 药材和饮片、植物油脂和提取物、成方制剂和单味制剂
    - 通用技术要求 —— 通则、指导原则、原子量表
  - ①项目及相关要求 —— 溶解度、贮藏、温度、百分比、药筛、溶液、滴定液、称量、恒重、按干燥品计算、空白试验、干燥方法

中药制剂检验原始记录及检验报告书书写

- ①依据
  - ①相关概念 —— 中药制剂质量分析技术、中药制剂、中成药、医疗机构中药制剂、药品飞行检查、复验
  - ①分类
    - 监督检验 —— 抽查性检验、委托性检验、技术仲裁检验、进口药品检验
    - 生产检验
    - 验收检验
  - ①检验依据
    - 国家标准 —— 《中国药典》、局颁标准、药品注册标准
    - 地方标准 —— 中药材、中药饮片
    - 企业标准 —— 高于国家药品标准
- ①程序
  - ①取样
  - ①样品的前处理
    - ①供试品溶液的制备
    - ①提取
      - 溶剂提取法（浸渍法、回流提取法、连续回流提取法、超声提取法）
      - 水蒸气蒸馏法（提取样品中的挥发油及其他挥发性成分）
      - 升华法（升华性二氧化碳）
      - 超临界流体萃取（二氧化碳）
    - ①分离 —— 两相溶剂萃取法、色谱分离法、盐析法
  - ①性状 —— 外观、质地、断面、色泽、气味、溶解度、物理常数
  - ①鉴别 —— 显微鉴别、一般理化鉴别、色谱鉴别
  - ①检查
    - 常规检查（以剂型的通性为指标，检验药品的有效性）、稳定性
    - 杂质检查 —— 一般杂质、特殊杂质
    - 卫生学检查 —— 微生物限度、无菌、热原、细菌内毒素检查
  - ①含量测定
  - ①药品检验原始记录 —— 科学性、规范性、可追溯性
  - ①药品检验报告书 —— 具有法律效力的技术文件

项目二

中药制剂的鉴别技术

情境导入

2009 年 1 月两名糖尿病患者服用"糖脂宁胶囊"后死亡，导致患者死亡的药品是标识为"广西某制药厂"生产的批号为 081101 的"糖脂宁胶囊"。

经检验，生产批号为 081101 的"糖脂宁胶囊"的性状不符合标准，胶囊内容物颜色为灰色，标准规定是黑色。进一步检验后发现，胶囊中违规添加"格列本脲"。

经广西壮族自治区药品监督管理局核查，广西某制药厂没有生产过批号为 081101 的"糖脂宁胶囊"，此药为假药。

试讨论：中药制剂鉴别的意义及中药制剂鉴别的方法有哪些？

PPT 课件

学习目标

1. 知识目标
① 熟悉中药制剂常用的鉴别技术方法。
② 掌握中药制剂鉴别的操作要点及注意事项。
2. 技能目标
会依据标准鉴别常见的中药制剂。
3. 思政与职业素养目标
① 培养以守护人类健康为己任，时刻保有药品质量安全的思想意识。
② 培养法律意识与实事求是的工作作风。

中药制剂的鉴别系指利用制剂的处方组成、性状特征、显微特征、所含成分的理化性质、色谱或光谱特性以及相应物理常数等，确定制剂真实性的方法。主要内容包括性状鉴别、显微鉴别和理化鉴别三类，另还有光谱鉴别、色谱鉴别等。中药制剂检验首先应通过多项鉴别试验综合判断制剂的真伪，符合规定者，可继续进行检查和含量测定；否则，则直接定性为假药。

任务一　性状鉴别

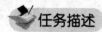 **任务描述**

通过对中药制剂外观的观察，性状及物理常数的测定，来进行中药制剂的性状鉴定。

知识要点

相关知识

中药制剂的性状鉴别包括《中国药典》中的"性状"与"物理常数"两项内容。"性状"系指将制剂除去包装、包衣或胶囊壳后的形状（形态）、色泽及气味等特征，对初步判断中成药的真伪和质量具有重要意义；"物理常数"包括相对密度、馏程、熔点、凝点、比旋度、折光率等，对评价含挥发油、油脂、树脂等成分制剂的真伪和纯度具有重要意义。

一、性状

药品质量标准上收载的品种均有性状鉴别项。性状鉴别时，以药品标准所描述的性状为参照，以中医药理论为指导，严格按照有关规定操作，对各种剂型的性状鉴别内容做出具体的描述，必要时进行物理常数测定。

1. 形状或形态

中药制剂组成复杂，制备工艺各异，剂型及设备模具多样，其形状或形态也多种多样。描述其形状或形态时，要根据具体剂型进行描述，如栓剂有球形、鱼雷形、圆锥形、卵形、鸭嘴形等形状，液体制剂有黏稠液体、液体、澄清液体、澄明液体等形态。口服液一般颜色较深，难以达到透明或澄明，故其性状不应描述为透明或澄明液体。当制剂的形状或形态发生改变时，可能与变质、掺杂等有关。

2. 色泽

色泽指制剂在日光下呈现的颜色及光泽度。色泽与制剂所含的成分、生产工艺、品种、原料、贮藏时间等有关，一般较为固定，色泽的优劣为中药制剂质量的重要指标。色泽从单一色到组合色不等，描述应准确，以两种色调复合描述药品色泽时，应以后一种色调为主，如黄棕色，即以棕色为主。所描述的制剂具有两种不同的颜色时，一般将常见的或质量好的颜色写在前面，少见的或质量差的颜色写在后面，用"或"连接，如大山楂丸为棕红色或褐色的大蜜丸。对于复方制剂要考虑到在贮藏期间颜色会变深，因此可根据实际观察情况规定幅度。将两种颜色用"至"连接，如健脾丸为棕褐色至黑褐色的小蜜丸或大蜜丸。

3. 气味

气是指靠嗅觉获取药物的特征信息，可分为香、芳香、清香、腥、臭、特异等。当香气浓厚时用芳香浓郁来表示；当气味不明显时，可用气微表示。味是靠口尝获取药物的特征信息。性状中的"味"与性味中的"味"不同。前者是口尝后的实际味感；后者系指药物的性能，与实际口尝的味感不一定相符。口尝制剂时，要取少量有代表性的样品，咀嚼至少 1min，使舌的各部位都充分与药液接触，以便能准确地尝到药味。制剂的味感可分为酸、甜、苦、涩、辛、凉、咸、辣、麻等。也可用混合味如清凉、辛凉、麻辣等进行描述，味感的强弱是衡量制剂质量的重要指标。

对不同剂型的制剂常有不同的性状描述方法，如牛黄解毒片（片剂）：本品为素片、糖衣片或薄膜衣片，素片或包衣片除去包衣后显棕黄色；有冰片香气，味微苦、辛。附子理中丸（蜜丸）：本品为棕褐色至棕黑色的水蜜丸，或为棕褐色至黑褐色的小蜜丸或大蜜丸；气微，味微甜而辛辣。二冬膏（煎剂）：本品为黄棕色稠厚的半流体；味甜、微苦。急支糖浆（糖浆剂）：本品为棕黑色的黏稠液体；味甜、微苦。生脉饮（口服液）：本品为黄棕色至红棕色的澄清液体；气香，味酸甜、微苦。

二、物理常数

物理常数是表示药物物理性质的重要特征常数，在一定实验条件下是不变的，是反映药品真伪优劣的一个方面，还可反映其纯杂程度。《中国药典》（2020 年版）收载的物理常数测定内容有相对密度、馏程、熔点、凝点、比旋度、折光率、黏度、吸收系数、碘值、皂化值和酸值等。物理常数可以作为定性鉴别的一种手段。例如，我国现行的药典中规定，丁香罗勒油折光率为1.530～1.540，相对密度为 1.030～1.050；八角茴香油相对密度在 25℃时为 0.975～0.988，凝点不低于 15℃，旋光度为 −2°～+1°，折光率为 1.553～1.560。

三、检验记录书写

1. 外观性状

应描述供试品的颜色和外形，如本品为糖衣片，除去糖衣后显棕色。外观性状符合规定者，也应做出记录，不可只记录"符合规定"这一结论；对外观异常者（如变色、异臭、潮解、碎片、花斑等）要详细描述。

2. 溶解度

应详细记录供试品的称量，溶剂及其用量，温度和溶解时的情况等。

3. 相对密度

记录采用的方法（比重瓶法或韦氏比重秤法），测定时的温度，测定值或各项称量数据，计算式与结果。

4. 熔点

记录采用第×法，仪器型号或标准温度计的编号及其校正值，除硅油外的传温液名称，升温速度；供试品的干燥条件，初熔及全熔时的温度（估计读数精确至 ±0.1℃），熔融时是否有同时分解或异常的情况等。每一供试品应至少测定 2 次，取其平均值，并加温度计的校正值；遇有异常结果时，可选用正常的同一药品再次进行测定，记录其结果并进行比较，再得出单项结论。

5. 旋光度

记录仪器型号，测定时的温度，供试品的称量及其干燥失重或水分，供试液的配制，旋光管的长度，零点（或停点）和供试液旋光度的测定值各 3 次的读数，平均值，以及比旋度的计算等。

6. 折光率

记录仪器型号、温度、校正用物、3 次测定值，最后取平均值报告。

7. 吸收系数

记录仪器型号与狭缝宽度，供试品的称量（平行试验 2 份）及其干燥失重或水分，溶剂名称与检查结果，供试液的溶解稀释过程，测定波长（必要时应附波长校正和空白吸收度）与吸收度值（或附仪器自动打印记录），以及计算式与结果等。

8. 酸值（皂化值、羟值或碘值）

记录供试品的称量（除酸值外，均应做平行试验 2 份），各种滴定液的名称及其浓度（mol/L），消耗滴定液的体积（mL），空白试验消耗滴定液的体积（mL），计算式与结果。

四、结果判断

中药制剂的性状应与国家药品标准规定的性状描述及《中国药典》四部制剂通则项下对剂型外观的要求（表 2-1）相一致。外观性状或物理常数不符合规定，可初步判断其为假药或劣药，再结合其他检验项目综合分析判断，做出结论。

表 2-1　常用中药制剂剂型的外观要求

剂型	外观要求
丸剂	外观应圆整，大小、色泽应均匀，无粘连现象。蜡丸表面应光滑无裂纹，丸内不得有蜡点和颗粒。滴丸表面应无冷凝介质黏附

续表

剂型	外观要求
片剂	应完整光洁,色泽均匀,有适宜的硬度和耐磨性,以免包装、运输过程中发生磨损或破碎,除另有规定外,非包衣片应符合片剂脆碎度检查法的要求
颗粒剂	应干燥、颗粒均匀、色泽一致,无吸潮、软化、结块、潮解等现象
散剂	应干燥、疏松、混合均匀、色泽一致
栓剂	栓剂中的原料药物与基质应混合均匀,其外形应完整光滑,放入腔道后应无刺激性,应能软化或溶化,并与分泌液混合,逐渐释放出药物,产生局部或全身作用,并应有适宜的硬度
胶囊剂	应整洁,不得有黏结、变形、渗漏或囊壳破裂等现象,并应无异臭
锭剂	应平整光滑、色泽一致,无皱缩、飞边、裂隙、变形及空心
合剂	应澄清,在贮存期间不得有发霉、酸败、异物、变色、产生气体或其他变质现象,允许有少量摇之易散的沉淀
酒剂	应为澄清液体,在贮存期间允许有少量摇之易散的沉淀
酊剂	应澄清,久置允许有少量摇之易散的沉淀
注射剂	溶液型注射液应澄清;除另有规定外,混悬型注射液中原料药物粒径应控制在 $15\mu m$ 以下,含 $15\sim20\mu m$(间有个别 $20\sim50\mu m$)者,不应超过 10%,若有可见沉淀,振摇时应容易分散均匀。乳状液型注射液,不得有相分离现象;静脉用乳状液型注射液中 90% 的乳滴粒径应在 $1\mu m$ 以下,不得有大于 $5\mu m$ 的乳滴。除另有规定外,输液应尽可能与血液等渗
糖浆剂	应澄清,在贮存期间不得有发霉、酸败、产生气体或其他变质现象,允许有少量摇之易散的沉淀
煎膏剂	应无焦臭、异味,无糖的结晶析出
软膏剂	应均匀、细腻、涂于皮肤或黏膜上应无刺激性;软膏剂中不溶性原料药物,应预先用适宜的方法制成细粉,确保粒度符合规定
膏药	膏药的膏体应油润细腻、光亮、老嫩适度、摊涂均匀,无飞边缺口,加温后能粘贴于皮肤上且不移动。黑膏药应呈乌黑,无红斑;白膏药应无白点
贴膏剂	贴膏剂的膏料应涂布均匀,膏面应光洁,色泽一致,应无脱膏、失黏现象;背衬面应平整、洁净、无漏膏现象
喷雾剂	溶液型喷雾剂的药液应澄清;乳状液型喷雾剂的液滴在液体介质中应分散均匀;混悬型喷雾剂应将原料药物细粉和附加剂充分混匀、研细,制成稳定的混悬液
气雾剂	定量气雾剂释出的主药含量应准确、均一,喷出的雾滴(粒)应均匀;吸入气雾剂的雾滴(粒)大小应控制在 $10\mu m$ 以下,其中大多数应为 $5\mu m$ 以下,一般不使用饮片细粉

📁 **任务实施**

中药制剂的性状鉴别

一、任务目的

① 掌握中药制剂的性状鉴别的方法及判断标准。

② 掌握中药制剂物理常数的测定方法。

二、任务内容

1. 任务准备

(1) 仪器与试药

① 仪器:旋光仪、比重瓶、恒温水浴锅、熔点测定用毛细管、温度计。

② 试剂:纯化水。

③ 药品:大山楂丸、八角茴香油、肉桂油、薄荷脑。

(2) 操作条件

① 相对密度测定条件。相对密度测定时，要求环境温度应略低于 20℃或各药物项下规定的温度。

② 旋光度测定条件。自动旋光仪使用时要用 220V 交流电源，并将接地脚可靠接地；测定温度要求 20℃±0.5℃；注意防潮、防尘、防震，样品室放硅胶干燥。

③ 熔点测定条件。熔点仪应在干燥通风的室内使用，切忌沾水，分度盘防止受潮；仪器采用三芯电源插头，接地端应接地，不能用中线代替；熔点仪使用的传温介质硅油须用 201-100 甲基硅油，如用其他型号的硅油，则仪器应重新用标准品校验。

2. 操作方法

① 查阅《中国药典》（2020 年版）一部，设计检测方案。

② 按检测要求取样，根据需要进行适宜处理。

③ 应符合《中国药典》（2020 年版）各药鉴别项下相关规定。

3. 操作步骤

（1）大山楂丸的性状　取大山楂丸，观察。

《中国药典》（2020 年版）规定：大山楂丸的性状为棕红色或褐色的大蜜丸；味酸、甜。

（2）八角茴香油旋光度　将测定管用八角茴香油冲洗数次，缓缓注入八角茴香油适量（注意勿使发生气泡），置于旋光计内检测读数，即得供试液的旋光度。

《中国药典》（2020 年版）规定：八角茴香油旋光度为 −2°～+1°。

（3）肉桂油相对密度　取洁净、干燥并精密称定重量的比重瓶，装满供试品（温度应低于 20℃）后，装上温度计（瓶中应无气泡），置 20℃的水浴中放置若干分钟，使内容物的温度达到 20℃，用滤纸除去溢出侧管的液体，立即盖上罩。然后将比重瓶自水浴中取出，再用滤纸将比重瓶的外面擦净，精密称定，减去比重瓶的重量，求得供试品的重量后，将供试品倾去，洗净比重瓶，装满新沸过的冷水，再照上法测得同一温度时水的重量，按下式计算，即得。

$$供试品的相对密度 = \frac{供试品的重量}{水的重量}$$

《中国药典》（2020 年版）规定：肉桂油的相对密度应为 1.055～1.070。

（4）薄荷脑的熔点　取薄荷脑适量，置熔点测定用毛细管中，轻击管壁或借助长短适宜的洁净玻璃管，垂直放在表面皿或其他适宜的硬质物体上，将毛细管自上口放入使自由落下，反复数次，使粉末紧密集结在毛细管的熔封端。装入供试品的高度为 3mm。另将温度计放入盛装水的容器中，使温度计汞球部的底端与容器的底部距离 2.5cm 以上；加入水以使水受热后的液面恰在温度计的分浸线处。将水加热，待温度上升至较规定的熔点低限约低 10℃时，将装有供试品的毛细管浸入水中，贴附在温度计上，位置须使毛细管的内容物部分恰在温度计汞球中部；继续加热，调节升温速率为每分钟上升 1.0～1.5℃，加热时须不断搅拌使水温保持均匀，记录供试品在初熔至全熔时的温度，重复测定 3 次，取其平均值，即得。

《中国药典》（2020 年版）规定：薄荷脑的熔点应为 42～44℃。

三、注意事项

（1）测定相对密度的操作顺序为先称量空比重瓶重，再装供试品称，最后装水称重。

（2）相对密度测定时，当环境温度高于 20℃或各药品项下规定的温度时，必须设法调节环境温度至略低于规定的温度。否则，易造成虽经规定温度下平衡的比重瓶内的液体在称重过程中因环境温度高于规定温度而膨胀外溢，从而导致误差。

四、报告内容

完成检验原始记录和检验报告书。

五、评分标准及课后自测

见"考核评分工作手册"。

任务二 显微鉴别

任务描述

对含有药材原粉的中药制剂进行显微鉴别：显微观察、显微测量、显微化学反应。

相关知识

中药制剂的显微鉴别，系指用显微镜对含饮片粉末的制剂中饮片的组织、细胞或细胞内含物等特征进行鉴别，确定其真实性的方法。适用于含有药材粉末的丸剂、散剂、片剂、浸膏剂等。

中药制剂的显微鉴别基本程序为：处方分析→供试品预处理→显微制片→显微观察→显微测量→显微化学鉴别→结果判断。

一、处方分析

根据处方组成及制备工艺，对制剂中含有的原药材粉末显微特征逐一进行观察和比较，排除类似的、易相互干扰或因加工而消失的特征，选取该药材在本制剂中易察见、专属性强的显微特征1~2个，作为能表明该药味存在的依据。对于组成药味较多的复方制剂，可选择主药、贵重药、毒性药或混乱品种重点观察。

国家药品标准规定制剂的显微特征，均已进行处方分析，可直接对其专属性特征进行鉴别，如三黄片、小儿清热片、牛黄消炎片、利胆排石片等制剂中检出大黄的专属性特征为：草酸钙簇晶大，直径 $60\sim140\mu m$（图2-1）。

在不同的中药制剂中检出同一中药，选择的专属性特征可以相同，也可不同；可以是一个，也可以为多个。例如，乌鸡白凤丸、十全大补丸等制剂中检出白芍的专属性特征均为：草酸钙簇晶直径 $18\sim32\mu m$，存在于薄壁细胞中，常排列成行，或一个细胞中含有数个簇晶。而归芍地黄丸中牡丹皮亦含与白芍相似的草酸钙簇晶，因此选用类白色糊化淀粉粒团块作为其专属性特征。万氏牛黄清心丸、牛黄上清丸等制剂中检出黄连的专属性特征为1个：纤维束鲜黄色，壁稍厚，纹孔明显。而安宫牛黄丸中检出黄连的专属性特征则为2个：除纤维束外，尚有鲜黄色石细胞。

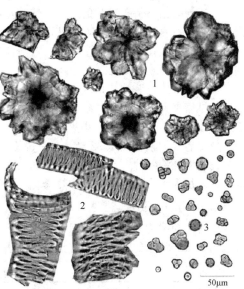

50μm

图 2-1 大黄的显微特征
1—草酸钙簇晶；2—导管；3—淀粉粒

二、供试品预处理

制片前，可按剂型不同进行预处理（表2-2），再按粉末制片法装片观察。

表 2-2 不同剂型供试品的预处理方法

剂型	预处理方法
散剂、胶囊剂、颗粒剂	直接取适量粉末(内容物为颗粒状,应研细)装片，或透化后装片

续表

剂型	预处理方法
片剂、水丸、糊丸、水蜜丸、锭剂等	片剂,取2~3片;水丸、糊丸、水蜜丸、锭剂等(包衣者除去包衣)取数丸或1~2锭,分别置乳钵中研细,取适量粉末装片,或透化后装片
蜜丸	采用两种方法处理:①用解剖刀沿蜜丸正中切开,从切面由外至中央挑取适量样品,置载玻片中央,滴加适宜的试液,用玻璃棒搅匀,按粉末制片法装片,或透化后装片。②将蜜丸切碎,置容器内,加水适量,搅拌;亦可用超声仪处理,使其分散,然后移至离心管中离心沉淀,如此反复操作以除尽蜂蜜,取沉淀物适量装片,或透化后装片
含挥发性成分的制剂	取粉末进行微量升华装片,进行显微观察

三、显微制片

进行显微鉴别时,一般先以甘油乙酸试液(斯氏液)封片观察淀粉粒、菊糖等,再以水合氯醛封片观察其他显微特征,最后再加热透化或滴加其他理化试剂进行显微观察。现将常用的制片方法介绍如下。

1. 粉末制片法

供试品粉末需过四或五号筛,采用下列3种方式制片。

(1)粉末冷装片 用解剖针挑取样品粉末少许,置载玻片的中央,加水、稀甘油、水合氯醛试液等适宜的试液1滴,用针搅匀(如为酸或碱时应用细玻棒代替针),待液体渗入粉末后,用左手食指与拇指夹持盖玻片的边缘,使其左侧与药液层左侧接触,再用右手持小镊子或解剖针托住盖玻片的右侧,缓缓放下,使液体逐渐漫延充满盖玻片下方。若液体未充满盖玻片,应从空隙相对边缘滴加液体,以防产生气泡;若液体过多,用滤纸片吸去溢出的液体,最后在载玻片的左端贴上标签或写上标记。

(2)粉末透化装片 挑取粉末少许,置载玻片中央偏右处,滴加水合氯醛试液1~2滴,搅匀,用试管夹夹持载玻片一端,保持水平置酒精灯火焰上方约1~2cm处加热,微沸后,离开火焰,再滴加水合氯醛试液,小火继续加热,如此反复操作至透化清晰。为避免析出水合氯醛结晶,放冷后滴加稀甘油1~2滴,封片镜检。

(3)混悬液装片 制剂中需检查的药味较多或含淀粉粒较多时,可取粉末适量,置试管或小烧杯中,加入水合氯醛试液并加热透化,用吸管吸取适量混悬液,装片观察。

2. 解离组织制片法

该法系利用化学试剂使组织中各细胞间的胞间质溶解而使细胞分离,以观察单个细胞的完整形态的方法。常用的解离方法有氢氧化钾法、硝铬酸法和氯酸钾法(表2-3)。

表2-3 常用的解离组织制片法

名称	适用范围	解离方法	装片
氢氧化钾法	薄壁组织发达,木化组织较少或分散存在的供试品	取蜜丸切开后,取适量置试管中,加5%氢氧化钾溶液适量,加热至用玻璃棒挤压能离散为止,倾去碱液,加水洗涤	取少量供试品置载玻片上,用解剖针撕开,以稀甘油装片观察
硝铬酸法	木化组织较多或集成较大群束的供试品	取适量样品置试管中,加硝铬酸试液适量,放置,至用玻璃棒挤压能离散为止,倾去酸液,加水洗涤	
氯酸钾法		取适量样品置试管中,加硝酸溶液(1→2)及氯酸钾少量,缓缓加热,待产生的气泡渐少时,再及时加氯酸钾少量,以维持气泡稳定产生,至用玻璃棒挤压能离散为止,倾去酸液,加水洗涤	

四、显微观察

一般需观察 2～5 个显微标本片，根据能否观察到某药材的专属性特征，判断制剂中该药材是否存在。为提高显微鉴别的正确性，可与对照药材或已准确进行品种鉴定的药材对照观察。观察时应遵循"先低倍后高倍"的原则，先在低倍镜下采用"之"字移动法，使标本片沿着一定的线路移动，以便能检查到标本片的各个部位。方法：旋转载物台移动器，从盖玻片的左上角开始逐渐使视野平行向右移动，到达右上角后，将视野向近侧移动 2/3～3/4 个视野，再使视野由右平行向左移动，到达左端后，再如前法移动，直到整个标本片观察完毕。

五、显微测量

常用量尺为目镜测微尺与载物台测微尺。目镜测微尺为放在目镜筒内的一种标尺，是一个直径为 18～20mm 的圆形玻璃片，中央刻有精确等距离的平行线刻度，常为 50 格或 100 格（图 2-2）。目镜测微尺是用以直接测量物体用的，但其刻度所代表的长度依显微镜放大倍数的不同而改变，故使用前必须用载物台测微尺来标化，以确定在使用该显微镜及其特定的物镜、目镜和镜筒长度时，目镜测微尺每小格所代表的实际长度。载物台测微尺是一种在特制的载玻片中央粘贴的刻有精细尺度的圆形玻片，通常将长 1mm（或 2mm）精确等分为 100（或 200）小格，每一小格长为 10μm，用以标定目镜测微尺。在标尺的外围有一黑环，以便能较容易找到标尺的位置（图 2-3）。载物台测微尺并不直接测量物体的长度，而是用以标化目镜测微尺。

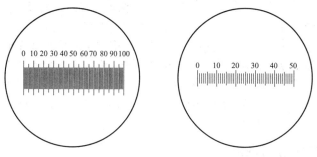

图 2-2 目镜测微尺（左，100 格；右，50 格）

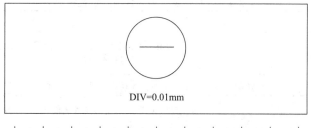

DIV=0.01mm

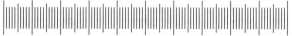

图 2-3 载物台测微尺

将载物台测微尺置显微镜载物台上，对光调焦，并将载物台测微尺刻度移至视野中央；从镜筒中取下目镜，旋下目镜盖，将目镜测微尺放入目镜筒中部的光栏上（正面向上，有刻度的一面向下），旋上目镜盖后返置镜筒上。视野中可同时观察载物台测微尺和目镜测微尺的刻度小格，旋转目镜，并移动载物台测微尺，使两种量尺的刻度平行；移动载物台测微尺，使两种量尺左边的"0"刻度线重合，然后再寻找第二条重合刻度线。分别记录两重合线间两种测微尺的小格数，再根据两重合线间小格数的比值，计算目镜测微尺每小格在该物镜条件下所代表的长度（μm），见图2-4。

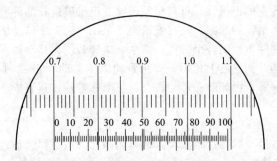

图 2-4 视野中目镜测微尺与载物台测微尺的重合线

例如，接目镜头为10×、接物镜头为40×时，目镜测微尺77小格（0~77）相当于载物台测微尺30小格（0.7~1.0），已知载物台测微尺每一小格的长度为10μm。则所用显微镜在该放大倍数下，目镜测微尺每小格的长度为10μm×30÷77≈3.9μm。若改用接目镜头与接物镜头均为10×时，测得目镜测微尺74小格相当于载物台测微尺100小格，则目镜测微尺每小格的长度为10μm×100÷74≈13.5μm。由此可得计算公式如下。

$$目微尺每小格相当的长度（μm）=\frac{10μm×两重合线间台微尺格数}{两重合线间目微尺格数}$$

为减少误差，可寻找多个重合刻度，记录多组数据，求其平均值。更换显微镜或目镜、物镜时，均须重新标化目镜测微尺每小格所相当的长度。将需测量的目的物置显微镜载物台上，用目镜测微尺测量其小格数，乘以目镜测微尺在该条件下每小格代表的长度，即得。

目的物长度（μm）＝目镜测微尺每小格所相当的长度（μm）×目的物占目镜测微尺的格数

例如：接目镜头为10×、接物镜头为40×时，测得淀粉粒直径占目镜测微尺20小格，则该淀粉粒的直径为3.8μm×20＝76μm。

六、显微鉴别及结果判断

常需采用专属性的化学试剂和方法，用以鉴别不同性质的细胞壁及细胞内含物（表2-4）。

表 2-4 细胞壁及细胞内含物的定性检查

细胞壁及细胞内含物		主要成分	定性检查方法及结果
细胞壁	木质化	丙酸苯酯类聚合物	加间苯三酚-盐酸试液,显红色或紫红色; 加氯化锌碘试液,显黄棕色
	木栓化或角质化	脂肪类	加苏丹Ⅲ试液,稍放置或微热,呈橘红色至红色
	纤维素化	直链葡萄糖	加氯化锌碘试液,或先加碘试液湿润后,稍放置,再加硫酸溶液（33→50）,显蓝色或紫色
	硅质化	SiO₂	加硫酸无变化,加氢氟酸溶解
	硅质块	SiO₂	加硫酸无变化,加氢氟酸溶解
细胞内含物	淀粉粒	葡聚糖	用甘油乙酸试液装片,置偏振光显微镜下观察,未糊化淀粉粒显偏光现象,已糊化淀粉粒无偏光现象;加碘或氯化锌碘试液,膨胀并变成蓝色或蓝紫色
	糊粉粒	蛋白质	加碘试液,显棕色或黄棕色;加硝酸汞试液显砖红色(含有脂肪油的制剂,应先用乙醚或石油醚脱脂后再试验)

续表

细胞壁及细胞内含物		主要成分	定性检查方法及结果
细胞内含物	菊糖	果聚糖	加10‰α-萘酚-乙醇溶液1滴,再加浓硫酸2~3滴,显紫红色,并溶解
	草酸钙结晶	CaC$_2$O$_4$	加稀乙酸不溶解;加稀盐酸溶解而无气泡产生; 加硫酸溶液(1→2)溶解,并生成硫酸钙针晶
	碳酸钙结晶(钟乳体)	CaCO$_3$	加稀乙酸或稀盐酸溶解,并产生气泡;加硫酸溶液(1→2)溶解,产生气泡,并生成硫酸钙针晶
	黏液质	杂多糖	加钌红试液,显红色
	脂肪油 树脂	脂肪酸 2~3萜	加苏丹Ⅲ试液,显红色或紫红色;加90%乙醇,不溶解(蓖麻及巴豆油例外)
	挥发油	单萜或倍半萜	加苏丹Ⅲ试液,显红色或紫红色;加90%乙醇,溶解

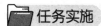 **任务实施**

六味地黄丸的显微鉴别

一、任务目的
① 掌握中药制剂的显微鉴别方法。
② 能进行六味地黄丸(大蜜丸)的显微鉴别。

二、任务内容
1. 任务准备
(1) 仪器与试药
① 仪器:生物光学显微镜、显微摄影装置或显微描绘器、镊子、剪刀、解剖针、载玻片、盖玻片、酒精灯、铁三脚架、石棉网、滴瓶、火柴等。
② 试剂:水合氯醛试液、甘油乙酸试液(斯氏液)、甘油乙醇试液。
③ 药品:六味地黄丸(大蜜丸)。
(2) 操作条件 生物光学显微镜须放置在没有阳光及灰尘的室内,室内温度在5~35℃,操作温度在20~25℃,相对湿度介于45%~85%;仪器需远离热源及具腐蚀性的气体或液体。
2. 操作方法
六味地黄丸(大蜜丸)由熟地黄、酒萸肉、牡丹皮、山药、茯苓、泽泻六味中药粉碎后加炼蜜制成,六味中药均为药材原粉入药,可采用显微鉴别法。
(1) 查阅《中国药典》(2020年版)一部,设计检测方案。
(2) 按检测要求取样,根据需要进行适宜处理。
(3) 应符合《中国药典》(2020年版)六味地黄丸鉴别项下相关规定。
3. 操作步骤
(1) 显微制片 用解剖刀沿蜜丸正中切开,从切面由外至中央挑取适量样品,置载玻片中央,滴加适宜的试液,用玻璃棒搅匀,分别按照粉末冷装片和粉末水合氯醛透化法装片。
① 粉末冷装片。挑取六味地黄丸少许,置载玻片的中央,加稀甘油1滴,用玻璃棒搅匀,用左手食指与拇指夹持盖玻片的边缘,使其左侧与药液层左侧接触,再用右手持小镊子或解剖针托住盖玻片的右侧,缓缓放下,使液体逐渐漫延充满盖玻片下方。
② 粉末透化装片。挑取六味地黄丸少许,置载玻片中央偏右处,滴加水合氯醛试液1~2

滴，搅匀，用试管夹夹持载玻片一端，保持水平置酒精灯火焰上方 1～2cm 处加热，微沸后，离开火焰，再滴加水合氯醛试液，小火继续加热，如此反复操作至透化清晰，放冷后滴加稀甘油 1～2 滴，封片镜检。

（2）显微观察　观察时遵循"先低倍、后高倍"的原则，先在低倍镜下采用"之"字移动法观察，使标本片沿着一定的线路移动，检查到标本片的各个部位。观察 2～5 个显微标本片，判断制剂中该药材是否存在。

（3）检验记录与结果判断　要求详细、清晰、明确、真实。全面观察目的物，详细描述其特征，必要时，应利用显微描绘器或显微摄影装置绘图或制作显微照片，并注明放大倍数，或加比例尺。通常以先多数后少数的顺序描述特征，并标明"多见""少见""偶见"。注意着重描述有鉴别意义的组织、细胞和细胞内含物。应注意标准规定以外的异常显微特征的记录，并根据制剂的处方和制法综合分析，必要时可采用对照药材或已经鉴定品种的药材作对照进行判断。如未能检出某应有药味的显微特征，应注明"未检出××"；如检出不应有的某药味，则应画出其显微特征图，并注明"检出不应有的××"。

　　根据观察、记录的样品显微特征与标准规定内容或与对照药材比较是否相符，判断其真伪或是否有掺伪，以及成方制剂投料的真实性。

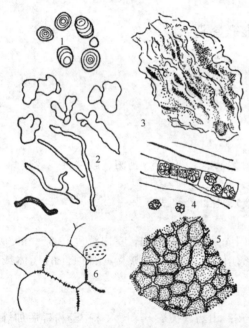

图 2-5　六味地黄丸的显微特征图
1—淀粉粒；2—不规则分枝状团块及菌丝；
3—薄壁组织及其棕色核状物；4—草酸钙簇晶；
5—果皮表皮细胞；6—薄壁细胞及其纹孔群

4. 标准规定

六味地黄丸的显微特征图见图 2-5。

（1）山药　淀粉粒呈三角状卵形或矩圆形，直径 24～40μm，脐点短缝状或"人"字状。

（2）茯苓　不规则分枝状团块，无色，遇水合氯醛试液溶化；菌丝无色，直径 4～6μm。

（3）熟地黄　薄壁组织灰棕色至黑棕色，细胞多皱缩，内含棕色核状物。

（4）牡丹皮　草酸钙簇晶存在于无色薄壁细胞中，有时数个排列成行。

（5）酒萸肉　果皮表皮细胞橙黄色，表面观类多角形，垂周壁连珠状增厚。

（6）泽泻　薄壁细胞类圆形，有椭圆形纹孔，集成纹孔群；内皮层细胞垂周壁波状弯曲，较厚，木化，有稀疏细孔沟。

三、注意事项

（1）所用盖玻片和载玻片应保持洁净。新片要用洗液浸泡或用肥皂水煮 0.5h 取出，先用流水冲洗，再用蒸馏水冲洗 1～2 次后，置 70%～90% 乙醇中，备用。

（2）进行显微制片时，每片取用量宜少不宜多，为使观察全面，可多做些制片。如取量多，显微特征重叠轮廓不清，反而费时，不易得出准确结论。

（3）进行显微观察时，应先观察淀粉粒、菊糖等，再观察其他显微特征。所以，一般先以甘油乙酸试液装片观察，然后以水合氯醛试液装片观察，最后加热透化或滴加其他试液进行观察。每步观察结果均应做记录。可借助偏光装置寻找和观察，尤其是淀粉粒、结晶、纤维、石细胞、导管等特征。

四、报告内容

完成检验原始记录和检验报告书。

五、评分标准及课后自测

见"考核评分工作手册"。

任务三　一般理化鉴别

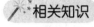任务描述

　　根据中药制剂所含化学成分的理化性质，对中药制剂进行化学反应鉴别、升华鉴别及荧光鉴别。

知识要点

相关知识

　　中药制剂的理化鉴别是利用制剂所含化学成分的理化性质，通过化学反应等分析方法和技术检测有关成分是否存在，从而判断制剂的真伪。中药制剂常用的一般理化鉴别方法有化学反应鉴别法、升华鉴别法、荧光鉴别法等。

微课：中药制剂
理化鉴别

一、化学反应鉴别法

（一）概述

　　化学反应鉴别法是利用化学试剂与制剂中的指标成分发生化学反应，根据所产生的颜色、沉淀或气体等现象，来判断某些药味或成分的有无，并以此鉴别制剂真伪的方法。其具有操作简便，适用性较强等特点。

　　利用化学反应鉴别法鉴别中药制剂时一般需采取分离、提取、纯化和富集被检成分等步骤，选择专属性较强的检测试剂，以排除干扰组分的影响，必要时做阳性或阴性对照试验加以验证，以提高本鉴别法的专属性和灵敏度。例如，止喘灵注射液中麻黄的鉴别，正反应颜色较浅，可采用空白对照试验，以消除背景颜色对结果判断的干扰。

　　由于化学反应鉴别法大多为某类成分的通用显色或沉淀反应，因此它只能鉴别待测成分属何类成分，而不能鉴别其为何种成分，其否定功能强于肯定功能，专属性较差。如用盐酸-镁粉反应鉴别大山楂丸中的山楂，当呈阴性反应时，可得出样品中不含山楂黄酮和山楂的结论；若呈阳性反应，则只能说明存在黄酮类成分，要想确定是否存在山楂，还需配合其他鉴别方法。该法主要用于制剂中生物碱类、黄酮类、蒽醌类、皂苷类、香豆素类、萜类及各种矿物类成分的鉴别。现将《中国药典》植（动）物药成分、矿物药成分常用的化学鉴别反应归纳如下（表2-5、表2-6）。

表2-5　植（动）物药成分常用的化学鉴别反应

成分	鉴别反应	应用举例或说明
生物碱	碘化铋钾反应,生成橘红色或红棕色沉淀。 碘化汞钾反应,生成类白色沉淀;加过量试剂,沉淀复溶解。 碘-碘化钾反应,生成棕色至褐色沉淀。 硅钨酸反应,生成灰白色沉淀。 三硝基苯酚(苦味酸)反应,生成黄色沉淀(置显微镜下观察,可见众多淡黄色油滴状物质)	止喘灵注射液(洋金花)、马钱子散(马钱子)、石淋通片(广金钱草)、川贝雪梨膏(川贝母)等
黄酮	在样品的甲醇或乙醇提取液中,加入少许镁粉,振摇,再加盐酸数滴,多显红棕色、橙红色或红紫色	大山楂丸(山楂)、参茸保胎丸(黄芩)等
蒽醌	取样品的酸水提取液,加乙醚振摇,分取醚层,加入氢氧化钠或氨试液,振摇,水层显红色	大黄流浸膏(大黄)等

成分	鉴别反应	应用举例或说明
皂苷	样品水溶液强烈振摇,产生持久性泡沫。 样品的三氯甲烷提取液,滴加醋酐-浓硫酸试液,甾体皂苷显红→紫→蓝→污绿色;三萜皂苷显红→紫→蓝色。 供试液加三氯化锑或五氯化锑的三氯甲烷溶液,三萜皂苷显紫蓝色,甾体皂苷多显黄色。 样品的三氯甲烷提取液,加浓硫酸,三氯甲烷层显红色或蓝色,硫酸层显绿色荧光	灵宝护心丹(红参、三七)等
香豆素	Gibbs 反应,显蓝色。 异羟肟酸铁反应,显红色。 重氮化-偶合反应,显红色	养阴清肺膏(牡丹皮)等
挥发油	取供试液,加香草醛-硫酸试液,显红色或红紫色	万应锭(冰片)、养心定悸膏(生姜)等
氨基酸、蛋白质	取供试液,加茚三酮试液 1 滴,微热,显紫红色	参茸保胎丸(阿胶、鹿茸)等

注:生物碱沉淀反应需要在酸性水溶液或稀醇溶液中进行;蛋白质、氨基酸、鞣质等亦可与此类试剂产生沉淀,故应进行预处理,排除干扰。

表 2-6　矿物药成分常用的化学鉴别反应

成分	鉴别反应	应用举例与反应机制
汞盐	取供试品,用盐酸湿润后,在光洁铜片上摩擦,铜片表面显银白色光泽,加热烘烤后,银白色消失	应用举例:万氏牛黄清心丸、天王补心丸等中成药中的朱砂。 反应机制:Hg^{2+} 被 Cu 还原成 Hg 附着在铜片表面,显银白色,加热则升华消失。即 $HgS+2HCl+Cu \rightarrow CuCl_2+Hg+H_2S\uparrow$
钙盐	取供试液,加甲基红指示液,用氨试液中和,再滴加盐酸至恰呈酸性,加草酸试液,即生成白色沉淀;分离,沉淀不溶于乙酸,但可溶于盐酸	应用举例:止咳橘红口服液(石膏)、安胃片(海螺蛸)、龙牡壮骨颗粒(牡蛎、龙骨、乳酸钙、葡萄糖酸钙)等。 反应机制: $CaSO_4+(NH_4)_2C_2O_4 \longrightarrow CaC_2O_4(白)\downarrow+(NH_4)_2SO_4$ $CaC_2O_4+2HCl \longrightarrow CaCl_2+H_2C_2O_4(溶于盐酸)$
雄黄 (主含 As_2S_2)	氯化钡沉淀法(检出硫):将雄黄中的硫氧化成硫酸,再与氯化钡生成硫酸钡白色沉淀	应用举例:牙痛一粒丸(雄黄)等。 反应机制: $As_2S_2+6KClO_3+4HNO_3 \xrightarrow{[O]} 2K_3AsO_3+2H_2SO_4+3Cl_2\uparrow+4NO\uparrow$ $H_2SO_4+BaCl_2 \longrightarrow BaSO_4\downarrow(白)+2HCl$
	硫化氢反应(检出砷):先将雄黄加热氧化生成三氧化二砷,遇水生成亚砷酸,再与硫化氢反应生成黄色的三硫化二砷。后者在稀盐酸中产生黄色沉淀,但溶于碳酸铵试液	应用举例:小儿惊风散(雄黄)等。 反应机制: $2As_2S_2+7O_2 \xrightarrow{\Delta} 2As_2O_3+4SO_2\uparrow$ $As_2O_3+3H_2O \longrightarrow 2H_3AsO_3$ $2H_3AsO_3+3H_2S \longrightarrow As_2S_3(黄)+6H_2O$ 　　　　　　　　　└→在稀盐酸中析出黄色沉淀 $4As_2S_3+12(NH_4)_2CO_3 \longrightarrow 4(NH_4)_3AsO_3+4(NH_4)_3AsS_3+12CO_2\uparrow$

（二）操作

1. 供试品的处理

（1）固体制剂 应根据鉴别对象的溶解性能，选用适当溶剂提取精制而成。如用水室温下浸泡过夜，溶液可供氨基酸、蛋白质等的鉴别；用60℃热水提取，溶液可供糖类、苷类、鞣质等成分的鉴别；用乙醇或甲醇回流提取，滤液可用于鉴别生物碱、黄酮、酚类、有机酸等；用亲脂性有机溶剂（如乙醚）提取，溶液可用于鉴别醌类、内酯、苷元、挥发油等；药渣挥去乙醚，再用甲醇提取，滤液可用来鉴别各种苷类。经溶剂提取所得提取液一般仍含较多的杂质，可采取液-液萃取法或固-液萃取法进一步分离，除去干扰成分。制剂中的挥发性、升华性成分可用水蒸气蒸馏法或升华法将其分离后再进行鉴别，可提高鉴别反应的专属性。

（2）液体制剂 可直接取样检识或经有机溶剂萃取分离后再行检测。

2. 操作要求

采用化学反应鉴别法时，应选择专属性较强的检测试剂，必要时做阳性或阴性对照试验加以验证，从而保证检测结果的专属性和灵敏度。化学反应鉴别法大多为试管反应，取供试液适量置于试管中，加入试剂或试药进行反应；或将供试液置蒸发皿或坩埚中，挥去溶剂，滴加试剂于残留物进行检识，如皂苷的醋酐-浓硫酸反应；也可利用检测试纸鉴别，如氰苷的苦味酸试纸反应、珠黄吹喉散的姜黄试纸反应和养阴清肺膏的Gibbs试纸反应等。

（三）注意事项

① 供试品和供试液的取用量应按各该药品项下的规定，固体供试品应研成细粉；液体供试品如太稀可浓缩，如太浓可稀释。

② 试药和试液的加入量、方法和顺序均应按各试验项下的规定；如未做规定，试液应逐滴加入，边加边振摇，并注意观察反应现象。

③ 试验在试管或离心管中进行，如需加热，应小心仔细，并使用试管夹，边加热边振摇，试管口不要对着试验操作者。

④ 试验中需要蒸发时，应置于玻璃蒸发皿或瓷蒸发皿中，在水浴上进行。

⑤ 有色沉淀反应宜在白色点滴板上进行，白色沉淀反应宜在黑色或蓝色点滴板上进行，也可在试管或离心管中进行；颜色反应须在玻璃试管中进行。

⑥ 反应灵敏度高的试验，应保证试剂的纯度和仪器的洁净，并同时进行空白试验，作为对照；反应不够灵敏，试验条件不易掌握的试验，可用对照品进行对照试验。

（四）检验记录与结果判断

记录操作过程、供试品取用量、所加试剂的名称与用量、反应结果等。多批号供试品同时进行检验时，如结果相同，可只详细记录一个批号的情况，其余批号可记为"同编号×××的情况与结论"，结果不同时，则应分别记录。采用《中国药典》（2020年版）四部中未收载的试液时，应记录其配制方法或出处。

将反应结果与药品标准对照，若一致则符合规定。若不一致则判为不符合规定。

二、升华鉴别法

（一）概述

该法是利用中药制剂中所含的某些化学成分，在一定温度下能升华的性质，获得升华物，根据升华物的理化性质进行鉴别的方法。升华物的鉴别可采用显微镜观察晶型，或在可见光下观察颜色，或在紫外灯下观察荧光，或加入合适的试液与其发生显色反应或荧光反应等。该法简便、实用，因只有少数中药具有升华性成分，故专属性较强。

（二）操作

多采用微量升华法，少数使用坩埚法或蒸发皿法。微量升华法的操作方法为：取金属片或载玻片，置石棉网上，金属片或载玻片上放一金属圈（内径约1.5cm，高约0.8cm），圈内放置适量药材粉末，圈上覆盖载玻片，在石棉网下用酒精灯缓缓加热，至粉末开始变焦，去火待凉，载玻片上有升华物凝集。将载玻片反转后，置显微镜下观察结晶形状、色泽，或取升华物加试液观察反应。所有装置如图2-6所示。

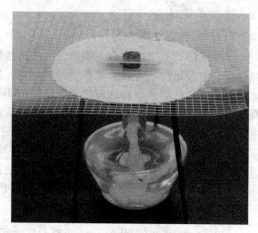

图 2-6　微量升华装置

（三）注意事项

① 升华时应缓缓加热，温度过高易使药粉焦化，产生焦油状物，影响对升华物的观察或检视。温度可通过调整酒精灯火焰与石棉板的间距来控制，距离一般约4cm。

② 样品粉末用量一般约0.5g，过少不易产生足够量的升华物。

③ 可在载玻片上滴加少量水降温，促使升华物凝集析出。

④ 若无金属片，可用载玻片代替。

（四）检验记录与结果判断

记录操作条件、样品用量、升华物的晶形和颜色、反应结果等。

将测试现象或结果与药品标准对照，一致者判定为符合规定，不一致者则判定为不符合规定。

三、荧光鉴别法

（一）概述

荧光鉴别法是利用制剂中某些成分，如黄酮类、蒽醌类、香豆素类等在可见光或紫外光照射下可发射荧光的特性进行中药制剂鉴别的方法。有的成分本身不具荧光，但加酸、碱处理后，或经其他化学方法处理后也可产生荧光供鉴别用。该法操作简便、灵敏，具有一定的专属性。例如，大黄和土大黄（为大黄的伪品）的显微特征和化学反应都很相似，但二者的醇提取液点在滤纸上，置紫外灯下观察，前者显棕色至棕红色荧光，而后者显亮蓝色荧光，容易区分。

（二）操作

通常取制剂的提取液点在滤纸上或加入蒸发皿中，用紫外分析仪观察所产生的荧光。必要时可在供试品中加酸、碱或其他试剂，再观察荧光及其变化。

（三）注意事项

① 荧光强度较弱，故一般需在暗室中观察。

② 供试液一般用毛细管吸取，少量多次点在滤纸上，使斑点集中且具有一定浓度。

③ 紫外光对人的眼睛和皮肤有损伤，操作者应避免与紫外光较长时间接触。

④ 试验时，一般将供试品置于紫外灯下约10cm处观察所产生的荧光。紫外光波长一般为365nm，如用254～265nm波长观察荧光，应加以说明。

（四）检验记录与结果判断

记录测试条件及荧光颜色。

荧光颜色若与药品标准规定一致，判定为此项鉴别符合规定，否则，判定为不符合规定。

📁 **任务实施**

大山楂丸的化学鉴别

一、任务目的

① 掌握化学反应鉴别法在中药制剂鉴别中的应用。

② 能进行大山楂丸中山楂的化学反应鉴别。

二、任务内容

1. 任务准备

（1）仪器与试药

① 仪器：分析天平（分度值0.1g）、研钵、回流装置、水浴锅、玻璃漏斗、蒸发皿、分液漏斗、试管。

② 试剂：乙醇、正丁醇、甲醇、盐酸、硅藻土、镁粉等。

③ 药品：大山楂丸（大蜜丸）。

（2）操作条件　水浴锅工作电压为220V，使用时要接地。

2. 操作方法

大山楂丸由山楂、六神曲、麦芽三味中药饮片组成，山楂中富含山楂素、槲皮素、芦丁和山奈酚等黄酮类化合物，采用溶剂提取法将黄酮类成分提取出来，可与盐酸-镁粉发生反应，从而判断山楂药味是否存在。

（1）查阅《中国药典》（2020年版）一部和四部相关内容，设计检验方案。

（2）按检验要求取样，根据需要进行适宜处理。

（3）应符合《中国药典》（2020年版）大山楂丸鉴别项下相关规定。

3. 操作步骤

（1）供试品溶液制备　用分析天平（分度值0.1g）称取样品9g（称量范围8.6～9.4g），用小刀或剪刀切碎；置研钵中，加硅藻土4g，充分研匀；移至回流装置中，加乙醇40mL，置水浴锅上加热回流提取10min；放凉后，用定性滤纸常压滤过，收集滤液于蒸发皿中，置水浴锅上蒸干；残渣加水10mL，水浴锅上加热使溶解；水溶液移至50mL分液漏斗中，加入正丁醇15mL，充分振摇提取；放置待完全分层后，分取正丁醇提取液（上层溶液），置蒸发皿中，水浴蒸干，残渣加甲醇5mL使溶解，用定性滤纸常压滤过，收集滤液于小锥形瓶中，即得供试品溶液。

（2）显色反应　取供试品溶液1mL，置试管中，先加入少量镁粉混匀，再滴加盐酸2～3滴，水浴锅中加热4～5min后，溶液应显橙红色。

三、注意事项

① 该品每丸9g，但取样时不能只从一个最小包装（药盒）中抽取1丸作为样品，应遵循"随机、均匀"的原则，从整批药品中抽取一定数量的样本，破碎、混合均匀后，再从中称取试验所需数量的样品。

② 加硅藻土研磨的目的是吸收蜂蜜，分散样品，提高提取效率。

③ 显色反应时，应先加镁粉后加盐酸，顺序不能颠倒。水浴加热温度不宜过高，以防反应液冲出试管。

四、报告内容

① 记录化学反应鉴别结果，将反应结果与药品标准对照，判断供试品是否符合规定。

② 完成检验原始记录和检验报告书。

五、评分标准及课后自测

见"考核评分工作手册"。

大黄流浸膏的微量升华鉴别

一、任务目的

① 掌握微量升华鉴别技术。

② 能进行大黄流浸膏的微量升华鉴别。

二、任务内容

1. 任务准备

(1) 仪器与试药

① 仪器：生物显微镜、移液管、载玻片、瓷坩埚、水浴锅、酒精灯、石棉网等。

② 试剂：氢氧化钠试液。

③ 药品：大黄流浸膏。

(2) 操作条件

① 显微镜应放置在阴凉、干燥、无灰尘和无酸碱、蒸汽的地方，仪器使用环境应清洁。

② 电热套工作电压为220V，使用时要接地，环境干燥，勿受潮。

2. 操作方法

大黄流浸膏是由大黄经加工制成的流浸膏，大黄的蒽醌类成分具有升华性，升华物置显微镜下观察，为菱形针状、羽状和不规则晶体，可与氢氧化钠试液发生显色反应。

(1) 查阅《中国药典》(2020年版) 一部和四部相关内容，设计检验方案。

(2) 按检验要求取样，根据需要进行适宜处理。

(3) 应符合《中国药典》(2020年版) 大黄流浸膏鉴别项下相关规定。

3. 操作步骤

(1) 升华物制备　取该品1mL，置瓷坩埚中，在水浴上蒸干后，坩埚上覆以载玻片，置石棉网上直火徐徐加热，至载玻片上呈现升华物后，取下载玻片，放冷。

(2) 显微观察　置显微镜下观察，有菱形针状、羽状和不规则晶体 (图2-7)。

(3) 显色反应　升华物上滴加氢氧化钠试液，结晶溶解，溶液显紫红色。

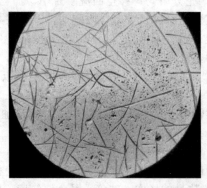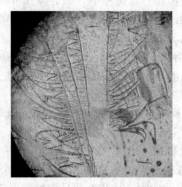

图 2-7　大黄升华物显微观察

三、注意事项

升华完毕，应待载玻片完全冷却后方可取下，可在载玻片上滴加少量水降温，促使升华物凝集析出。

四、报告内容

(1) 记录升华反应结果，将反应结果与药品标准对照，判断供试品是否符合规定。

（2）完成检验原始记录和检验报告书。

五、评分标准及课后自测

见"考核评分工作手册"。

天王补心丸的荧光鉴别

一、任务目的

① 掌握荧光法鉴别中药制剂的原理和方法。

② 能进行天王补心丸的荧光鉴别。

二、任务内容

1. 任务准备

（1）仪器与试药

① 仪器：分析天平、紫外灯（365nm）、分液漏斗、试管、滴管等。

② 试剂：纯化水。

③ 药品：天王补心丸。

（2）操作条件　紫外分析仪应放置在阴凉、干燥、无灰尘和无酸碱、蒸汽的地方，仪器使用环境应清洁。

2. 操作方法

天王补心丸由丹参、当归、党参等十六味药组成，其中丹参含有丹酚酸、丹参酮等成分，微量升华物水洗液在紫外灯（365nm）下显蓝绿色荧光。

① 查阅《中国药典》（2020 年版）一部，设计检验方案。

② 按检验要求取样，根据需要进行适宜处理。

③ 应符合《中国药典》（2020 年版）天王补心丸鉴别项下相关规定。

3. 操作步骤

（1）供试液的制备　取本品 1g，水蜜丸捣碎；小蜜丸或大蜜丸剪碎，平铺于坩埚中，上盖一长柄漏斗，徐徐加热，至粉末微焦时停止加热，放冷，取下漏斗，用水 5mL 冲洗内壁，收集洗液。

（2）荧光检视　洗液置紫外灯（365nm）下观察，显淡蓝绿色荧光。

三、注意事项

① 因荧光强度较弱，故一般需在暗室中观察荧光。

② 紫外光对人的眼睛和皮肤有损伤，操作者应避免与紫外光较长时间接触。

四、报告内容

① 记录荧光鉴别结果，并将结果与药品标准对照，判断其是否符合规定。

② 完成检验原始记录和检验报告书。

五、评分标准及课后自测

见"考核评分工作手册"。

任务四　光谱鉴别

任务描述

根据中药制剂中有些化学成分在紫外-可见光区有选择性吸收，对中药制剂进行紫外-可见分光光度法鉴别。

知识要点

相关知识

中药制剂中有些化学成分在紫外-可见光区有选择性吸收，显示特征吸收光谱，在一定条件下利用这些吸收光谱的特征，以鉴别制剂中的某些成分。若制剂中各药味及其成分的组成与含量相对稳定，且紫外吸收光谱具有一定的特征性和重现性，可以用此定性鉴别。常用的鉴别方法有：规定吸收波长法、对照品对比法、规定吸收波长和吸光度比值法、多溶剂光谱法等。该法具有灵敏、简便、准确、既可定性又可定量等优点，但分辨率较低，图谱简单，某些不同的样品可能出现相似或相同的光谱图，使其实际应用受到一定限制。对样品进行预处理，除去干扰成分，可提高其专属性。在《中国药典》（2020 年版）一部，木香槟榔丸的鉴别、血脂康片和血脂康胶囊中红曲的鉴别、保心片的鉴别均采用了紫外-可见分光光度法。鉴别方法见任务实施（木香槟榔丸的鉴别）。

微课：光谱鉴别

视频：紫外-可见
分光光度计
的操作规程

一、操作方法

现以双光束紫外分光光度计为例说明。

① 打开电源开关，根据规定的最大吸收波长选择测试光源，校正波长，预热 0.5h 后开始工作。

② 设定扫描波长范围（上限、下限）、扫描速度、测量方式（多为吸光度）、狭缝宽度等。

③ 将样品和空白溶液分别置于样品光路和参比光路上，盖好样品室。

④ 在规定的波长范围内进行扫描，并记录吸收光谱。

二、注意事项

① 为保证测量的精确性，所用分光光度计应按国家计量检定规程或《中国药典》的有关规定，进行准确度检定，符合规定才可使用。

② 测定时，最好使用配对吸收池。若使用不配对吸收池，应在所测量波长范围内进行基线校正。

③ 设定的参数应合理。如狭缝太宽，使吸光度值降低，分辨率下降；狭缝太窄，则噪声过大，使读数不准确。

④ 测定时应将样品室盖关严，否则易引入过多杂散光，使吸光度读数下降。

三、检验记录与结果判断

记录样品紫外-可见吸收图谱和最大吸收波长。将供试品的最大吸收波长和药品标准的规定进行比较，二者如果一致，则判定为符合规定。这里所谓的一致是指样品最大吸收波长应在该药品标准规定的波长±2nm 以内。

📁 **任务实施**

木香槟榔丸的鉴别

一、任务目的

① 掌握中药制剂的紫外-可见分光光度鉴别的一般操作步骤和技能。

② 能进行木香槟榔丸的紫外-可见分光光度鉴别。

二、任务内容

1. 任务准备

（1）仪器与试药

① 仪器：紫外-可见分光光度计、石英吸收池、分析天平（分度值 0.1mg）、水蒸气蒸馏装置。

② 试剂：水。

③ 药品：木香槟榔丸。

（2）操作条件

① 环境温湿度。仪器应安放在干燥的房间内，使用温度为 5～35℃，相对湿度不超过 85％，应控制在 45％～65％，无冷凝。

② 无强光干扰及磁场干扰。室内照明不宜太强，且避免直射日光的照射。仪器应尽量远离高强度的磁场、电场及发生高频波的电器设备，防电磁干扰。

③ 防止腐蚀性气体。避免在有硫化氢、二氧化硫以及各种酸雾等腐蚀性气体的场所使用，以免侵蚀仪器的各部件。

④ 电源要求。一般使用 50Hz、220V±10％交流电压，线电压漂移必须在 10％正常电压范围内，使用交流稳压电源，以加强仪器的抗干扰性能，并必须装有良好的接地线。

2. 操作方法

木香槟榔丸是由木香、槟榔、枳壳（炒）、陈皮等十三味中药经加工制成的丸剂，有效成分在 253nm 的波长处有最大吸收。

① 查阅《中国药典》（2020 年版）一部和四部相关内容，设计检验方案。

② 按检验要求取样，根据需要进行适宜处理。

③ 应符合《中国药典》（2020 年版）木香槟榔丸鉴别项下相关规定。

3. 操作步骤

（1）供试品溶液的制备 取本品，研细，取粉末 4g，加水 10mL，水蒸气蒸馏，收集馏液约 100mL，作为供试品溶液。

（2）鉴定 取上述供试品溶液，以水作溶剂空白，照紫外-可见分光光度法（《中国药典》四部通则 0401）测定。

4. 标准规定

在 253nm 的波长处有最大吸收。

三、注意事项

盛装样品溶液以吸收池体积的 4/5 为宜，吸收池装入样品溶液后，透光面要用镜头纸由上而下擦拭干净，检视应无残留溶剂。

四、报告内容

完成检验原始记录和检验报告书。

五、评分标准及课后自测

见"考核评分工作手册"。

任务五　色谱鉴别

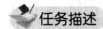 **任务描述**

根据中药制剂中各成分在流动相与固定相间的色谱行为不同，进行中药制剂的薄层色谱法（TLC 法）鉴别、气相色谱法（GC 法）鉴别、高效液相色谱法（HPLC 法）鉴别。

知识要点

相关知识

一、薄层色谱鉴别法

（一）概述

TLC 鉴别法系将供试品溶液点于薄层板上，在展开容器内用展开剂展开，使供试品所含成分分离，所得色谱图与适宜的标准物质按同法所得的色谱图对比，用于定性鉴别的方法。

视频：薄层
色谱法的操作

TLC鉴别法具有设备简单、操作简便、专属性强、展开剂灵活多变、色谱图直观和容易辨认等特点，是目前中药制剂鉴别的主要方法。

1. 对照物的选择

（1）对照品对照　用已知中药制剂某一药材有效成分或特征性成分对照品制成对照液，与供试品在同一条件下展开，比较在相同位置上有无同一颜色（或荧光）斑点，检测制剂中是否含有某原料药材。同时检测多种成分时，可将多个对照品与供试品分别点在同一薄层板上展开；若待检测的各化学成分化学类型不同，可按各类成分展开条件在不同薄层板上进行鉴别。

（2）对照品和对照药材或对照提取物同时对照　在选用一种对照物不能满足制剂 TLC 法鉴别需要时，可采用多种对照物同时对照，增加鉴别的可靠性。

2. 供试品溶液的制备

常用溶剂提取法、蒸馏法、升华法等提取药物成分，用液-液萃取法或固-液萃取法对样品进行进一步的分离纯化。供试品经提取净化后的固体残留物常需用适宜的溶剂溶解以便点样。溶解试样时要尽量避免使用黏度太大、不易挥发而易扩散的溶剂，如水、正丁醇，一般采用甲醇、乙醇等有机溶剂。

（1）样品预处理　如蜜丸等含糖较高又有黏性的样品，有机溶剂较难渗透到样品的内部，可加硅藻土、滑石粉等分散剂共同研匀后再提取。

（2）单一溶剂提取法　如浙贝母、平贝母、华山参、洋金花等均利用在碱性介质下用三氯甲烷或苯将其所含的生物碱有选择地提取出而舍弃其他成分，使供试液得以净化。

（3）分段提取法　如果待测的目标成分是既有脂溶性的，也有醇溶性的，则可以用低极性有机溶剂（如己烷、低沸程石油醚、二氯甲烷、乙醚、乙酸乙酯）提取，提取后的药渣还可以根据需要再选用高极性溶剂（如丙酮、乙醇、甲醇、水）继续提取，分别制备成供试品溶液。例如，丹参可以先用乙酸乙酯提取，供鉴别菲醌类脂溶性成分；药渣继续用水提取，供鉴别酚酸类水溶性成分。

（4）液-液萃取法　液-液萃取适用于合剂、口服液、注射剂等液体样品的处理，选用适当的亲水性有机溶剂（如乙酸乙酯、正丁醇等）萃取，如液体样品较黏稠，可先予以稀释。萃取液调整到一定容积，可以直接作为供试品溶液。目前，人们采用加速溶剂萃取法制备供试品溶液，提高了机械化、自动化程度和提取效率，减少了人为操作的误差。该方法系密闭、加压条件下，在超过有机溶剂沸点的温度下对样品进行提取，使溶剂加载和提取液滤过等过程均可实现自动化，并可连续提取多个样品。

（5）固-液萃取法　用固-液萃取制备样品溶液是色谱分析常用的方法，目前常用的有化学键合相小柱。《中国药典》用得较多的是 C_{18} 小柱；其次有（中性）氧化铝小柱、活性炭和中性氧化铝混合小柱等。固相小柱萃取主要是基于吸附、键合相分配、正相、反相、离子对、离子交换原理富集待测组分，去除部分杂质。

3. 影响 TLC 法鉴别的因素

TLC 是一种"敞开"的分离分析系统，外界环境条件对被分离物质的色谱行为影响很大，如供试液的净化程度、吸附剂的性能和薄层板的质量、点样的质量、展开剂的组成和饱和情况、对照品的纯度、展开的距离、相对湿度和温度等。在此仅重点介绍展开剂、相对湿度和温度的影响。

（1）展开剂的优化　TLC 中展开剂的种类和配比是影响待测成分色谱行为的关键因素，《中国药典》对其有明确规定，一般不需另行考虑和选择。但对于展开剂优选原则和方法有必要了解和学习。其原则一般应使待测成分斑点 R_f 值为 0.2～0.8，与相邻成分的分离度大于 1.0，主要是考虑溶剂的极性和溶剂对待测成分的选择性两方面因素，分离亲脂性较强的成分，宜用极性较小的展开剂，分离亲水性较强的成分，宜用极性较大的展开剂。分离碱性成分，展开剂中常需加入少量碱性试剂；分离酸性成分，则需加入少量酸性试剂。

（2）相对湿度的影响　硅胶和氧化铝为亲水性吸附剂，其含水量越高、吸附活性越低；反之，则越高。因此，薄层板在不同的相对湿度条件下，其吸附活性也不同，在其他条件相同的情况下，相对湿度能明显影响色谱的分离效果。通常认为 TLC 重现性差，在不同相对湿度下点样和展开是影响因素之一，如《中国药典》规定万应锭中熊胆的鉴别须在相对湿度 40％ 以下展开，才能将其中的各种游离胆酸即胆酸、脱氧胆酸、熊脱氧胆酸等完全分离（图 2-8），而在 70％ 相对湿度下展开色谱质量明显降低，难以辨别（图 2-9）。若相对湿度在 80％ 以上展开，则各成分不能分离。

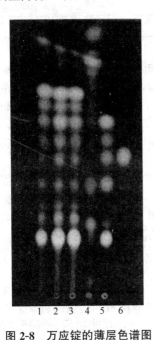

图 2-8　万应锭的薄层色谱图
（相对湿度＜40％）

1～3—万应锭；4—万应锭乙酸
乙酯提取物；5—胆酸、猪脱氧胆酸、
熊脱氧胆酸、鹅脱氧胆酸、脱氧胆酸
（自下而上）；6—熊脱氧胆酸

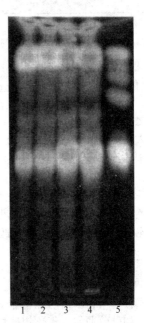

图 2-9　万应锭的薄层色谱图
（相对湿度＝70％）

1～4—万应锭；5—胆酸、猪脱氧胆酸、
熊脱氧胆酸、鹅脱氧胆酸、脱氧胆酸
（自下而上）

　　部分样品的待测成分和选用的展开剂对相对湿度要求不高，在相对湿度 30％～70％ 下可获得相对稳定的色谱，但为使试验结果具有良好的重现性，应尽可能在相对湿度可控的条件下展开。控制相对湿度可在双槽展开箱的一侧用一定的浓硫酸溶液，密闭放置 15～20min，再将展开剂加入另一侧展开。也可将点样后的薄层板放入内有一定浓度的硫酸溶液或其他调节相对湿度的无机盐水溶液的容器中（或特制的湿度控制箱中），密闭放置一定时间后取出，立即在箱中展开。控制相对湿度的硫酸溶液的制备见表 2-7。控制相对湿度的饱和无机盐溶液，如硝酸钾饱和溶液（25℃相对湿度 92.5％）、NaCl 饱和溶液（15.5～60℃相对湿度 75％±1％）、硝酸钠饱和溶液（25℃相对湿度 64％～61.5％）、KAc 饱和溶液（25℃相对湿度 22.5％）等。TLC 法鉴别应记录实际的相对湿度。

表 2-7　控制相对湿度的硫酸溶液的制备

相对湿度	所需硫酸浓度		
	硫酸*/mL	＋	水/mL
32％	68		100
42％	57		100

续表

相对湿度	所需硫酸浓度		
	硫酸*/mL	+	水/mL
58%	39.5		100
65%	34		100
72%	27.5		100
80%	10.8		100

注：* 表示所用硫酸密度 $D=1.86$（96%～97%）。

（3）温度的影响　温度也是影响色谱行为和试验结果重现性的因素之一，主要影响被分离物质的 R_f 值和各成分的分离度，造成斑点扩散，在其他条件相同而温度不同的情况下，展开相同的样品，所得色谱可能有差异。在相对湿度恒定的条件下，一般在较高温度下展开时，R_f 值较大；反之，R_f 值减小。在展开温度相差±5℃时，R_f 值的变动一般不会超过±0.02，对色谱行为影响不大，但展开时温度相差较大时，则会不同程度地影响色谱质量，如《中国药典》对于复方皂矾丸中西洋参的鉴别，规定试验温度为 10～25℃。

主要原因是在不同的温度下，展开剂中各有机溶剂因沸点、蒸气压、相对密度等不同而使蒸发程度各异，使得在展开箱空间分布的各种有机溶剂的蒸汽比例也发生变化，直接影响到被分离成分的色谱行为。其次，由于温度的变化，含水的两相展开剂在放置分层过程中或展开时有机相中水的比例亦不同，不同程度地改变了展开剂的极性，结果影响到色谱的分离度。

（二）仪器规格要求

1. 薄层板

薄层板有市售薄层板和自制薄层板，市售薄层板分普通薄层板和高效薄层板。常用的为正相薄层板，如硅胶薄层、氧化铝薄层板等，此外还有反相 C_{18} 键合相薄层板、氨基键合相薄层板、腈基键合相薄层板等。为得到有良好分离度和重现性的色谱，一般均用市售薄层板（商品预制板）。由于硅胶原料和加工制备过程的差异，不同厂商生产的预制板质量会有差异。不同厂商所用高分子有机黏合剂不尽相同，也是影响色谱质量和重现性的原因之一。对成分较复杂、色谱斑点很多的样品，对预制板的质量要求更为严格。

在保证色谱质量的前提下，也可用实验室自制的薄层板，或对薄层板进行处理和化学改性。最常用的薄层材料有硅胶 G、硅胶 GF_{254}、硅胶 H、硅胶 HF_{254}、微晶纤维素等。为提高样品的分离度和减少斑点的拖尾，铺板时可在硅胶中加入某些酸、碱、盐或络合剂等将硅胶板改性。商品预制板除化学键合相板外，硅胶预制板也可用浸板的方法改性。

2. 涂布器

涂布器应能使固定相或载体在玻璃板上涂成一层均匀薄层，有手工、半自动、全自动薄层涂布器，涂布厚度有可调和固定厚度两种。

3. 点样器材

最常用的是定量点样微升毛细管，规格有 0.5μL、1.0μL、2.0μL、5.0μL 和 10μL 等，要求标示容量准确、管端平整光滑、管壁洁净、液体流畅。为提高点样效率，还可选用点样辅助设备，如点样支架、半自动或自动点样仪等。常用的有手工点样器（如 Nanomat Ⅲ）、半自动点样仪（如 Linomat Ⅳ）、全自动点样仪（如 Sampler 4）等。为增强定性鉴别的可比性，《中国药典》规定应定量点样。推荐使用标准的 TLC 用的微升毛细管或自动点样器，或使用喷雾技术点样的设备，喷雾点样可将供试液点成很窄的（1mm）条带，以提高分辨率。

4. 展开箱

应使用 TLC 专用展开箱，有水平式及直立式两种。常用的为直立展开箱，又分为平底展开箱和双槽展开箱，此外尚有自动展开设备等。双槽展开箱具有节省溶剂、减少污染、便于预平衡及可控制展开箱内相对湿度等优点，故推荐使用此种展开箱。展开箱盖子应密闭，保持密封状态。大多数中药样品适宜用直立式不饱和或部分饱和展开（展开前使溶剂蒸气在展开箱内扩散平衡一定时间，然后放入薄层板展开）。若需饱和展开，则展开箱内壁放同样大小的滤纸，促使箱内尽快达到饱和状态。

5. 显色与检测仪器

展开后的薄层板，大多需要用某些试剂（显色剂）使展开后的斑点显色。涂布显色剂的方法有喷雾法及浸渍法。喷雾用的喷雾瓶应能在一定压力下使试剂喷成均匀细雾状。浸渍用的浸渍槽为特制的扁平玻璃槽，将展开后薄层板平稳垂直放入浸渍槽中至数秒后取出，揩净薄层板背面残存的试剂。显色后的图像供分析用（需要时可加热）。

（三）操作方法

为得到有良好分离度与重现性的薄层色谱，器材和操作的规范化非常重要。一般操作步骤为：薄层板的制备（制板）→供试品溶液的制备→对照品溶液的制备→点样→展开→显色与检视→结果判断与记录。鉴别过程见任务实施（复方丹参滴丸中冰片的薄层色谱鉴别）。

1. 薄层板制备

（1）预制薄层板　市售薄层板临用前一般应在110℃活化30min；聚酰胺薄膜不需活化；铝基片薄层可根据需要剪裁，但底边的硅胶层不得有破损。预制薄层板如在贮放期间被空气中杂质污染，使用前可用三氯甲烷、甲醇或二者的混合溶剂在展开缸内上行展开预洗，110℃活化，放干燥器中备用。

（2）自制薄层板　除另有规定外，将1份固定相和3份水（或含有黏合剂的水溶液）在研钵中向同一方向研磨混合，去除表面的气泡后，倒入涂布器中，在玻璃板上平稳地移动涂布器进行涂布（厚度为0.2～0.3mm），取下涂好薄层的薄层板，置于水平台上室温下晾干后，在110℃下活化30min，置于干燥器中备用。

2. 点样

点样是最开始的也是最关键的一步。不正确的点样也会造成色谱的歪扭，斑点变形，直接影响图谱的质量。点样要求在干燥洁净的环境中进行，点样时注意不要损伤薄层表面；避免劣质的点样毛细管或者样品溶液的过载造成原点（条带）的扩散；避免毛细管对板面原点部位的机械损伤；避免由于黏稠的生物样品供试液其中或者其中含有太多的杂质造成原点部位局部样品浓度过高而形成黏结；避免使用黏度或沸点太高或太低或比重大的溶剂溶解样品，如乙醚、三氯甲烷、丁醇等溶剂。条带点样，应注意条带的均匀，用专门的条带点样器械（如喷雾状条带点样器），可保证点样的质量。

3. 展开

点样后的薄层板置于加有展开剂的展开箱（展开缸）中，密闭，上行展开，薄层板浸入展开剂的深度以液面距离原点5mm为宜，展开至规定展距后，立即将薄层板取出，晾干，以备检测。除另有规定外，一般上行展开8～15cm，高效薄层板上行展开5～8cm。

4. 显色与检视

色谱斑点本身有颜色者可直接在日光下观察；斑点在紫外光激发下可发射荧光者，可直接在紫外光灯下观察荧光色谱；需加试剂方能显色或发射荧光者，则需将试剂均匀喷洒于薄层板面，直接观察或加热显色后观察；对于可见光下无色但有紫外吸收的成分，可用含荧光剂的薄层板（如硅胶 GF_{254} 板）展开，在254nm或365nm紫外光下观察荧光物质淬灭形成的暗斑。

用浸渍法，板面显色均匀是其优点，但有的样品经试剂浸渍后，斑点容易被浸润而扩散或拖尾。加热显色须注意加热时间和温度，如用含羧甲基纤维素钠的手工自制薄层板代替预制板，应注意加热温度过高或加热时间过长，容易引起板面焦化，如用硫酸等显色剂，更易造成板面的炭化而影响显色效果，需要特别留意。有的成分加试剂后，如挥发油成分或固醇类成分经香草醛-硫酸、硫酸-醋酐等试剂显色，加热温度和时间长短不同或放置时间不同，斑点的显色会有所改变。

（四）注意事项

① 制备薄层板最好使用厚度 1～2mm 无色耐热的优质平板玻璃，不宜使用普通玻璃板。玻璃板用洗液或碱液洗净至不挂水珠，晾干，贮存于干燥洁净处备用。玻璃板反复使用时应注意再用洗液和碱液清洗，保持玻璃板面的光洁。

② 选用市售预制薄层板应注意生产厂家提供的有关参数，检查选用符合要求的产品。有些样品需使用加有改性剂如酸（硼酸等）、碱（氢氧化钠等）或缓冲液的薄层板，如《中国药典》（2020 年版）鉴别蛇胆陈皮散、保和丸等中的陈皮，即使用 0.5％氢氧化钠溶液制备的硅胶 G 板。制备此类薄层板时，注意控制加水量和研磨时间。

③ 展开剂所用溶剂质量的优劣，可直接影响薄层色谱的分离能力。如展开剂中的甲酸乙酯，遇水易引起水解反应，多次开瓶的残存溶剂，会逐渐吸收大气中的水分而不同程度地分解，常使色谱的分离度下降，最好使用新鲜溶剂配制展开剂。

④ 配制多元展开剂时，各种溶剂应分别量取后再混合，不得在同一量具中累积量取，小体积溶剂宜使用移液管等精确度较高的量具量取。

（五）检验记录与结果判断

记录室温及湿度，薄层板所用的吸附剂，供试品的预处理，供试液与对照液的配制及其点样量，展开剂、展开距离、显色剂。绘制色谱图或采用摄像设备拍摄记录色谱图，以光学照片或电子图像的形式保存，也可以用扫描仪记录相应的色谱图。

供试品色谱中，在与对照品或对照药材色谱的相应的位置上，显相同颜色或荧光斑点，则判断为符合规定。

二、气相色谱鉴别法

（一）概述

在中药制剂的鉴别中，气相色谱法（GC 法）主要利用保留值进行鉴别，即在同一色谱条件下，供试品应呈现与对照品保留时间相同的色谱峰，对样品进行定性鉴别。保留时间（t_R）系指从进样开始，到该组分色谱峰顶点的时间间隔。对照物可以是制剂药味中的有效成分或指标成分，也可以为对照药材或对照提取物。《中国药典》通过比较供试品与对照品色谱峰的保留时间对某些中药制剂进行真伪鉴别。GC 法具有高分辨率，高灵敏度、快速、准确等特点，尤其适合分析制剂中的挥发性成分，如麝香酮、薄荷醇、冰片、水杨酸甲酯等。对于大分子或难挥发性成分可分解或制成衍生物后再进行定性鉴别。在《中国药典》（2020 年版）一部，安宫牛黄丸、麝香通心滴丸中麝香的鉴别，麝香跌打风湿膏中冰片、薄荷脑、樟脑、水杨酸甲酯、桂皮醛、丁香酚的鉴别等均采用了 GC 法。

（二）系统适用性试验

色谱系统的适用性试验，通常包括理论板数、分离度、灵敏度、拖尾因子和重复性五个指标，一般使用规定的对照品对仪器进行试验和调整，应达到药品标准规定的理论板数（n），分离度（R）应大于 1.5，信噪比应不小于 10（定量测定时）或不小于 3（定性测定时），峰面积相对标准偏差（RSD）或平均校正因子相对标准偏差（RSD）均不应大于 2.0％。除另有规定外，拖尾因子（T）应在 0.95～1.05 之间。配制对照品和供试品溶液，在同一色谱条件下，分别进样，绘制相应的色谱图。鉴别过程见任务实施（西瓜霜润喉片中薄荷脑、冰片的鉴别）。

（三）注意事项

① 先通载气，确保管路无泄漏并使载气通过检测器后，才可打开各部分电源开关，设置气化室、柱温箱和检测器温度，开始加热。进样口温度应高于柱温 30～50℃，检测器温度一般高于柱温，并不得低于 150℃，以免水汽凝结，通常为 250～350℃。

② 气化室、柱温箱和检测器温度恒定后，若选用氢火焰离子化检测器，可开启氢气钢瓶和空气压缩机，调节载气流速或流量，按下点火按钮，点燃氢气。

③ 调节放大器灵敏度，待基线稳定后，进样测试。进样时，注射器操作应快速，尽量保持留针时间的一致性；保证进样的准确性和重现性。

④ 一般色谱图应于 30min 内记录完毕。测试完毕，先关闭各加热电源以及氢气和空气开关，待检测器和柱箱温度降至 100℃ 以下时，关闭载气。

（四）检验记录与结果判断

主要记录仪器型号，色谱柱类型和规格，气化室、柱温箱和检测器温度，载气流量，放大器灵敏度及衰减，进样量，色谱图及相关数据等。比较供试品与对照品色谱图，供试品呈现与对照品保留时间相同的色谱峰，则判断为符合药品标准规定。

三、高效液相色谱鉴别法

（一）概述

与 GC 法相似，采用高效液相色谱法（HPLC 法）进行定性鉴别，主要是比较化合物与对照品在特定色谱柱上的色谱行为，采用保留时间比较法，即在同一色谱条件下，供试品应呈现与对照品保留时间相同的色谱峰。HPLC 法不受样品挥发性、热稳定性等的限制，流动相、固定相可选择的种类较多，检测手段多样，加之高效快速、微量、自动化程度高，所以应用范围比 GC 法广泛。鉴别过程见任务实施（七叶神安片中人参皂苷的鉴别）。

目前中药制剂质量标准研究中，HPLC 法一般较少单独用于定性鉴别，多与含量测定结合进行，但用本法进行指纹图谱鉴别的应用正在逐渐增多。百令胶囊中尿苷、腺苷和氨基酸的鉴别等均采用 HPLC 法。如小儿热速清口服液中黄芩苷的鉴别（图 2-10）和牛黄上清丸中芍药苷的鉴别（图 2-11）。

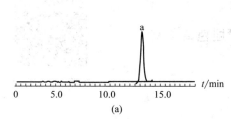
(a)

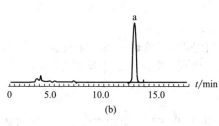
(b)

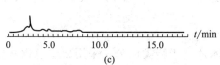
(c)

**图 2-10　小儿热速清口服液中黄芩苷的
高效液相色谱图**

（a）黄芩苷对照品；（b）小儿热速清口服液供试品中
的黄芩苷；（c）阴性对照品溶液；a—黄芩苷色谱峰

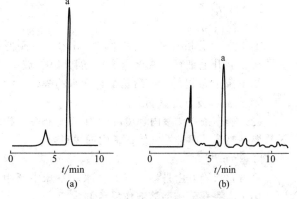
(a)　　　　　　　　(b)

**图 2-11　牛黄上清丸中芍药苷的
高效液相色谱图**

（a）芍药苷对照品；（b）牛黄上清丸供试品；
a—芍药苷色谱峰

（二）操作步骤

① 开机前准备。根据需要选择合适的色谱柱，在容器中放入已滤过脱气好的流动相，把吸滤头放入容器中。

② 开机。打开仪器的电源开关，仪器自检通过后，打开色谱工作站。

③ 设置仪器参数。

④ 样品分析与数据采集。待色谱柱平衡，基线稳定后，设置好样品信息，开始样品分析与数据采集。

⑤ 报告输出。

⑥ 关机。冲洗色谱柱，排出流路中可能存有的缓冲液，并用水冲洗泵的柱塞杆；泵停止，退出工作站，关闭仪器电源，在记录本上记录使用情况。

（三）注意事项

① 进样前，色谱柱应用流动相充分冲洗平衡，待压力基线稳定后方可进样。

② 流动相需经脱气用微孔滤膜（0.45μm）滤过，才可使用，打开冲洗键进行泵排气。

③ 测试溶液需用微孔滤膜（0.45μm）滤过。

④ 使用键合硅胶柱，流动相的 pH 应为 2～8，否则色谱柱易损坏。

⑤ 操作完毕，应先后用水和甲醇充分冲洗液路系统，尤其是使用了含盐的流动相，更应充分冲洗。

（四）检验记录与结果判断

检验记录主要记录仪器型号，色谱柱类型和规格，流动相流速，检测波长，放大器灵敏度及衰减，进样量，色谱图及相关数据等。比较供试品与对照品色谱图，供试品呈现与对照品保留时间相同的色谱峰，则判断为符合药品标准规定。

📁 **任务实施**

复方丹参滴丸中冰片的薄层色谱鉴别

一、任务目的

① 掌握薄层色谱鉴别技术。

② 能进行复方丹参滴丸中冰片的薄层色谱鉴别。

微课：色谱鉴别

二、任务内容

1. 任务准备

（1）仪器与试药

① 仪器：分析天平（分度值 0.1mg）、自制薄层板（优质平板玻璃 1 块、涂布器）或市售薄层板、微升毛细管（或点样仪）、展开缸、玻璃喷雾瓶、烧瓶、电热恒温干燥箱等。

② 试剂：环己烷、乙酸乙酯、无水乙醇、1％香草醛硫酸溶液、硅胶 G 等。

③ 药品：复方丹参滴丸。

（2）操作条件　室内环境温度为 15～35℃；相对湿度不大于 85％；室内空气中无有害气体，无易燃、易爆及腐蚀性气体；室内通风良好。

2. 操作方法

复方丹参滴丸由丹参、三七、冰片三味中药组成，冰片属于萜类成分，采用薄层色谱法鉴别，用 1％ 香草醛硫酸溶液作显色剂。

（1）查阅《中国药典》（2020 年版）一部和四部，设计检验方案。

（2）按检验要求取样，根据需要进行适宜处理。

（3）应符合《中国药典》（2020 年版）复方丹参滴丸鉴别项下有关规定。

3. 操作步骤

(1) 薄层板制备 取数块 10cm×20cm 薄层板并排放置水平台上，称取硅胶 G 6g 置研钵中，加水 18mL，按顺时针方向充分研磨混合，调成均匀糊状物，去除表面气泡后，倒入涂布器中，在玻璃板上平稳地移动涂布器进行涂布 (厚度为 0.25~0.5mm)，取下涂好薄层的玻板，于室温下置水平台上晾干后，在 110℃烘 30min，冷却后置于干燥器中备用。或用商品预制板。

(2) 供试品溶液的制备 取该品 40 丸，薄膜衣丸压破包衣，加无水乙醇 10mL，超声处理 10min，滤过，滤液作为供试品溶液。

(3) 对照品溶液的制备 取冰片对照品，加无水乙醇制成每 1mL 含 1mg 的溶液，作为对照品溶液。

(4) 展开剂的配制 用刻度吸管吸取环己烷 17mL、乙酸乙酯 3mL 混合备用。

(5) 点样 从干燥器中取出薄层板，检查其均匀度，在反射光及透射光下检视，取表面均匀、平整、无麻点、无气泡、无破损及污染的薄层板点样，用微升定量毛细管吸取上述两种溶液各 10μL，以垂直方向小心接触板面使呈圆点状，点样基线距底边 10mm，点间距离为 10mm，每种溶液分别点两次。

(6) 展开 在双槽展开箱一侧中加入展开剂 20mL，密闭放置 30min，迅速放入薄层板，密闭，展开，在展开约 8cm 时将薄层板取出，迅速在展开剂的前沿处做记号，晾干。

(7) 显色和检视 用喷雾瓶喷以 1％香草醛硫酸溶液，在 105℃加热至斑点显色清晰。

4. 标准规定

供试品色谱中，在与对照品色谱相应的位置上，显相同颜色的斑点。

三、注意事项

冰片含有龙脑、异龙脑、樟脑等化学成分，展开后薄层板显色因受喷显色剂的量、加热时间长短等因素的影响，可出现 1~3 个斑点。

四、报告内容

① 记录薄层色谱结果，并将结果与药品标准对照，判断其是否符合规定。

② 完成检验原始记录和检验报告书。

五、评分标准及课后自测

见"考核评分工作手册"。

西瓜霜润喉片中薄荷脑、冰片的鉴别

一、任务目的

① 掌握气相色谱鉴别技术。

② 能进行西瓜霜润喉片中薄荷脑、冰片的鉴别。

二、任务内容

1. 任务准备

(1) 仪器与试药

① 仪器：气相色谱仪、分析天平 (分度值 0.1mg)、容量瓶、具塞锥形瓶、超声波提取器。

② 试剂：水杨酸甲酯、无水乙醇、薄荷脑对照品、冰片对照品。

③ 药品：西瓜霜润喉片。

(2) 操作条件

① 电源要求。电压 220V±10％；频率 50Hz±0.5Hz；功率 3kW；电源插座应单独配置，电压相位应和仪器电源相位相同，中线与地线间电压不超过 3V，接地要良好；单相交流电，单独供电。建议配置交流净化稳压电源，功率 5000W 以上。

② 实训室环境。室内环境温度为 15~35℃；相对湿度不大于 85％；仪器周围无强电磁干扰，强热辐射源和剧烈震动，不要与其他带火焰性的仪器放于同一室内；室内空气中无有害气

体，无易燃、易爆及腐蚀性气体；室内通风良好；气相色谱仪如果采用氢气钢瓶供气，应设有独立室外钢瓶室。

2. 操作方法

西瓜霜润喉片中含有的薄荷脑、冰片，具有挥发性，可采用气相色谱法鉴别。

① 查阅《中国药典》（2020 年版）一部和四部，设计检验方案。

② 按检验要求取样，根据需要进行适宜处理。

③ 应符合《中国药典》（2020 年版）西瓜霜润喉片鉴别项下有关规定。

3. 操作步骤

（1）色谱条件与系统适用性试验　改性聚乙二醇 20000 （PEG-20M）毛细管柱（柱长为 30m，柱内径为 0.53mm，膜厚度为 1.2μm）；柱温 135℃。理论塔板数按龙脑峰计算应不低于 8000。

（2）内标溶液的制备　取水杨酸甲酯适量，加无水乙醇制成每 1mL 含 0.2mg 的溶液，作为内标溶液。

（3）对照品溶液的制备　取薄荷脑对照品、冰片对照品，加无水乙醇制成每 1mL 含薄荷脑 0.6mg 和冰片 0.3mg 的混合溶液，作为对照品溶液。

（4）供试品溶液的制备　取重量差异项下的该品，研细，取约 1.5g，精密称定，置具塞锥形瓶中，精密加入内标溶液 5mL 摇匀，称定重量，超声处理（功率 250W，频率 50kHz）20min，放冷，再称定重量，用无水乙醇补足减失的重量，摇匀，离心，即得。

（5）测定　吸取上述对照品溶液及供试品溶液各 1μL，注入气相色谱仪，测定。

4. 标准规定

供试品色谱中应呈现与对照品色谱峰保留时间相同的色谱峰。

三、注意事项

使用气相色谱仪时，要认真阅读说明书，根据各气相色谱仪的具体操作要求进行操作。此外，还需要注意以下事项。

① 在点燃氢火焰离子化检测器时，可先通入氢气以排除气路中的空气，然后通入大于 50mL/min 的氢气和小于 500mL/min 的空气，这样容易点燃。

② 切忌将大量的氢气排入室内。

③ FID 检测器往往由于固定液流失，样品在喷嘴燃烧后产生积碳，或使用硅烷化衍生试剂沉积二氧化硅，污染检测器，喷嘴内径变小，点火困难，检测器线性范围变窄，收集极表面也沉积二氧化硅，使灵敏度下降，故最好卸下喷嘴和收集极清洗。先用通针通喷嘴，必要时用金相砂纸打磨，然后再依次用洗涤剂、水超声清洗，在 100～120℃下烘干，收集极也按上法清洗。

四、报告内容

完成检验原始记录和检验报告书。

五、评分标准及课后自测

见"考核评分工作手册"。

七叶神安片中人参皂苷的鉴别

一、任务目的

① 掌握高效液相色谱鉴别技术。

② 能进行七叶神安片中人参皂苷的鉴别。

二、任务内容

1. 任务准备

（1）仪器与试药

① 仪器：高效液相色谱仪、量瓶、分析天平（分度值 0.1mg）、具塞锥形瓶。

② 试剂：乙醇、乙腈、0.2％磷酸溶液、人参皂苷 Rb$_1$ 对照品、人参皂苷 Rb$_3$ 对照品。

③ 药品：七叶神安片。

（2）操作条件

① 电源要求。电压 220V±10％；频率 50Hz±0.5Hz；功率 3kW；电源插座应单独配置，电压相位应和仪器电源相位相同，中线与地线间电压不超过 3V，接地要良好；单相交流电，单独供电。建议配置交流净化稳压电源，功率 5000W 以上。

② 实训室环境。室内环境温度为 15～35℃；相对湿度不大于 85％；仪器周围无强电磁干扰，强热辐射源和剧烈震动，不要与其他带火焰性的仪器放于同一室内；室内空气中无有害气体，无易燃、易爆及腐蚀性气体；室内通风良好。

2. 操作方法

七叶神安片由三七叶总皂苷制备而成，可以人参皂苷 Rb_1、人参皂苷 Rb_3 为对照品进行高效液相色谱法鉴别。

① 查阅《中国药典》（2020 年版）一部和四部，设计检验方案。

② 按检验要求取样，根据需要进行适宜处理。

③ 应符合《中国药典》（2020 年版）七叶神安片鉴别项下有关规定。

3. 操作步骤

（1）色谱条件与系统适用性试验　以十八烷基硅烷键合硅胶为填充剂；以乙腈为流动相 A，以 0.2％磷酸溶液为流动相 B，按下表中的规定进行梯度洗脱；检测波长为 203nm。理论板数按人参皂苷 Rb_3 峰计算应不低于 6000。

时间/min	流动相 A/％	流动相 B/％
0～19	30→35	70→65
19～21	35→50	65→50
21～26	50	50

（2）对照品溶液的制备　取人参皂苷 Rb_1 对照品、人参皂苷 Rb_3 对照品，分别加乙醇制成每 1mL 含 0.5mg 的溶液，作为对照品溶液。

（3）供试品溶液的制备　取该品 10 片，除去包衣，精密称定，研细，精密称取适量（约相当于含三七叶总皂苷 100mg），置 100mL 具塞锥形瓶中，精密加入乙醇 20mL，密塞，称定重量，超声处理（功率 300W，频率 50kHz）15min，放冷，再称定重量，用乙醇补足减失的重量，摇匀，滤过，取续滤液，即得。

（4）测定　分别吸取上述两种对照品溶液及供试品溶液各 10μL，注入液相色谱仪，记录色谱图。

4. 标准规定

供试品色谱中应呈现与对照品色谱峰保留时间相同的色谱峰。

三、注意事项

① 各色谱柱的使用应予登记，包括本次测试药品及柱中的保存溶剂。

② 供试品溶液配制完后，注意要对其体积进行准确测量。

四、报告内容

完成检验原始记录和检验报告书。

五、评分标准及课后自测

见"考核评分工作手册"。

知识拓展

目标检测

学习导图

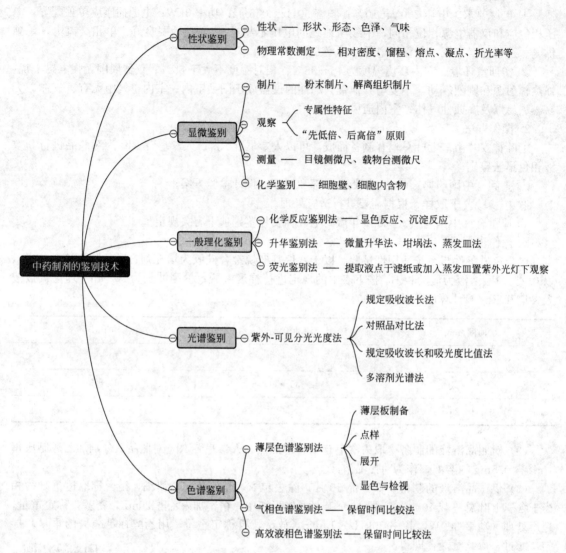

中药制剂的鉴别技术

- 性状鉴别
  - 性状 —— 形状、形态、色泽、气味
  - 物理常数测定 —— 相对密度、馏程、熔点、凝点、折光率等

- 显微鉴别
  - 制片 —— 粉末制片、解离组织制片
  - 观察
    - 专属性特征
    - "先低倍、后高倍"原则
  - 测量 —— 目镜侧微尺、载物台测微尺
  - 化学鉴别 —— 细胞壁、细胞内含物

- 一般理化鉴别
  - 化学反应鉴别法 —— 显色反应、沉淀反应
  - 升华鉴别法 —— 微量升华法、坩埚法、蒸发皿法
  - 荧光鉴别法 —— 提取液点于滤纸或加入蒸发皿置紫外光灯下观察

- 光谱鉴别
  - 紫外-可见分光光度法
    - 规定吸收波长法
    - 对照品对比法
    - 规定吸收波长和吸光度比值法
    - 多溶剂光谱法

- 色谱鉴别
  - 薄层色谱鉴别法
    - 薄层板制备
    - 点样
    - 展开
    - 显色与检视
  - 气相色谱鉴别法 —— 保留时间比较法
  - 高效液相色谱鉴别法 —— 保留时间比较法

中药制剂的常规检查技术

情境导入

2006 年 5 月 15 日，国家食品药品监督管理局通报了查处齐齐哈尔第二制药有限公司（简称"齐二药"）假药案的进展。该事件导致多名患者死亡。经查明，齐二药购入的药用辅料丙二醇，经检验为二甘醇。

齐二药检验室主任在检验时发现"丙二醇"相对密度超标，被授意出具虚假的检验合格证书，并将假丙二醇（二甘醇）用于生产，含有"二甘醇"的亮菌甲素注射液是导致患者肾功能急性衰竭的直接原因。

试讨论：制药过程中依法操作的重要性，以及相对密度测定的意义。

PPT 课件

学习目标

1. 知识目标

① 熟悉中药制剂的常规检查技术的内容。

② 掌握中药制剂的常规检查技术的操作要点及注意事项。

2. 技能目标

会依据标准对中药制剂进行常规检查。

3. 思政与职业素养目标

① 坚守职业道德，培养依法检验、诚实守信的工作作风。

② 强化技能操作，培养突破自我、精益求精的大国工匠精神。

中药制剂的常规检查是以各种剂型的通性为指标，对药品的有效性、稳定性进行评价和控制的一项药品检验工作。中药制剂的常规检查大多使用经典的检测方法，简便易行，能够在一定程度上客观地反映药品的内在质量，是评价药品质量的重要方法之一。检查项目与剂型有关，剂型的通性是指其所有品种均应具有的基本属性。不同的剂型，检查项目也不同，各种中药制剂的质量均应符合《中国药典》通则中的相关规定。剂型的基本属性是保证药品质量的重要因素，亦是评价药品质量的重要指标。如丸剂、散剂、片剂、栓剂等需进行重（装）量差异检查；片剂、胶囊剂、滴丸剂需进行崩解时限检查；颗粒剂、茶剂需进行溶化性检查；合剂、糖浆剂需进行相对密度检查；酒剂、酊剂需进行含乙醇量和甲醇量检查等。

中药制剂的常规检查项目主要包括：水分、重量差异、崩解时限、溶散时限、pH、相对密度、乙醇量、浸出物等。在《中国药典》（2020 年版）通则中对各种制剂的检查项目做出相应的规定，见表 3-1～表 3-4。

表 3-1　固体中药制剂常规检查项目

检查项目	丸剂	颗粒剂	片剂	胶囊剂	散剂	茶剂	栓剂	滴丸剂（锭剂）
水分	+①	+	−	+⑤	+	+		−

续表

检查项目	丸剂	颗粒剂	片剂	胶囊剂	散剂	茶剂	栓剂	滴丸剂(锭剂)
重量差异	+	−	+	+	−	+	+	+
装量差异(或装量)	+	+	−	−	+	+	−	−
崩解(溶散)时限	+②	−	+	+	−	−	−	−
融变时限	−	−	+③	−	−	−	+	−
溶化性	−	−	−	−	−	−	−	−
粒度	−	−	−	−	+④	−	−	−
外观均匀度	−	−	−	−	−	−	−	−
微生物限度	+	+	+	+	+	+⑥	+	+
无菌	−	−	−	−	+④	−	−	−

①蜡丸不检查水分；②含片和咀嚼片不检查此项目；③只有阴道片需要检查此项目；④用于烧伤或严重创伤的外用散剂需要检查此项目；⑤硬胶囊剂检查此项目；⑥煎煮茶剂除外。"＋"表示需要检查；"－"表示不需要检查。

表 3-2　液体中药制剂常规检查项目

检查项目	合剂	酒剂	酊剂	搽剂、洗剂、涂膜剂	注射剂
pH	+	−	−	−	+
装量差异(或装量)	+	+	+	+	+
相对密度	+	−	−	−	−
乙醇量	+	+	+	−	−
甲醇量	−	+	+	−	−
总固体	−	+	+	−	−
渗透压摩尔浓度	−	−	−	−	+
可见异物	−	−	−	−	+
不溶性微粒	−	−	−	−	+
有关物质	−	−	−	−	+
微生物限度	+	+	+	+	−
无菌	−	−	−	+①	+
热原或细菌内毒素	−	−	−	−	+②

①用于烧伤或严重创伤的洗剂、涂膜剂检查此项；②静脉用注射剂检查此项目。"＋"表示需要检查；"－"表示不需要检查。

表 3-3　半固体中药制剂常规检查项目

检查项目	糖浆剂	煎膏剂	凝胶剂	流浸膏剂和浸膏剂
pH	+	−	+	−
相对密度	+	−	−	−
装量差异(或装量)	+	+	+	−
乙醇量	−	−	−	+①
微生物限度	+	+	+	+
无菌	−	−	+②	−

①流浸膏剂一般检查此项目；②用于烧伤或严重创伤的凝胶剂检查此项目。"＋"表示需要检查；"－"表示不需要检查。

表 3-4　其他中药制剂常规检查项目

检查项目	软膏剂	膏药	贴膏剂	检查项目	气雾剂和喷雾剂
软化点	－	＋	－	喷射速率	非定量阀门气雾剂
重量差异	－	＋	＋	喷出总量	
含膏量	－	－	＋	每瓶总揿数	
耐热性	－	－	＋①	每揿喷量	定量阀门气雾剂
赋形性	－	－	＋②	每揿主药含量	
黏附性	－	－	＋	粒度	吸入用混悬型气雾剂和喷雾剂
粒度	＋	－	－	喷射试验	喷雾剂
装量	－	－	－	装量	
微生物限度	＋	－	＋	微生物限度	＋
无菌	＋③	－	－	无菌	用于烧伤或严重创伤的气雾剂和喷雾剂

①橡胶膏剂检查此项目；②凝胶膏剂检查此项目；③用于烧伤或严重创伤的软膏剂检查此项目。"＋"表示需要检查；"－"表示不需要检查。

任务一　水分测定

知识要点

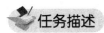

任务描述

　　依据中药制剂的性质不同，分别采用烘干法、减压干燥法、甲苯法、气相色谱法测定固体制剂中的含水量。

相关知识

　　水分测定法系指采用规定的方法测定中药固体制剂或药材（或饮片）中的含水量（％）。固体制剂中含水量的多少，对其理化性质、稳定性以及临床疗效等均有影响，是控制制剂质量的一项重要指标。含水量如果超过一定的限度，不仅会引起制剂变色、软化、潮解、黏结、变形等，使制剂发生霉变或使化学成分水解，而且还会使含药量相对减少，影响药品的疗效。含水量如果过少，又可造成片剂松片、蜜丸太硬而服用不便等现象。此外，制剂中的含水量还可以反映出制剂的生产工艺是否稳定，包装及贮存条件是否适宜等。故对有关制剂进行水分测定是十分必要的。

　　《中国药典》（2020 年版）限量检查法中对制剂中水分检查共收载了五种测定法，即第一法（费休氏法）、第二法（烘干法）、第三法（减压干燥法）、第四法（甲苯法）和第五法（气相色谱法）。其中第一法（费休氏法）在中药制剂的常规检查中极少采用。

　　测定时，一般先将供试品破碎成直径不超过 3mm 的颗粒或碎片。减压干燥法测定时，需将供试品过二号筛。由于药品的性质不同，水分测定方法也各异。《中国药典》（2020 年版）对丸剂、散剂、颗粒剂、胶囊剂及茶剂的含水量规定见表 3-5。

表 3-5　不同剂型的含水量标准（除另有规定外）

剂型		含水量/％	剂型		含水量/％
丸剂	蜜丸（小蜜丸、大蜜丸、浓缩蜜丸）	≤15.0	茶剂	不含糖块状茶剂	≤12.0
	水蜜丸和浓缩水蜜丸	≤12.0		含糖块状茶剂	≤3.0
	水丸、糊丸、浓缩水丸	≤9.0		袋装茶剂与煎煮茶剂	≤12.0
	颗粒剂	≤8.0		散剂、硬胶囊剂	≤9.0

　　注：蜡丸不检查水分；块状茶剂应在粉碎后测定。

一、烘干法

该法适用于不含或少含挥发性成分的药品，如板蓝根颗粒、益母草颗粒、地奥心血康胶囊等。

测定原理　基于热重力原理，测定物质加热前后的质量改变量。即通过热力手段对样品加热，样品中的水分经加热而挥发，样品的质量减少，通过精确测量加热前后样品的质量值，从而得出样品中含水量的相对值。

即供试品在 100～105℃ 下连续干燥，挥发尽其中的水分，根据减失的重量，即可计算出供试品中的含水量（%）。测定方法见任务实施（板蓝根颗粒的水分测定）。

动画：烘干法
测定水分

二、减压干燥法

该法适用于含有挥发性成分的贵重药品，如麝香保心丸、灵宝护心丹等。样品消耗量少，可回收再利用。例如，天然麝香中的化学成分极为复杂，既有亲脂性成分，也有亲水性成分；既有小分子，也有大分子，还有许多其他成分。其中麝香酮是麝香香气的主要成分，一般含量为 2%～4%，极具挥发性。因此对于含麝香等芳香性药味的贵重中药制剂，应采用减压干燥法对其进行水分测定。

测定原理　利用低压下水的沸点降低的原理，将取样后的称量瓶置于真空干燥箱中，在选定的真空度和一定干燥温度下加热，测量加热前后样品的质量差。

即在室温减压条件下，水沸点降低，供试品所含水分被新鲜五氧化二磷（P_2O_5）干燥剂吸收，而挥发性成分不被吸收或吸收很少，通过检测供试品减失的重量即可计算其含水量（%）。测定方法见任务实施（灵宝护心丹的水分测定）。

三、甲苯法

该法系指通过测定供试品在甲苯加热回流条件下被蒸馏出的水量和取样量，计算供试品含水量（%）的方法。适用于蜜丸类（大蜜丸、小蜜丸）和含挥发性成分的药品，如二陈丸、橘红丸、六味地黄丸等。该法虽然消除了挥发性成分的干扰，准确度较高，但样品的消耗量大，且样品不能回收利用，不适合贵重药品的水分测定。

动画：甲苯法
测定水分

测定原理　利用水在甲苯中溶解度小，且甲苯的沸点较低的特性，将供试品与甲苯（相对密度 0.866）混合蒸馏，水分、挥发性成分可随甲苯一同馏出。水与甲苯不相混溶，收集于水分测定管下层，而挥发性成分溶于甲苯，并与其一同收集于水分测定管上层，水与挥发性成分完全分离。因为水的相对密度为 1.000，故可直接测出（读取）供试品水的重量（g），并计算出制剂中的含水量（%）。测定方法见任务实施（香砂养胃丸的水分测定）。

四、气相色谱法

该法适用于气体样品、易挥发或可转化为易挥发物质的液体和固体的水分测定，不适用于难挥发和热不稳定的物质。

由于气相色谱法新型柱填料的应用及检测器的改进，且该法简便、快速、灵敏、准确，不受样品中其他组分的干扰，不受环境湿度的影响，现已成为较为理想的水分测定方法，且被广泛用于各类中药制剂的水分测定。

测定原理　利用水蒸气与乙醇在流动相（载气）和固定相间分配系数不同而分离。即利用无水乙醇浸提供试品，提取出供试品中的水分，以纯化水作为标准对照测定含水量的方法。

首先利用气相色谱法高分辨性能，将样品中的水分与其他组分完全分离，再以纯化水作为对照品，采用外标法分别测量纯化水和供试品中水的峰面积（峰高），计算出样品中的含水量（％）。测定方法见任务实施（麝香保心丸的水分测定）。

任务实施

板蓝根颗粒的水分测定（烘干法）

一、任务目的

① 掌握水分测定（烘干法）的一般操作步骤和技能。

② 能进行板蓝根颗粒的水分测定。

二、任务内容

1. 任务准备

（1）仪器与试药

① 仪器：电热恒温干燥箱、扁形称量瓶、分析天平（分度值 0.1mg）、干燥器等。

② 试剂：变色硅胶。

③ 药品：板蓝根颗粒。

（2）操作条件

① 分析天平分度值为 0.001g 及以上，且应放于稳定的工作台上，避免震动，阳光照射及气流。

② 烘箱按外形可分为：卧式烘箱和立式烘箱两种。加热方式分为燃油加热、燃气加热、电加热等，电加热烘箱最为常用。烘箱应有精准的温控装置，使用温度计精度应高于±2℃。

③ 用具有扁形称量瓶和干燥器（底层放有干燥剂）。

2. 操作方法

板蓝根颗粒为浅棕黄色至棕褐色的颗粒；味甜、微苦或味微苦；清热解毒，凉血利咽；用于肺胃热盛所致的咽喉肿痛、口咽干燥；急性扁桃体炎见上述证候者。板蓝根颗粒为板蓝根经加工制成的颗粒剂，不含挥发性成分，故采用烘干法测定水分。

（1）查阅《中国药典》（2020 年版）一部和四部相关内容，设计检验方案。

（2）按检验要求取样，根据需要进行适宜处理。

（3）应符合《中国药典》（2020 年版）板蓝根颗粒检查项下的相关规定。

3. 操作步骤

（1）扁形称量瓶恒重（m_0） 取洁净的扁形称量瓶两只，置于电热恒温干燥箱内 100～105℃下干燥 3h（一般 2h 以上），取出，置干燥器（硅胶）中冷却 30min，精密称重，再在同样条件下干燥 1h，取出，同法冷却，精密称重，至连续两次干燥后的称量的差异在 0.3mg 以下为止。并在表 3-6 中记录实验数据。

表 3-6 1[#] 和 2[#] 称量瓶称重数据表

编号	1#	2#
第一次干燥后称量瓶重/g		
第二次干燥后称量瓶重/g		
差值不超过 0.3mg/g		

（2）供试品称重（m_1） 将供试品破碎成直径不超过 3mm 的颗粒或碎片，取 2～5g（或该品种项下规定的重量）供试品，平铺于干燥至恒重的称量瓶中，厚度不超过 5mm，疏松供试品不超过 10mm，精密称定重量。

（3）干燥、冷却、称重 将盛有供试品的扁形称量瓶置干燥箱内，取下瓶盖，置称量瓶旁或将瓶盖处于半打开状态，在 100～105℃下干燥 5h，盖好瓶盖，取出，移至于干燥器（硅胶）中，冷却 30min，精密称重。

（4）再干燥、冷却、称重（m_2）　再在 100～105℃下干燥 1h，同法冷却，精密称重。至连续两次干燥后的称量的差异在 5mg 以下为止。并在表 3-7 中记录上述实验数据。

表 3-7　1[#] 和 2[#] 称量瓶称重数据表及计算结果

编号	1#	2#
供试品＋称量瓶重/g		
第一次干燥后供试品＋称量瓶重/g		
第二次干燥后供试品＋称量瓶重/g		
差值不超过 5mg/g		
结果计算（水分）/%		

（5）计算　记录干燥时的温度、时间，冷却的时间，干燥剂的种类，称量及恒重数据，天平型号，干燥箱型号，计算和结果等。根据减失的重量，计算供试品中的含水量（%）。

$$含水量（\%）=\frac{m_1-m_2}{m_1-m_0}\times100\%\tag{3-1}$$

式中　m_0——恒重的扁形称量瓶的重量，g；

m_1——干燥前（称量瓶＋供试品）的重量，g；

m_2——干燥后（称量瓶＋供试品）的重量，g。

4. 标准规定

中药颗粒依法（通则 0832 "水分测定法"——烘干法）测定，除另有规定外，该品含水量不得超过 8.0%。计算结果在药品标准规定的限度之内，则符合规定；若计算结果不在药品标准规定的限度之内，则不符合规定。

三、注意事项

① 测定前，称量瓶应清洗干净，干燥至恒重。移动称量瓶时，不可裸手操作，可带称量手套或使用厚纸条。

② 用烘干法测定水分时，往往几个供试品同时进行，因此称量瓶宜先用适宜的方法编码标记，瓶与瓶盖的编码一致；称量瓶放入烘箱的位置、取出冷却、称重的顺序，应先后一致，以便于恒重。

③ 扁形称量瓶应先干燥至恒重。干燥至恒重的第二次及以后各次称量均应在规定条件下继续干燥 1h 后进行。且连续两次干燥后的称量的差异在 0.3mg 以下。

④ 供试品的称重应迅速准确，防止由于称量时间过长，供试品因吸潮而造成检测误差。

⑤ 观察干燥箱内情况时，只可以打开外层箱门，不得打开内层玻璃门。同时干燥箱工作时，实验人员不得离去，应随时监控温度的变化情况，避免因温度过高，造成烧毁供试品或引起其他事故。

⑥ 电热恒温干燥箱应经温度分布验证合格，以保证其干燥室内的温度分布均匀。

⑦ 干燥器内的干燥剂应保持在有效状态。

四、报告内容

① 记录测定结果，计算板蓝根颗粒的水分，并将结果与药品标准对照，判断其是否符合规定。

② 根据检验记录和结果，填写检验报告，对本品含水量是否合格做出结论。

五、评分标准及课后自测

见 "考核评分工作手册"。

灵宝护心丹的水分测定（减压干燥法）

一、任务目的

（1）掌握水分测定（减压干燥法）的一般操作步骤和技能。

（2）能进行灵宝护心丹的水分测定。

二、任务内容

1. 任务准备

（1）仪器与试药

① 仪器：减压干燥器、扁平称量瓶、分析天平（分度值 0.001g）等。

② 试剂：五氧化二磷（新鲜）、无水氯化钙（新鲜）。

③ 药品：灵宝护心丹。

（2）操作条件　采用减压干燥法测中药的水分时，供试品需通过二号筛。其余条件同烘干法。

2. 操作方法

本品为红棕色的浓缩水丸（每 10 丸重 0.08g）；气香，味苦、辛、微麻。灵宝护心丹由人工麝香、蟾酥、人工牛黄、冰片、红参、三七、琥珀、丹参、苏合香等贵重原料药制备而成。因此，对于含麝香等芳香性药味的贵重药品，应采用减压干燥法测定其的含水量。

（1）查阅《中国药典》（2020 年版）一部和四部相关内容，设计检验方案。

（2）按检验要求取样，根据需要进行适宜处理。

（3）应符合《中国药典》（2020 年版）灵宝护心丹检查项下的相关规定。

3. 操作步骤

（1）减压干燥器　取直径 12cm 左右的培养皿，加入新鲜五氧化二磷干燥剂适量，使铺成 0.5～1cm 的厚度，放入直径 30cm 的减压干燥器中。

（2）测定法　取该品 25 丸（重约 2g），研碎，混合均匀，分取约 1g，置已在供试品同样条件下干燥并称重的称量瓶中，精密称定（m_1），求出供试品重量（m_s），打开瓶盖，放入上述减压干燥器中，减压至 2.67kPa（20mmHg）以下持续半小时，室温放置 24h。在减压干燥器出口连接新鲜无水氯化钙干燥管，打开活塞，待内外压一致，关闭活塞，打开干燥器，盖上瓶盖，取出称量瓶，迅速精密称定重量（m_2），计算供试品中的含水量（%）。

（3）计算　记录干燥时的温度、压力及时间、干燥剂的种类、称量数据、计算和结果等。根据减失的重量，计算供试品中的含水量（%）。

$$含水量（\%）=\frac{m_1-m_2}{m_s}\times100\%$$ （3-2）

式中　m_1——测试前供试品与称量瓶的总重量，g；

m_2——干燥后供试品与称量瓶的总重量，g；

m_s——供试品重量，g。

4. 标准规定

照水分测定法（通则 0832 "水分测定法"——减压干燥法）测定，除另有规定外，本品含水量不得超过 9.0%。将计算结果与药品标准规定的含水量限度比较，若低于或等于限度则符合规定，若高于限度则不符合规定。

三、注意事项

（1）实验中要使用规定直径的减压干燥器，直径过大不易达到真空度的要求。初次使用新的减压干燥器，应先将其用厚布包好，再减压，以防破碎伤人。

（2）减压干燥器通入空气时，应注意缓缓旋开活塞，以免造成气流吹散供试品。进行减压操作时，宜逐渐进行，不可骤然大幅度减压。

（3）干燥器磨口处及活塞处应涂布凡士林，从而保证仪器良好的密闭性。

（4）干燥器连接无水氯化钙干燥管，目的是打开活塞时，吸收进入干燥器中的水分。因此要使用新鲜的或经加热除去水分的无水氯化钙。

（5）五氧化二磷和无水氯化钙等干燥剂应保持在有效状态，如果表面已结块或出现液滴，需及时更换。

（6）干燥器内的供试品应离开活塞进气口，活塞应缓慢旋开，避免空气突然冲入干燥器而吹散供试品。

（7）应选用单层玻璃盖称量瓶，如用双层中空的玻璃盖称量瓶，减压时，称量瓶盖切勿放入减压干燥器中，应放另一普通干燥器内，以免破裂。

四、报告内容

（1）记录测定结果，计算灵宝护心丹的水分，并将结果与药品标准对照，判断其是否符合规定。

（2）根据记录和结果，填写检验报告，对本品含水量是否合格做出结论。

五、评分标准及课后自测

见"考核评分工作手册"。

香砂养胃丸的水分测定（甲苯法）

一、任务目的

① 掌握水分测定（甲苯法）的一般操作步骤和技能。

② 能进行香砂养胃丸的水分测定。

二、任务内容

1. 任务准备

（1）仪器与试药

① 仪器：分析天平、水分测定仪、电热套、量筒、长刷、铜丝。

② 试剂：甲苯、亚甲蓝。

③ 药品：香砂养胃丸。

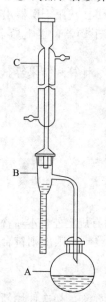

图 3-1 甲苯法水分测定装置

A—圆底烧瓶；
B—水分测定管；
C—直形冷凝管

（2）操作条件 甲苯法测定水分的实验中甲苯是化学纯或分析纯。水分测定管的刻度部分应经校准合格。其余条件同烘干法。

2. 操作方法

该品为黑色的水丸，除去包衣后显棕褐色；气微，味辛、微苦。处方由木香、砂仁、白术、陈皮、茯苓、半夏（制）、醋香附、枳实（炒）、豆蔻（去壳）、姜厚朴、广藿香、甘草、生姜、大枣组成，其中木香、陈皮等多味中药中含有挥发性成分，不能用烘干法测定水分，因此采用甲苯法测定其含水量。

（1）查阅《中国药典》（2020年版）一部和四部相关内容，设计检验方案。

（2）按检验要求取样，根据需要进行适宜处理。

（3）应符合《中国药典》（2020年版）香砂养胃丸检查项下的相关规定。

3. 操作步骤

（1）测定法 取供试品适量（相当于含水量1～4mL），精密称定，置水分测定装置（图3-1）A瓶中，加甲苯约200mL，将仪器各部分连接，自冷凝管顶端加入甲苯，至充满B管的狭细部分。将A瓶置电热套中或用其他适宜的方法缓缓加热，待甲苯开始沸腾时，调节温度，使每秒馏出2滴。待水分完全馏出，即测定管刻度部分的水量不再增加时，将冷凝管内部先用甲苯冲洗，再用饱蘸甲苯的长刷或其他适宜的方法，将管壁上附着的甲苯推下，继续蒸馏 5min，放凉至室温，拆卸装置，如有水黏附在 B 管的管壁上，可用蘸甲苯的铜丝推下，放置，使水分和甲苯完全分离（可加亚甲蓝少许，使水染成蓝色，以便分离观察）。检读水量。

（2）计算　检读水量，并计算供试品中的含水量（％）。

$$含水量(\%) = \frac{m_w}{m_s} \times 100\% \tag{3-3}$$

式中　m_w——B 管中水的质量，g；

　　　m_s——供试品质量，g。

4. 标准规定

照水分测定法（通则 0832 "水分测定法"——甲苯法）测定，除另有规定外，该品含水量不得超过 9.0%。将计算结果与药品标准规定的含水量限度比较，若低于或等于限度则符合规定，若高于限度则不符合规定。

三、注意事项

① 水分测定仪在使用前应清洁至内壁不挂水，晾干或置烘箱中低温烘干。

② 用化学纯甲苯直接测定，必要时甲苯可先加水少量，充分振摇后放置，将水层分离弃去，经蒸馏后可使用，以减少因甲苯与微量水混溶引起测定结果偏低。馏出液甲苯和水分进入水分测定管中，因水的相对密度大于甲苯，沉于底部，甲苯流回 A 瓶中。

③ 必要时加入 1～2 粒干燥、洁净的止爆剂（如玻璃珠、沸石等），防止溶液因过热而出现暴沸现象，使沸腾保持平衡。

④ 在蒸馏过程中，要严格控制温度，保持蒸馏速度在每秒馏出 2 滴之内，不可过快，以保持测定结果的准确性。且一般水分全部蒸出，需 3～4h。

⑤ 蒸馏完成后，应先充分放置至室温后，再检读水量，否则使检测结果偏高。

⑥ 称样量不宜太小，以蒸出水量为 1～4mL 为宜，否则易增加测定误差。

⑦ 水分测定管的刻度部分应经校正合格。

⑧ 采用甲苯法测中药的水分时，供试品一般先破碎成直径不超过 3mm 的颗粒或碎片；直径和长度在 3mm 以下的可不破碎。

⑨ 如果没有加亚甲蓝作为染色剂，观察水分时要仔细观测，以免带来测量误差。

四、报告内容

① 记录测定结果，计算香砂养胃丸的水分，并将结果与药品标准对照，判断其是否符合规定。

② 根据记录和结果，填写检验报告，对该品含水量是否合格做出结论。

五、评分标准及课后自测

见"考核评分工作手册"。

麝香保心丸的水分测定（气相色谱法）

一、任务目的

（1）掌握水分测定（气相色谱法）的一般操作步骤和技能。

（2）能进行麝香保心丸的水分测定。

二、任务内容

1. 任务准备

（1）仪器与试药

① 仪器：气相色谱仪、热导检测器、色谱柱（不锈钢或玻璃、内径 2～4mm、柱长 2～4m、填料为直径 0.25～0.18mm 的二乙烯苯-乙基乙烯苯型高分子多孔小球）、微量注射器（10μL）等。

② 试剂：无水乙醇（分析纯）、纯化水。

③ 药品：麝香保心丸。

（2）操作条件　气相色谱法测定水分的试验中所用无水乙醇需为色谱级、纯化水。其余条件同烘干法。

2. 操作方法

该品为黑褐色有光泽的水丸（每丸重 22.5mg），破碎后断面为棕黄色；味苦、辛凉，有麻舌感。麝香保心丸由人工麝香、人参提取物、人工牛黄、苏合香、蟾酥等贵重原料药制备而成。因此，在既不受样品中其他组分的干扰，又不受环境相对湿度的影响下，对于含麝香等芳香性药味的贵重药品，可以采用气相色谱法测定其水分的含量。

（1）查阅《中国药典》（2020 年版）一部和四部相关内容，设计检验方案。

（2）按检验要求取样，根据需要进行适宜处理。

（3）应符合《中国药典》（2020 年版）麝香保心丸检查项下的相关规定。

3. 操作步骤

（1）色谱条件与系统适用性试验　以直径为 0.18～0.25mm 的二乙烯苯-乙基乙烯苯型高分子多孔小球作为柱填料，柱温为 140～150℃，热导检测器检测。注入无水乙醇，照气相色谱法（通则 0521）测定，应符合下列要求。

① 理论板数按水峰计算应大于 1000，理论板数按乙醇峰计算应大于 150。

② 水和乙醇两峰的分离度应大于 2。

③ 将无水乙醇进样 5 次，水峰面积的相对标准偏差不得大于 3.0%。

（2）对照品溶液的制备　取纯化水约 0.2g，精密称定，置 25mL 量瓶中，加无水乙醇至刻度，摇匀，即得。

（3）供试品溶液的制备　取供试品适量（含水量约 0.2g），剪碎或研细，精密称定该品细粉2.505g，置具塞锥形瓶中，精密加入无水乙醇 50mL，密塞，混匀，超声处理 20min，放置 12h，再超声处理 20min，密塞放置，待澄清后倾取上清液，即得。

（4）测定法　取无水乙醇、对照品溶液及供试品溶液各 1μL，注入气相色谱仪，绘制相关的色谱图，测定，即得。

（5）计算　记录称量数据、稀释体积、溶剂种类和用量、超声仪型号与功率和频率、超声和放置时间、气相色谱仪型号、色谱柱规格、柱温、进样体积、色谱峰面积等。

将已知 $\dfrac{A_x}{A_r}$、C_r 的数值代入含水量计算公式（3-4），并计算供试品的含水量（%）。

$$含水量（\%）=\dfrac{c_r\times\dfrac{A_x}{A_r}\times V_x}{m}\times100\% \tag{3-4}$$

式中　c_r——对照品（纯化水）的浓度，g/mL；

　　　A_x——供试品中水的峰面积；

　　　A_r——对照品（纯化水）的峰面积；

　　　V_x——供试品溶液体积，mL；

　　　m——供试品的重量，g。

4. 标准规定

照水分测定法（通则 0832 "水分测定法"——气相色谱法）测定，除另有规定外，该品含水量不得超过 9.0%。将计算结果与药品标准规定的含水量限度比较，若低于或等于限度则符合规定，若高于限度则不符合规定。

三、注意事项

① 配制对照品溶液和供试品溶液须用新开启的同一瓶无水乙醇。用外标法计算供试品的含水量，计算时其中无水乙醇的含水量应扣除（图 3-2），否则会导致供试品的含水量偏高。无水乙

醇含水量的扣除计算方法按式（3-5）、式（3-6）进行计算。

对照品溶液中实际加入的水的峰面积＝对照品溶液中总水峰面积－

$K \times$ 对照品溶液中乙醇峰面积 　　　　　　　　　　(3-5)

供试品中水的峰面积＝供试品溶液中总水峰面积－$K \times$供试品溶液中乙醇面积 　(3-6)

其中，$K = \dfrac{\text{无水乙醇中水峰面积}}{\text{无水乙醇中乙醇峰面积}}$

② 为排除环境对测试的影响，操作过程应尽量避免与空气接触。供试品加入无水乙醇后，应密塞锥形瓶，超声处理，且进样应迅速。

③ 新装柱应在使用前先于 130℃ 下加热 3h，继而升至 200℃ 恒温 4h 老化，以除去残留溶剂及低分子量的聚合物；色谱柱若长期未用，使用前亦应老化处理，使基线稳定后方可进样。

④ 无水乙醇本身含有约 0.3％ 的水分，会导致色谱图中水峰的峰面积偏大，使计算结果不准确，因此计算供试品中的含水量时应当按照相关规定和方法扣除无水乙醇中的含水量。

⑤ 采用外标法测定，最好使用微量进样阀或自动进样器进样以确保进样量精确。

⑥ 色谱柱的进样口如果被污染，即出现柱压上升，流量下降时，将进样口一段填料更新即可。

⑦ 中药制剂的水分分布不均匀，并随剂型而异，因此取样时应注意样品的代表性。

四、报告内容

① 记录测定结果，计算麝香保心丸水分，并将结果与药品标准对照，判断其是否符合规定。

② 根据记录和结果，填写检验报告，对本品含水量是否合格做出结论。

五、评分标准及课后自测

见"考核评分工作手册"。

图 3-2　水峰中应扣除的来自无水乙醇的含水量（阴影部分）

（a）无水乙醇色谱图；
（b）对照品溶液色谱图；
（c）供试品溶液色谱图；
1—水峰；2—乙醇峰

任务二　崩解时限检查

知识要点

任务描述

生产中为控制中药制剂质量、保证疗效，采用吊篮法、烧杯法、崩解篮法进行中药制剂的崩解时限检查。

相关知识

崩解系指口服固体制剂在规定条件下，完全崩解或溶散成碎粒，并全部通过筛网的过程（不溶性包衣材料或破碎的胶囊壳除外）。《中国药典》（2020 年版）特性检查法规定的崩解或溶散的最长允许时间称为崩解时限或溶散时限。

固体制剂中的药物在被吸收前，必须经过崩解和溶解然后转为溶液的过程，如果药物不易从制剂中释放出来或药物的溶解速度极为缓慢，则该制剂中药物的吸收速度或程度就有可能存在问题。例如，口服固体制剂在胃肠道需经崩散、溶解后，才能被机体吸收而达到治疗目的。胶囊剂的囊壳常因所用囊材的质量、久贮或与药物接触等原因，影响溶胀或崩解；滴丸剂中不含有崩解剂，故在水中不是崩解而是逐渐溶散，且基质的种类与滴丸剂的溶解性能有密切关系。因此，崩解（溶散）时限在一定程度上可以间接反映药品的生物利用度。为控制制剂质量，保证疗效，《中国药典》规定了本检查项目。

检查原理：将供试品放入崩解仪内，人工模拟胃肠道蠕动，检查供试品在规定溶剂、规定的时限内能否崩解或溶散并全部通过筛网。如果有少量不能通过筛网，但已软化且无硬心者，可作符合规定论。

《中国药典》（2020 年版）规定需检查崩解（溶散）时限的剂型有丸剂（大蜜丸除外）、片剂、滴丸剂和胶囊剂等。凡规定检查溶出度、释放度、融变时限（栓剂、阴道片等）或分散均匀性的制剂，不再进行崩解时限检查。

一、吊篮法

大多数药品的崩解时限检查采用此法。检查方法见任务实施（牛黄解毒片的崩解时限检查）。仪器规格要求如下。

1. 升降式崩解仪

升降式崩解仪的主要结构为一能升降的金属支架与下端镶有筛网的吊篮，并附有挡板。升降的金属支架上下移动距离为 55mm±2mm，往返频率为 30～32 次/min。

2. 吊篮

玻璃管 6 根，管长 77.5mm±2.5mm，内径 21.5mm，壁厚 2mm；透明塑料板 2 块，直径 90mm，厚 6mm，板面有 6 个孔，孔径 25mm；不锈钢板 1 块（放在上面一块塑料板上），直径 90mm，厚 1mm，板面有 6 个孔，孔径 22mm；不锈钢丝筛网 1 张（放在下面一块塑料板下），直径 90mm，筛孔内径 2.0mm；不锈钢轴 1 根（固定在上面一块塑料板与不锈钢板上），长 80mm。将上述 6 根玻璃管垂直于 2 块塑料板的孔中，并用 3 只螺丝将不锈钢板、塑料板和不锈钢丝筛网固定，即得。结构如图 3-3。

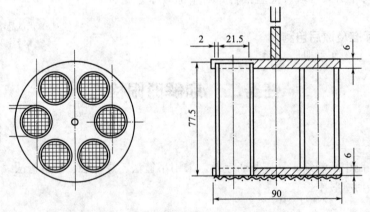

图 3-3　升降式崩解仪吊篮结构（单位：mm）

3. 挡板

为平整光滑的透明塑料块，相对密度 1.18～1.20，直径 20.7mm±0.15mm，厚 9.5mm±0.15mm，挡板共有 5 个孔，孔径 2mm，中央 1 个孔，其余 4 个孔距中心 6mm，各孔间距相等；挡板侧边有 4 个等距离的 V 形槽，V 形槽上端宽 9.5mm，深 2.55mm，底部开口处的宽度与深度均为 1.6mm。结构如图 3-4。

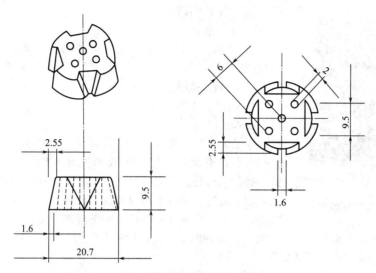

图 3-4 升降式崩解仪挡板结构（单位：mm）

二、烧杯法

该法检查崩解时限仅适用于泡腾片。检查方法见任务实施（清开灵泡腾片的崩解时限检查）。

仪器规格要求：烧杯（250mL）6 个；温度计（分度值1℃）。

三、崩解篮法

该法检查崩解时限仅适用于口崩片。

仪器规格要求如下。

1. 升降式支架

升降式支架的主要结构为一能升降的支架，支架上下移动距离为 10mm±1mm，往返频率为 30 次/min。

2. 崩解篮不锈钢管

管长 30mm，内径 13.0mm，不锈钢筛网（镶在不锈钢管底部）筛孔内径 710μm。结构如图 3-5。

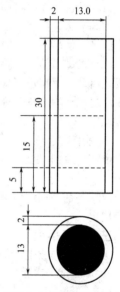

图 3-5 崩解篮结构（单位：mm）

将不锈钢管固定于支架上，浸入 1000mL 烧杯中，杯内盛有温度为 37℃±1℃的水约 900mL，调节水位高度使不锈钢管最低位时筛网在水面下 15mm±1mm。启动仪器。取本品 1 片，置上述不锈钢管中进行检查，应在 60s 内全部崩解并通过筛网，如有少量轻质上漂或黏附于不锈钢管内壁或筛网，但无硬心者，可作符合规定论。重复测定 6 片，均应符合规定。如有 1 片不符合规定，应别取 6 片进行复试，均应符合规定。

📁 **任务实施**

牛黄解毒片的崩解时限检查（吊篮法）

一、任务目的

① 掌握片剂崩解时限测定的一般操作步骤和技能。

② 能进行牛黄解毒片的崩解时限检查。

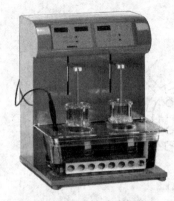

图 3-6 升降式崩解仪

二、任务内容

1. 任务准备

① 仪器：升降式崩解仪（图 3-6）、1000mL 烧杯、温度计（分度值 1℃）等。

② 试剂：盐酸。

③ 药品：牛黄解毒片。

2. 操作方法

本品为素片、糖衣片或薄膜衣片，素片或包衣片除去包衣后显棕黄色；有冰片香气，味微苦、辛。牛黄解毒片是由人工牛黄、雄黄、石膏、大黄、黄芩、桔梗、冰片等加工而成的片剂。既含原生药粉，又含中药提取物，《中国药典》（2020 年版）规定要进行崩解时限检查，并符合相关规定。

① 查阅《中国药典》（2020 年版）一部和四部，设计检验方案。

② 按检验要求取样，根据需要进行适宜处理。

③ 应符合《中国药典》（2020 年版）牛黄解毒片检查项下的相关规定。

3. 操作步骤

（1）准备工作　将崩解仪的吊篮通过上端的不锈钢轴悬挂于金属支架上，浸入 1000mL 烧杯中，并调节吊篮位置使其下降时筛网距烧杯底部 25mm，烧杯内盛有温度为 37℃±1℃ 的水，调节水位高度使吊篮上升时筛网在水面下 15mm 处。

（2）供试品检查　除另有规定外，取本品（糖衣片）6 片，分别置上述吊篮的玻璃管中，加挡板，启动崩解仪进行检查。各管中药物均应在 1h 内全部崩解，如有 1 片不能全部崩解，应另取 6 片复试，均应符合规定。如果供试品黏附挡板，应另取 6 片，不加挡板按上述方法检查，应符合规定。

4. 标准规定

依法（通则 0921 "崩解时限检查法"）进行检查，应在 1h 内全部崩解。

根据各剂型崩解（溶散）时限检查规定（表 3-8），判断测定结果是否符合规定。

表 3-8

三、注意事项

① 在测试过程中，烧杯内水或其他溶液的温度应严格控制在 37℃±1℃，以免影响测定结果。

② 每测试一次后，吊篮的玻璃管内壁、筛网及挡板等均应清洗干净，并重新更换水或规定的介质。

③ 若为薄膜衣片，按上述装置与方法检查，可改在盐酸溶液（9→1000）中进行检查，应在 1h 内全部崩解，如有 1 片不能全部崩解，应另取 6 片复试，均应符合规定。

④ 丸剂供试品黏附挡板妨碍检查时，应另取供试品 6 丸，不加挡板进行检查。

⑤ 本品为含有半浸膏的素片、糖衣片或薄膜衣片，故崩解时限为 1h。

⑥ 在进行崩解时限检查时，凡含有药材浸膏、树脂、油脂或大量糊化淀粉的片剂，如有小部分颗粒状物不能通过筛网，但已软化且无硬心者，可作合格论。

⑦ 加入挡板时，应使挡板 V 形槽呈正方向。

⑧ 剂型不同，对溶剂、筛网孔径及崩解时限的要求亦不同。

四、报告内容

① 应记录崩解仪型号、制剂类型及测试条件（如包衣、肠溶或薄膜衣、介质等），崩解或溶散时间及现象，肠溶衣制剂则应记录在盐酸溶液中有无裂缝、崩解或软化现象等。初试不符合规定者，应记录不符合规定的片数及现象、复试结果等。

② 记录测定结果，将牛黄解毒片的崩解时限的结果与药品标准对照，判断其是否符合规定。

③ 根据记录和结果，填写检验报告，对本品的崩解时限检查是否合格做出结论。

五、评分标准及课后自测

见"考核评分工作手册"。

清开灵泡腾片的崩解时限检查（烧杯法）

一、任务目的

① 掌握片剂崩解时限测定的一般操作步骤和技能。

② 能进行清开灵泡腾片的崩解时限检查。

二、任务内容

1. 任务准备

（1）仪器与试药

① 仪器：250mL 烧杯 6 个、温度计（分度值 1℃）。

② 试剂：纯化水。

③ 药品：清开灵泡腾片。

（2）操作条件　测泡腾片的崩解时限，需要 250mL 的烧杯（内有 200mL 温度为 20℃±5℃ 的水）。

2. 操作方法

本品为浅黄色至棕黄色的片；味甜、微苦。清开灵泡腾片是由胆酸、珍珠母、猪去氧胆酸、栀子、水牛角、板蓝根、黄芩苷、金银花等加工而成的片剂。按《中国药典》（2020 年版）规定，要进行崩解时限检查，并符合相关规定。

① 查阅《中国药典》（2020 年版）一部和四部，设计检验方案。

② 按检验要求取样，根据需要进行适宜处理。

③ 应符合《中国药典》（2020 年版）清开灵泡腾片检查项下的相关规定。

3. 操作步骤

取本品 6 片，分别置 6 个 250mL 烧杯（烧杯内各盛有 200mL 热水，水温为 70～80℃）中，有许多气泡放出，当药片或碎片周围的气体停止逸出时，片剂应崩解、溶解或分散在水中，无聚集的颗粒剩留，除另有规定外，各片均应在 5min 内崩解。如有 1 片不能完全崩解，应另取 6 片复试，均应符合规定。

4. 标准规定

依法（通则 0921"崩解时限检查法"）进行检查，应在 5min 内全部崩解。

供试品 6 片，每片均能在规定的时限内全部崩解，判为符合规定。

初试结果，到规定时限后有 1 片不能完全崩解，另取 6 片复试，各片在规定时限内均能全部崩解，仍判为符合规定。

三、注意事项

① 每测完一次，烧杯内壁均应清洗干净，并重新更换水。

② 除另有规定外，泡腾片的崩解时限检查条件，介质水的体积为 200mL，温度为 20℃±5℃。

四、报告内容

① 应记录检查制剂崩解时限的测试条件（如温度、介质等）、崩解时间及现象，初试不符合规定者，应记录不符合规定的片数及现象、复试结果等。

② 记录测定结果，将清开灵泡腾片的崩解时限的结果与药品标准对照，判断其是否符合规定。

③ 根据记录和结果，填写检验报告书，对本品的崩解时限检查是否合格做出结论。

五、评分标准及课后自测

见"考核评分工作手册"。

任务三 相对密度测定

知识要点

任务描述

为检查药品的纯杂程度，采用比重瓶法、韦氏比重秤法对糖浆剂、合剂、煎膏剂进行相对密度测定。

相关知识

微课：相对密度测定

相对密度系指在相同的温度、压力条件下，某物质的密度与水的密度之比。除另有规定外，温度为 20℃，即 d_{20}^{20}。纯物质的相对密度在特定的条件下为不变的常数。但当其组分或纯度变更，相对密度亦随之改变。因此，测定药品的相对密度，可用以检查药品的纯杂程度，用鉴别或检查药品的纯杂程度，从而保证药品的质量，是评价药品有效性和安全性的重要指标之一。

《中国药典》（2020 年版）要求需测定相对密度的剂型有糖浆剂（如急支糖浆应不低于 1.17）、合剂（如银黄口服液不低于 1.10）、煎膏剂（如益母草膏应不低于 1.36）以及部分清膏［如精制冠心片的清膏应为 1.35～1.40（50℃）］。《中国药典》（2020 年版）收载的测定方法有比重瓶法和韦氏比重秤法两种。一般用比重瓶法；含挥发性液体的药品宜采用韦氏比重秤法。

一、比重瓶法

视频：相对密度的
测定——比重瓶法

比重瓶法具有测定准确、用量少的优点。测定方法见任务实施（银黄口服液的相对密度测定）。

测定原理　在相同温度、压力条件下，选用同一比重瓶，依次装满供试品和水，分别称定供试品和水的重量，供试品与水的重量之比即为供试品的相对密度。

因为：$\rho_{供}=\dfrac{m_{供}}{V_{供}}$，$\rho_{水}=\dfrac{m_{水}}{V_{水}}$，$V_{供}=V_{水}$

所以：
$$d_{供}=\frac{\rho_{供}}{\rho_{水}}=\frac{m_{供}}{m_{水}} \tag{3-7}$$

二、韦氏比重秤法

视频：相对密度的测
定——韦氏比重秤法

本法适用于供试品量较多且易挥发的液体药品，例如挥发油等。操作简便，可直接读取相对密度数值。测定方法见任务实施（薄荷素油的相对密度测定）。

测定原理　根据阿基米德原理，当物体浸入液体时，其所受的浮力等于物体排开液体的重量。即
$$F=\rho g V \tag{3-8}$$

式中　F——浮力，N；

ρ——液体的密度，kg/m³；

g——引力常数；

V——被排开液体体积，m^3。

用同一比重秤，将其玻璃锤依次浸入水和供试品中，并调节比重秤使平衡，即可求出玻璃锤的浮力。即

$$F_水 = \rho_水 \, g_水 \, V_水 \tag{3-9}$$

$$F_供 = \rho_供 \, g_供 \, V_供 \tag{3-10}$$

当调节比重秤，使玻璃锤在水中的浮力为 1.0000（$F_水 = 1.0000$）时，就可以从比重秤上直接读出供试品的相对密度（$d_供$）。

因为：$V_水 = V_供$，$g_水 = g_供$

所以：

$$d_供 = \frac{\rho_供}{\rho_水} = \frac{F_供}{F_水} = F_供 \tag{3-11}$$

📁 任务实施

银黄口服液的相对密度测定（比重瓶法）

一、任务目的
① 掌握中药制剂的相对密度测定的一般操作步骤和技能。
② 能进行银黄口服液的相对密度测定。

二、任务内容
1. 任务准备
（1）仪器与试药
① 仪器：比重瓶、温度计、分析天平（分度值 1mg）、恒温水浴锅等。
② 试剂：纯化水（新鲜煮沸后放凉）。
③ 药品：银黄口服液。
（2）操作条件
① 比重瓶测定时的环境（指比重瓶和天平的放置环境）温度应略低于 20℃ 或各品种项下规定的温度。
② 水浴锅应放在固定的平台上，仪器所接电源电压应为 220V，电源插座应采用三孔插座，并必须安装地线。

2. 操作方法
本品为红棕色的澄清液体；味甜、微苦。银黄口服液为金银花提取物（以绿原酸计）2.4g、黄芩提取物（以黄芩苷计）24g 制成的口服液。可采用比重瓶法测定。
① 查阅《中国药典》（2020 年版）一部和四部，设计检验方案。
② 按检验要求取样，根据需要进行适宜处理。
③ 应符合《中国药典》（2020 年版）银黄口服液检查项下的相关规定。

3. 操作步骤
比重瓶法根据仪器的差异和供试品的性质差异又可分为三种操作方法。
（1）甲法 使用图 3-7 左图所示比重瓶（方法一）。
① 比重瓶重量的称定。将比重瓶洗净，干燥，精密称定重量。
② 供试品重量的测定。取上述已称定重量的比重瓶，装满供试品（温度应低于 20℃ 或各品种项下规定的温度），装上温度计（瓶中应无气泡），置 20℃（或各品种项下规定的温度）的水浴中放置若干分钟（可为 10~20min），使内容物的温度达到 20℃（或各品种项下规定的温度），用滤纸除去溢出侧管的液体，待液体不再溢出（说明温度已平衡），立即盖上罩。然后将比重瓶自水浴中取出，再用滤纸将比重瓶的外面擦净，迅速精密称定重量，减去比重瓶的重量，求得供试品的重量。

③ 水重量的测定。求得供试品的重量后，将供试品倾去，洗净比重瓶，装满新沸过的冷水，再按供试品重量的测定法测得同一温度时水的重量。根据供试品和水的重量，可以计算出供试品的相对密度。

④ 计算相对密度。按式(3-12)计算供试品的相对密度。

$$供试品的相对密度 = \frac{供试品重量}{水重量} \qquad (3-12)$$

即：

$$相对密度(d_{20}^{20}) = \frac{比重瓶和供试品总重量 - 比重瓶重量}{比重瓶和水总量 - 比重瓶重量}$$

$$(3-13)$$

(2) 乙法　使用图 3-7 所示比重瓶（方法二）。

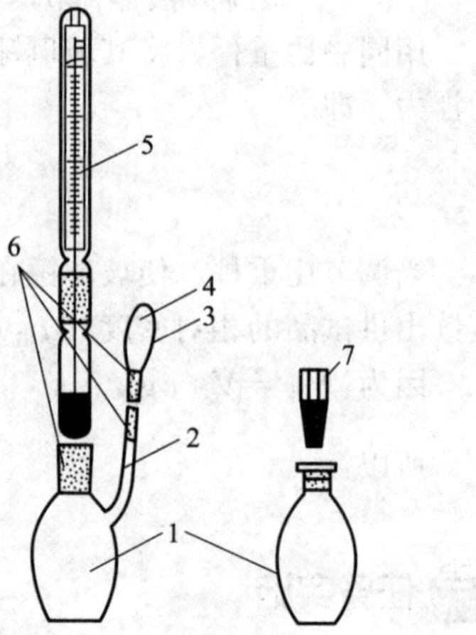

① 比重瓶重量的称定。将比重瓶洗净，干燥，精密称定重量。

② 供试品重量的测定。取上述已称定重量的比重瓶，装满供试品（温度应低于 20℃ 或各品种项下规定的温度）后，插入中心有毛细孔的瓶塞，用滤纸将从塞孔溢出的液体擦干，置 20℃（或各品种项下规定的温度）恒温水浴中，放置若干分钟，随着供试液温度的上升，过多的液体将不断从塞孔溢出，随时用滤纸将瓶塞顶端擦干，待液体不再由塞孔溢出，迅即将比重瓶自水浴中取出，按上述方法一，自"再用滤纸将比重瓶的外面擦净"起，依法测定，即得。

(3) 稀释法（方法三）　此法适用于煎膏剂。煎膏剂为半流体，由于比较黏稠，若直接用比重瓶法测定，煎膏不易完全充满比重瓶，且容易混入气泡，多余的液体也不易溢出擦干，因此，一般加入一定量的水稀释后，再用比重瓶法测定。

凡加入饮片细粉的煎膏剂，不再检查相对密度。

① 供试品溶液的制备。除另有规定外，取供试品适量，精密称定（m_1），加水约 2 倍，精密称定（m_2），混匀，作为供试品溶液。

② 计算。按上述方法一或方法二测定，按式(3-14)计算，即得。

$$相对密度 = \frac{比重瓶中煎膏的重量}{同体积水的重量} = \frac{m_1' - m_1' \times f}{m_2' - m_1' \times f} \qquad (3-14)$$

$$f = \frac{m_2 - m_1}{m_2}$$

式中　m_1'——比重瓶内供试品稀释液的重量，g；

　　　m_2'——比重瓶内水的重量，g；

　$m_2 - m_1$——加入供试品中的水重量，g；

　　　m_2——供试品与加入其中水的总重量，g；

　　　m_1——供试品的重量，g。

4. 标准规定

依法（通则 0601 "相对密度测定法"——比重瓶法）进行测定，相对密度应不低于 1.10。

三、注意事项

① 测定操作顺序为先称量空比重瓶重，再装供试品称重，最后装水称重。

② 空比重瓶要求必须洁净、干燥（所附温度计不能采用加温干燥）。

③ 装供试品溶液时，比重瓶及瓶塞须洁净干燥。装过供试品的比重瓶必须冲洗干净。如供试液为油剂，测定后应尽量倾去，连同瓶塞可先用有机溶剂（如石油醚或三氯甲烷）冲洗数次，

图 3-7　比重瓶示意图
1—比重瓶主体；2—侧管；3—侧孔；4—罩；
5—温度计；6—玻璃磨口；7—瓶塞

待油完全洗去后，用乙醇、水冲洗干净，再依法测定水重。

④ 供试品及水装瓶时，应小心沿壁倒入比重瓶内，避免产生气泡；若有气泡，应稍放置待气泡消失后再调温称重。供试品如为糖浆剂、甘油等黏稠液体，装瓶时更应缓慢沿壁倒入，因黏稠度大产生的气泡很难逸去从而影响测定结果。

⑤ 比重瓶从水浴中取出时，应用手指拿住瓶颈，而不能拿瓶肚，以免手温影响液体，使其体积膨胀而外溢。

⑥ 测定有腐蚀性供试品时，可在天平盘上放一表面皿，再放比重瓶称量。

⑦ 当环境温度高于20℃或各药品项下规定的温度时，必须设法调节环境温度至略低于规定的温度。否则，易造成虽经规定温度下平衡的比重瓶内的液体在称重过程中因环境温度高于规定温度而膨胀外溢，从而导致误差。

⑧ 应依气温高低确定水浴温度，当室温高于20℃时，可先将供试品溶液的温度调到略低于20℃，再注入比重瓶内调至20℃，以避免供试品溶液因温度降低而体积缩小，再补充时又需调温。调准温度后，只能用手轻拿瓶颈而不能接触瓶肚，以免因手温影响导致液体体积膨胀外溢。

⑨ 严格按以下顺序称量：空比重瓶重→装供试品重→装水重。当室温超过20℃时，应迅速称重，并用一表面皿与比重瓶一起称量。

四、报告内容

① 记录银黄口服液的相对密度测定结果，并将测得的数据与药品标准相比较，判断供试品是否符合规定。

② 完成检验原始记录和检验报告书。

五、评分标准及课后自测

见"考核评分工作手册"。

薄荷素油的相对密度测定（韦氏比重秤法）

一、任务目的

① 掌握中药制剂的相对密度测定的一般操作步骤和技能。

② 能进行薄荷素油的相对密度测定。

二、任务内容

1. 任务准备

（1）仪器与试药

① 仪器：韦氏比重秤、温度计、恒温水浴锅等。

② 试剂：纯化水。

③ 药品：薄荷素油。

（2）操作条件　水浴锅应放在固定的平台上，仪器所接电源电压应为220V，电源插座应采用三孔插座，并必须安装地线。

2. 操作方法

本品为无色或淡黄色的澄清液体；有特殊清凉香气，味初辛、后凉。存放日久，色渐变深。且本品与乙醇、三氯甲烷或乙醚能任意混溶。

薄荷素油为唇形科植物薄荷的新鲜茎和叶经水蒸气蒸馏、冷冻、部分脱脑加工提取的挥发油。如果直接用比重瓶法测定其相对密度，挥发性成分易损失，影响测定结果的准确性，因此采用韦氏比重秤法测定其相对密度。

① 查阅《中国药典》（2020年版）一部和四部，设计检验方案。

② 按检验要求取样，根据需要进行适宜处理。

③ 应符合《中国药典》（2020年版）薄荷素油检查项下的相关规定。

3. 操作步骤

（1）仪器的调整　将20℃时相对密度为1的韦氏比重秤（图3-8），安放在操作台上，放松调节器螺丝，将托架升至适当高度后拧紧螺丝，横梁置于托架玛瑙刀座上，将等重砝码挂在横梁右端的小钩上，调整水平调整螺丝，使指针与支架左上方另一指针对准即为平衡，将等重砝码取下，换上玻璃锤，此时必须保持平衡（允许有±0.005g的误差）。否则应予校正。

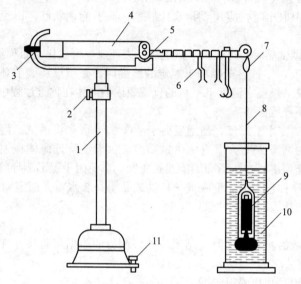

图 3-8　韦氏比重秤示意图

1—支架；2—调节器；3—指针；4—横梁；5—刀口；6—游码；7—小钩；
8—细铂丝；9—玻璃锤；10—玻璃圆筒；11—调整螺丝

（2）用水校正　用新沸过的冷水将所附洁净的玻璃圆筒装至八分满，置20℃（或各品种项下规定的温度）的水浴中，搅动玻璃圆筒内的水，调节温度至20℃，将悬于秤端的玻璃锤浸入圆筒内的水中（玻璃锤必须悬浮于水中，不能与圆筒壁接触），校正仪器。韦氏比重秤配有5g、0.5g、0.05g、0.005g四种砝码，当秤臂右端悬挂游码（5g）于1.0000处，调节秤臂左端平衡用的螺旋使平衡，此时水的密度即为1。

（3）供试品的测定　将玻璃圆筒内的水倾去，拭干，装入供试品溶液至相同的高度，并用上述相同方法调节温度后，再把拭干的玻璃锤浸入供试品溶液中，调节秤臂上游码的数量与位置（横梁上有9个刻度，将不同砝码放置在不同的刻度上）使横梁平衡，读取数值至小数点后4位，即得供试品的相对密度。

4. 标准规定

本品相对密度应为0.888~0.908。

三、注意事项

① 为保证不影响测定结果的准确性，韦氏比重秤应安装在固定平放的操作台上，避免受热、冷、气流及震动的影响。

② 玻璃圆筒应洁净，装水及供试液时高度应一致，使玻璃锤沉入水和供试液液面的深度一致。玻璃锤应全部浸入液面下，且应处于悬浮状态。

③ 韦氏比重秤法适用于供试品量较多且易挥发的液体药品的相对密度测定。

④ 如果使用4℃时相对密度为1的比重秤测定20℃时供试品的相对密度，则用水校准时的游码应悬挂于0.9982处，并应将供试品在20℃测得的数值除以0.9982。如测定温度为其他温度时，则用水校准时的游码应悬挂于该温度水的相对密度处，并应将在该温度测得的数值除以该温度水的相对密度。

四、报告内容

① 记录薄荷素油的相对密度测定结果，并将测得的数据与药品标准相比较，判断供试品是否符合规定。

② 完成检验原始记录和检验报告书。

五、评分标准及课后自测

见"考核评分工作手册"。

任务四 重（装）量差异检查

任务描述

为保证临床用药的安全性和有效性，对中药制剂进行重（装）量差异检查。

相关知识

由于药品本身的性质，以及工艺、设备和管理方面的因素，药品的重量（装量）在一定限度内允许存在偏差。若超出限度，则难以保证临床用药的准确剂量。剂量过小，不能达到预期的疗效；剂量过大，又可能会引起严重的不良反应，甚至中毒事故。因此，对药物制剂进行重（装）量差异检查对于保证临床用药的安全性和有效性是十分必要的。

重（装）量差异检查系指以药品的标示重量（装量）或平均重量（装量）为基准，对药品重量（装量）的偏差程度进行检查，从而评价药物制剂质量的均一性。

《中国药典》（2020年版）对固体中药制剂的重（装）量差异检查做出明确规定。根据药品的聚集状态，颗粒较集中的，应进行重量差异检查，如大蜜丸、浓缩丸、小蜜丸、滴丸剂、片剂、贴膏剂、栓剂、锭剂等；颗粒较分散的，应进行装量差异检查，如水丸、糊丸、散剂、颗粒剂、胶囊剂、注射用无菌粉末（粉针剂）等。液体制剂如糖浆剂、合剂、酒剂、注射剂（注射液、静脉输液、注射用浓溶液）、滴鼻剂、滴眼剂、气雾剂等，除进行装量检查外，有的还应进行最低装量检查。

一、丸剂

丸剂系指原料药物与适宜的辅料制成的球形或类球形固体制剂。而中药丸剂包括蜜丸、水蜜丸、水丸、糊丸、蜡丸、浓缩丸和滴丸等。

蜜丸，系指饮片细粉以炼蜜为黏合剂制成的丸剂。其中每丸重量在0.5g（含0.5g）以上的称大蜜丸，每丸重量在0.5g以下的称小蜜丸。

水蜜丸，系指饮片细粉以炼蜜和水为黏合剂制成的丸剂。

水丸，系指饮片细粉以水（或根据制法用黄酒、醋、稀药汁、糖液、含5%以下炼蜜的水溶液等）为黏合剂制成的丸剂。

糊丸，系指饮片细粉以米粉、米糊或面糊等为黏合剂制成的丸剂。

蜡丸，系指饮片细粉以蜂蜡为黏合剂制成的丸剂。

浓缩丸，系指饮片或部分饮片提取浓缩后，与适宜的辅料或其余饮片细粉，以水、炼蜜或炼蜜和水等为黏合剂制成的丸剂。根据所用黏合剂的不同，分为浓缩水丸、浓缩蜜丸和浓缩水蜜丸等。

滴丸，系指原料药物与适宜的基质加热熔融混匀，滴入不相混溶、互不作用的冷凝介质中制成的球形或类球形制剂。

糖丸，系指以适宜大小的糖粒或基丸为核心，用糖粉和其他辅料的混合物作为撒粉材料，选用适宜的黏合剂或润湿剂制丸，并将原料药物以适宜的方法分次包裹在糖丸中而制成的制剂。

包糖衣丸剂应在包衣前检查丸芯的重量差异，符合规定后方可包衣，包糖衣后不再检查重量差异，其他包衣丸剂（系指薄膜衣丸、肠溶衣丸以及用滑石粉、青黛、赭石等作为包衣材料的包衣丸）应在包衣后检查重量差异，并应符合规定。

除糖丸外，单剂量包装的丸剂，应进行装量差异检查。检查方法见任务实施（复方丹参滴丸的重量差异检查）。以重量标示的多剂量包装丸剂，应检查最低装量，并应符合规定。以丸数标示的多剂量包装丸剂，不检查装量。凡进行装量差异检查的单剂量包装的丸剂及进行含量均匀度检查的丸剂，一般不再进行重量差异检查。

二、片剂

片剂系指原料药物或与适宜的辅料制成的圆形或异形的片状固体制剂。中药还包括浸膏片、半浸膏片和全粉片等。片剂以口服普通片为主，另有含片、舌下片、口腔贴片、咀嚼片、分散片、可溶片、泡腾片、阴道片、阴道泡腾片、缓释片、控释片、肠溶片与口崩片等。不同品种的片剂在生产时都制订有不同的规格，但在生产过程中，由于颗粒的均匀度和流动性，以及工艺、设备和管理等原因，都可能引起片剂重量的差异，重量差异大，意味着每片的主药含量不一，对治疗可能产生影响。控制片剂重量的一致性，对片剂进行重量差异检查，可以保证用药剂量的准确。因此，为了保证片剂的质量，《中国药典》规定片剂应检查重量差异。检查方法见任务实施（三黄片的重量差异检查）。

糖衣片应在包衣前检查片心的重量差异，符合规定后包衣，包衣后不再检查重量差异。薄膜衣片应在包衣后检查重量差异并符合规定。凡规定检查含量均匀度的片剂，一般不再进行重量差异检查。

三、颗粒剂

中药颗粒剂系指将中药提取物或饮片细粉与适宜的辅料混合制成具有一定粒度的干燥颗粒状制剂。颗粒剂既可以直接吞服，又可以冲水饮服。颗粒剂分为可溶颗粒（通称为颗粒）、混悬颗粒、泡腾颗粒、肠溶颗粒、缓释颗粒和控释颗粒等。生产过程中，受到颗粒的密度、均匀度、流动性等影响，在混合、分剂量、包装等工艺中易发生装量差异问题，导致剂量不准确，为保证制剂的质量，《中国药典》规定颗粒剂应检查装量差异。

本法适用于单剂量包装颗粒剂的装量差异检查。多剂量包装的颗粒剂，照最低装量检查法检查，应符合规定。

四、胶囊剂

胶囊剂系指原料药物或与适宜辅料充填于空心胶囊或密封于软质囊材中制成的固体制剂，可分硬胶囊、软胶囊（胶丸）、缓释胶囊、控释胶囊和肠溶胶囊，主要供口服用。在生产过程中，由于空胶囊容积、粉末的流动性以及工艺、设备等原因，可引起胶囊剂内容物装量的差异。本项检查的目的在于控制胶囊剂各粒装量的一致性，保证用药剂量的准确。检查法见任务实施（十滴水软胶囊的装量差异检查）。

凡规定检查含量均匀度的胶囊剂，一般不再进行装量差异检查。

📁 **任务实施**

复方丹参滴丸的重量差异检查

一、任务目的

① 掌握丸剂的重量差异检查的一般操作步骤和技能。

② 能进行复方丹参滴丸的重量差异检查。

微课：中药制剂的重
（装）量差异检查

二、任务内容

1. 任务准备

（1）仪器与药品

① 仪器：分析天平（分度值0.1mg）、称量瓶、镊子等。

② 药品：复方丹参滴丸（规格：25mg/丸）。

（2）操作条件

① 天平室内温湿度应恒定，温度应在20℃，相对湿度应在50%左右，分析天平应放于稳定的工作台上，避免震动、阳光照射及气流干扰。

② 电热干燥箱的工作电压为220V，温度设定应符合规范要求，但不宜过高，以防止烧毁内部线路。

③ 分析天平的分度值为1mg（适用于标示重量或平均重量0.1g以上的丸剂）或0.1mg（适用于标示重量或平均重量0.1g及0.1g以下的丸剂）。

2. 操作方法

本品为棕色的滴丸；或为薄膜衣滴丸，除去包衣后显黄棕色至棕色。气香，味微苦。复方丹参滴丸是由丹参、三七、冰片三味中药饮片加工而成的滴丸剂。丹参味苦、性微寒，用长于活血祛瘀、通经止痛，为方中之主药；三七活血祛瘀、通络止痛，为本方之辅药；冰片辛香走窜、芳香开窍、引药入心、通脉止痛，为本方之佐药。本品在临床上广泛用于冠心病、心绞痛的预防、治疗、急救。《中国药典》（2020年版）规定本品要进行重量差异检查，并符合相关规定。

① 查阅《中国药典》（2020年版）一部和四部，设计检验方案。

② 按检验要求取样，根据需要进行适宜处理。

③ 应符合《中国药典》（2020年版）复方丹参滴丸检查项下的相关规定。

3. 操作步骤

（1）总重 取供试品20丸，精密称定总重量，求得平均丸重，记录数据。

（2）重量差异检查 再分别精密称定每丸的重量。每丸重量与标示丸重相比较（无标示丸重的，与平均丸重比较），按表3-9规定，确定重量差异限度。

表3-9 滴丸剂的重量差异限度

标示丸重或平均丸重	重量差异限度	标示丸重或平均丸重	重量差异限度
0.03g及0.03g以下	±15%	0.1g以上至0.3g	±10%
0.03g以上至0.1g	±12%	0.3g以上	±7.5%

（3）计算 根据重量差异限度，按下式求算出允许重量范围。

$$允许重量范围=标示丸重或平均丸重±标示丸重或平均丸重×重量差异限度 \qquad (3-15)$$

4. 标准规定

依法（通则0108"丸剂"——重量差异）进行检查，复方丹参滴丸的重量差异限度为±15%。

供试品丸重与其标示丸重或平均丸重比较，均不超过重量差异限度允许的丸重范围；或超出重量差异限度的不得多于2丸，并不得有1丸超出限度的1倍，则判定为符合规定，否则应判定为不符合规定。

三、注意事项

① 称量前后，均应仔细查对供试品的数量。

② 试验过程中，应使用镊子夹持供试品，不得徒手操作。检查过的供试品，不得再放回原包装容器内。

③ 不同规格的滴丸剂的重（装）量差异检查要求不同。

④ 应及时记录称量数据，并符合有效数字的修约规定。

四、报告内容

① 记录复方丹参滴丸的重量差异检查的测定结果，并将其与药品标准对照，判断供试品是否符合规定。

② 完成检验原始记录和检验报告书。

五、评分标准及课后自测

见"考核评分工作手册"。

三黄片的重量差异检查

一、任务目的

① 掌握片剂的重量差异检查的一般操作步骤和技能。

② 能进行三黄片的重量差异检查。

二、任务内容

1. 任务准备

（1）仪器与药品

① 仪器：分析天平（分度值 0.1mg）、称量瓶、镊子等。

② 药品：三黄片（薄膜衣小片，每片重 0.26g）。

（2）操作条件

① 天平室内温湿度应恒定，温度应在 20℃，相对湿度应在 50% 左右，分析天平应放于稳定的工作台上，避免震动、阳光照射及气流干扰。

② 电热干燥箱的工作电压为 220V，温度设定应符合规范要求，但不宜过高，以防止烧毁内部线路。

③ 分析天平的分度值不大于 0.1mg（适用于平均片重 0.30g 以下的片剂）或不大于 1mg（适用于平均片重 0.30g 及 0.30g 以上的片剂）。

2. 操作方法

本品为薄膜衣片，除去包衣后显棕色，味苦、微涩。三黄片是由大黄、盐酸小檗碱、黄芩浸膏等三味药加工压制而成的薄膜衣片。《中国药典》（2020 年版）规定本品要进行重量差异检查，并符合相关规定。

（1）查阅《中国药典》（2020 年版）一部和四部，设计检验方案。

（2）按检验要求取样，根据需要进行适宜处理。

（3）应符合《中国药典》（2020 年版）三黄片检查项下的相关规定。

3. 操作步骤

（1）平均片重　取供试品 20 片，精密称定，再除以 20，得到平均片重。记录数据。

（2）每片重量　将称定总重量的 20 片供试品，依次用镊子取出 1 片，分别精密称定重量，得到各片重量。记录数据。

（3）确定重量差异限度　每片重量与平均片重比较（凡无含量测定的片剂或有标示片重的中药片剂，每片重量应与标示片重比较），按表 3-10 的规定，确定重量差异限度。

表 3-10　片剂重量差异限度

平均片重或标示片重	重量差异限度
0.30g 以下	±7.5%
0.30g 及 0.30g 以上	±5%

（4）计算　根据重量差异限度，按式(3-16)求算出允许重量范围。

$$允许重量范围＝标示片重或平均片重±标示片重或平均片重×重量差异限度 \quad (3-16)$$

即根据三黄片（薄膜衣小片）标示重量（0.26g/片）或平均片重和重量差异限度（±7.5％），确定允许片重范围和限度增大1倍时的允许片重范围。

4. 标准规定

三黄片的重量差异限度为±7.5％。

供试品片重与平均片重比较（凡无含量测定的片剂或有标示片重的中药片剂，每片重量与标示片重比较），均未超过重量差异限度允许的重量范围；或超出装量差异限度的片剂不得多于2片，并不得有1片超过限度1倍，则判定为符合规定，否则不符合规定。

三、注意事项

① 称量前后，均应仔细查对药片数。试验过程中，应避免用手直接接触供试品。已取出的药片，不得再放回供试品原装容器内。

② 糖衣片应在包衣前检查片心的重量差异，符合规定后包衣，包衣后不再检查重量差异。薄膜衣片应在包衣后检查重量差异并符合规定。

③ 凡规定检查含量均匀度的片剂，一般不再进行重量差异检查。

④ 遇有超出允许片重范围并处于边缘者，应再与标示片重或平均片重相比较，计算出该片重量差异的百分率，再根据规定的重量差异限度作为判定依据（避免在计算允许重量范围内时受数值修约的影响）。

四、报告内容

① 记录三黄片（薄膜衣小片，每片重0.26g）的重量差异检查的测定结果，并将其与药品标准对照，判断供试品是否符合规定。

② 完成检验原始记录和检验报告书。

五、评分标准及课后自测

见"考核评分工作手册"。

十滴水软胶囊的装量差异检查

一、任务目的

① 掌握胶囊剂的装量差异检查的一般操作步骤和技能。

② 能进行十滴水软胶囊的装量差异检查。

二、任务内容

1. 任务准备

（1）仪器与药品

① 仪器：分析天平（分度值1mg）、称量瓶、镊子等。

② 药品：十滴水软胶囊（每粒装0.425g）。

（2）操作条件

① 天平室内温湿度应恒定，温度应在20℃，相对湿度应在50％左右，分析天平应放于稳定的工作台上，避免震动、阳光照射及气流干扰。

② 电热干燥箱的工作电压为220V，温度设定应符合规范要求，但不宜过高，以防止烧毁内部线路。

③ 分析天平的分度值不大于0.1mg（适用于平均重量0.30g以下的胶囊剂）或不大于1mg（适用于平均重量0.30g及0.30g以上的胶囊粒剂）。

2. 操作方法

本品为棕色的软胶囊，内容物为含有少量悬浮固体浸膏的黄色油状液体；气芳香、味辛辣。十滴水软胶囊是由樟脑、干姜、大黄、小茴香、肉桂、辣椒、桉油等七味中药加工制成的软胶囊。《中国药典》（2020年版）规定本品要进行装量差异检查，并符合相关规定。

（1）查阅《中国药典》（2020年版）一部和四部，设计检验方案。

（2）按检验要求取样，根据需要进行适宜处理。

（3）应符合《中国药典》（2020 年版）十滴水软胶囊检查项下的相关规定。

3. 操作步骤

（1）称重　取供试品 10 粒，分别精密称定每粒重量后，依次放置于固定位置；分别用剪刀或刀片划破囊壳，倾出内容物（不得损失囊壳），用乙醚洗净，置通风处使乙醚自然挥尽，再依次精密称定每一囊壳重量，即可求出每粒内容物的装量和平均装量。记录数据。

（2）确定重量差异限度　每粒装量与平均装量相比较（有标示装量的胶囊剂，每粒装量应与标示装量比较），按表 3-11 的规定，确定装量差异限度。

表 3-11　胶囊剂装量差异限度

平均装量或标示装量	装量差异限度
0.30g 以下	±10%
0.30g 及 0.30g 以上	±7.5%（中药±10%）

根据十滴水软胶囊标示装量（0.425g/粒）或平均装量和装量差异限度（±10%），确定允许装量范围［标示装量（或平均装量）±标示装量（或平均装量）×10%］和限度增大 1 倍时的允许装量范围。

4. 标准规定

十滴水软胶囊的装量差异限度为±10%。

将 10 粒供试品的装量放到上述允许装量范围内进行考察，每粒装量与平均装量相比较（有标示装量的胶囊剂，每粒装量应与标示装量比较），均未超出装量差异限度，或超出装量差异限度的胶囊不得多于 2 粒，并不得有 1 粒超出限度的 1 倍，则判为符合规定，否则应判定为不符合规定。

三、注意事项

① 每粒胶囊的两次称量中，应注意软胶囊重和囊壳重要相匹配，注意编号顺序以及囊体和囊帽的对号，不得混淆。

② 试验过程中应注意软胶囊壳的洗涤和处理方法。洗涤软胶囊壳应用与水不混溶又易挥发的有机溶剂，其中以乙醚最好。挥散溶剂时，应在通风处使自然挥散，不得加热或长时间置干燥处，以免囊壳失水。

③ 在称量前后，均应仔细查对胶囊数。称量过程中，应避免用手直接接触供试品。已取出的胶囊，不得再放回供试品原包装容器内。

④ 凡规定检查含量均匀度的胶囊剂，一般不再进行装量差异检查。

⑤ 每粒内容物重量之和除以 10，得每粒的平均装量，准确至平均装量的千分之一。根据每粒软胶囊重量与囊壳重量之差求算每粒内容物重量，注意有效数字的保留位数。

知识拓展

四、报告内容

① 记录十滴水软胶囊的装量差异检查的测定结果，并将其与药品标准对照，判断供试品是否符合规定。

② 完成检验原始记录和检验报告书。

五、评分标准及课后自测

见"考核评分工作手册"。

任务五 外观均匀度和粒度检查

任务描述

　　为控制中药散剂生产中的混合工序，确保药品质量与用药安全，进行中药制剂的外观均匀度和粒度检查。

知识要点

相关知识

　　中药散剂系指药材或药材提取物与适宜的辅料经粉碎、混合均匀制成的干燥粉末状制剂。在中药散剂生产过程中，为使多组分药物色泽与含量均匀一致，保证药物剂量的准确，进而严格控制中药散剂生产中的混合工序，确保药品质量与用药安全，因此，《中国药典》（2020 年版）规定中药散剂要进行外观均匀度检查。

　　粒度检查可保证制剂颗粒粒径的均一性，避免药物颗粒因受潮结块，或在运输和贮藏中粉碎而影响质量。此外药物颗粒粗细程度不合适，会影响药物的溶化性或对用药者产生刺激性，如眼膏剂、滴眼剂、气雾剂粒度过大会造成用药者眼部、喉部不适；颗粒剂粒度太小，表面积大，易吸潮、结块、软化而影响质量。因此粒度检查对于保证药品质量是十分必要的。

一、外观均匀度检查

　　本法是散剂的检查项目，通过肉眼观察供试品色泽是否均匀一致，判断药物分布的均匀程度。此项检查简便易行，但主观误差较大。检查方法见任务实施（冰硼散的外观均匀度和粒度检查）。

二、粒度和粒度分布测定

　　粒度系指颗粒的粗细程度及粗细颗粒的分布。粒度测定是指测定药物制剂的粒子大小或限度。

　　《中国药典》（2020 年版）收载了三种用于测定原料药和药物制剂的粒子大小或粒度分布的方法。即第一法（显微镜法）、第二法（筛分法）、第三法（光散射法）。

　　第一法（显微镜法）中的粒度系以显微镜下观察到制剂微粒的长度表示。适用于含药材细粉的软膏剂、眼膏剂、气雾剂、混悬型滴眼剂等制剂的粒度检查，如老鹳草软膏、紫草软膏等。

　　第二法（筛分法）适用于外用散剂或颗粒剂的粒度测定。筛分法一般分为手动筛分法、机械筛分法与空气喷射筛分法。手动筛分法和机械筛分法适用于测定大部分粒径大于 $75\mu m$ 的样品。对于粒径小于 $75\mu m$ 的样品，则应采用空气喷射筛分法或其他适宜的方法测定。

　　第三法（光散射法）适用于测定原料药或药物制剂的粒度分布。单色光束照射到颗粒供试品后即发生散射现象。由于散射光的能量分布与颗粒的大小有关，通过测量散射光的能量分布（散射角），依据米氏散射理论和弗朗霍夫近似理论，即可计算出颗粒的粒度分布。光散射法的测量范围可达 $0.02\sim3500\mu m$。所用的仪器为激光散射粒度分布仪。

　　本项目中只介绍第一法（显微镜法）以及第二法（筛分法）——手动筛分法中的单筛分法和双筛分法，单筛分法用于外用散剂，如九一散、七厘散等，检查法见任务实施（冰硼散的外观均匀度和粒度检查）；双筛分法用于颗粒剂，如益母草颗粒、板蓝根颗粒等。

　　检查时，应根据《中国药典》（2020 年版）品种项下或制剂通则的规定选用适宜的方法。

📁 **任务实施**

冰硼散的外观均匀度和粒度检查（单筛分法）

微课：中药制剂的外
观均匀度和粒度检查

一、任务目的

① 掌握散剂的外观均匀度检查和粒度检查法（单筛分法）一般操作步骤和技能。

② 能进行冰硼散的外观均匀度和粒度检查。

二、任务内容

1. 任务准备

（1）仪器与药品

① 仪器：光滑纸、短尺 20cm、玻璃板 10cm×10cm；托盘天平（分度值 0.1g）、六号筛（配有筛盖和密合的接收容器）等。

② 药品：冰硼散。

（2）环境条件

① 实验环境的相对湿度对测定结果有影响，除另有规定外，一般控制相对湿度在 45% 左右为佳。

② 六号筛(并配有筛盖和密合的接受容器)用前应干燥。

2. 操作方法

本品为粉红色的粉末；气芳香，味辛凉。冰硼散是由冰片、硼砂（煅）、朱砂、玄明粉等四味中药混合加工而成的散剂。《中国药典》（2020 年版）规定要进行外观均匀度和粒度检查，并符合相关规定。

① 查阅《中国药典》（2020 年版）一部和四部，设计检验方案。

② 按检验要求取样，根据需要进行适宜处理。

③ 应符合《中国药典》（2020 年版）冰硼散检查项下的相关规定。

3. 操作步骤

（1）外观均匀度检查　取冰硼散 0.3g，置光滑纸上，平铺约 5cm²，用玻璃板将其表面压平，在亮处观察其色泽是否均匀，有无色斑、花纹等，并判断是否符合规定。

（2）粒度测定

① 供试品称重。取冰硼散 10g，称定重量。

② 筛分。将供试品置六号筛（筛下配有密合的接收容器）内，筛上加盖，按水平方向旋转振摇至少 3min，并不时在垂直方向轻叩筛。

③ 再次称重。取筛下接收容器内的冰硼散粉末，称定重量。

④ 记录。记录实验环境的相对湿度及每次称量数据（取三位有效数字）。

⑤ 计算粒度。记录按规定要求称定的粉末重量，计算其占供试品重量的百分比（%）。

$$粒度（\%）=\frac{通过六号筛的粉末的总重量}{供试品重量}×100\%$$

4. 标准规定

供试品应呈现均匀的色泽，无花纹与色斑。

外用散剂（采用通则 0982"单筛分法"）除另有规定外，通过六号筛的粉末重量，若不低于供试量的 95%，则判为符合规定；若低于供试量的 95%，则判为不符合规定。

三、注意事项

① 为了确保散剂外观均匀度检查结果的准确性，可以选择 10 倍放大镜进行检查。

② 实验时注意环境湿度要达到规定要求。

③ 供试品取样前应混合均匀，以确保粒度分析结果的准确性。

④ 在筛动时速度不宜太快，否则由于粉末运动速度太快，可筛过的粉末来不及与筛网接触而混入不可筛过粉末之中而影响结果。

⑤ 振动力度要适度，要既能使药粉跳动运动增强，有效地增加粉末间距，使筛孔得到充分暴露，又能防止粒径较大颗通过筛网，减少操作误差。

⑥ 筛动时间不宜过长。若筛动时间长、振动力大，颗粒间互相撞击破碎，也可引起误差。

⑦ 双筛分法。除另有规定外，取单剂量包装的供试品 5 袋（瓶）或多剂量包装的 1 袋（瓶），称定重量，置该品种规定的上层（孔径大的）药筛中（下层的筛下配有密合的接收容器），盖好筛盖，保持水平状态过筛，左右往返，边筛动边拍打 3min。取不能通过大孔径筛和能通过小孔径筛的颗粒及粉末，称定重量，计算其所占百分比（%）。

⑧ 颗粒剂（采用双筛分法）除另有规定外，不能通过一号筛和能通过五号筛的颗粒及粉末的总和，若不超过供试量的 15%，则判为符合规定；若超过供试量的 15%，则判为不符合规定。

四、报告内容

① 记录冰硼散的外观均匀度和粒度检查的测定结果，并将其与药品标准对照，判断供试品是否符合规定。

② 完成检验原始记录和检验报告书。

五、评分标准及课后自测

见"考核评分工作手册"。

任务六　溶化性和不溶物检查

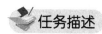 **任务描述**

为考查一定条件下制剂在水中的分散或溶解性能，对颗粒剂和含糖块状茶剂进行溶化性检查，对煎膏剂进行不溶物检查。

知识要点

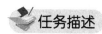 **相关知识**

溶化性检查适用于颗粒剂和含糖块状茶剂，不溶物检查适用于煎膏剂。

溶化性和不溶物检查主要是考查一定条件下制剂在水中的分散或溶解性能，在某种程度上能反映药品的生物利用度，并控制制剂中水不溶性杂质的存在，如药材碎片、泥沙、焦屑或其他外来异物。药材碎片、泥沙主要是由生产中滤过不当引入的；焦屑则是因浓缩时受热不均或温度过高造成的。因此溶化性和不溶物检查有利于规范生产操作、保证药品质量。

一、溶化性检查

可溶颗粒、泡腾颗粒和含糖块状茶剂需做溶化性检查，而含饮片原粉的混悬型颗粒剂和已规定检查溶出度或释放度的颗粒剂可不进行溶化性检查。含饮片细粉的含糖块状茶剂不进行溶化性检查。检查方法见任务实施（抗感颗粒的溶化性检查）。

二、不溶物检查

本法适用于检查煎膏剂中焦屑等不溶性异物。目的在于控制制备过程中带入的不溶性异物。加饮片细粉的煎膏剂，应在未加入药粉前检查，符合规定后方可加入药粉。加入药粉后不再检查不溶物。检查方法见任务实施（龟鹿二仙膏的不溶物检查）。

📁 **任务实施**

微课：中药制剂的溶
化性和不溶物检查

抗感颗粒的溶化性检查

一、任务目的

① 掌握中药制剂的溶化性检查法的一般操作步骤和技能。

② 能进行抗感颗粒的溶化性检查。

二、任务内容

1. 任务准备

（1）仪器与药品

① 仪器：托盘天平（分度值0.1g）、250mL烧杯、玻璃棒等。

② 药品：抗感颗粒。

（2）操作条件　准备热水，热水温度按《中国药典》（2020年版）凡例中规定，应为70～80℃。

2. 操作方法

本品为棕黄色至黄棕色的颗粒；味甜、微苦。抗感颗粒是由金银花、赤芍、绵马贯众等三味中药饮片提取加工而成的颗粒剂。《中国药典》（2020年版）规定本品要进行溶化性检查，并符合相关规定。

（1）查阅《中国药典》（2020年版）一部和四部，设计检验方案。

（2）按检验要求取样，根据需要进行适宜处理。

（3）应符合《中国药典》（2020年版）抗感颗粒检查项下的相关规定。

3. 操作步骤

取抗感颗粒1袋，将其内容物置于250mL烧杯中。加热水200mL，搅拌5min，立即观察。记录观察到的抗感颗粒溶化现象。

4. 标准规定

供试品应在5min内全部溶化，可有轻微混浊，但无焦屑等异物。

不含饮片原粉的可溶颗粒应全部溶化，可有轻微混浊，但无焦屑等异物；泡腾颗粒能迅速产生气体而呈泡腾状，5min内3袋颗粒均应完全分散或溶解在水中，并无焦屑等异物；含糖块状茶剂应全部溶化，可有轻微混浊，不得有焦屑等。否则判定为不符合规定。

三、注意事项

① 溶化性检查时，热水温度按《中国药典》（2020年版）凡例中规定应为70～80℃。

② 除另有规定外，取可溶颗粒供试品10g（中药单剂量包装取1袋），置250mL烧杯中，加热水200mL，搅拌5min，立即观察结果。

③ 若为泡腾颗粒供试品3袋，将内容物分别置于盛有200mL水的烧杯中，水温为15～25℃，立即观察结果。

④ 若为含糖块状茶剂，取供试品糖块1块，加20倍量的热水，搅拌5min，立即观察结果。

四、报告内容

① 记录抗感颗粒的溶化性检查的测定结果，并将其与药品标准对照，判断供试品是否符合规定。

② 完成检验原始记录和检验报告书。

五、评分标准及课后自测

见"考核评分工作手册"。

龟鹿二仙膏的不溶物检查

一、任务目的

① 掌握煎膏剂的不溶物检查法的一般操作步骤和技能。

② 能进行龟鹿二仙膏的不溶物检查。

二、任务内容

1. 任务准备

（1）仪器与药品

① 仪器：托盘天平（分度值 10mg）、250mL 烧杯、玻璃棒等。

② 药品：龟鹿二仙膏。

（2）操作条件　准备热水，热水温度按《中国药典》（2020 年版）凡例中规定，应为 70～80℃。

2. 操作方法

本品为红棕色稠厚的半流体；味甜。龟鹿二仙膏是由龟甲、鹿角、党参、枸杞子四味中药饮片提取加工而成的煎膏剂。《中国药典》（2020 年版）规定本品要进行不溶物检查，并符合相关规定。

① 查阅《中国药典》（2020 年版）一部和四部，设计检验方案。

② 按检验要求取样，根据需要进行适宜处理。

③ 应符合《中国药典》（2020 年版）龟鹿二仙膏检查项下的相关规定。

3. 操作步骤

称取龟鹿二仙膏 5g，将其置于 250mL 烧杯中。加热水 200mL，搅拌使溶化，放置 3min 后观察。记录观察到的龟鹿二仙膏的溶化现象。

4. 标准规定

供试品 3min 内应全部溶化或有微量细小纤维、颗粒，但无焦屑等异物。

三、注意事项

① 不溶物检查时，需搅拌溶化后放置 3min 后观察。

② 煎膏剂全部溶化或有微量细小纤维、颗粒判为符合规定；烧杯底部如有焦屑等不溶性异物应判为不符合规定。

四、报告内容

① 记录龟鹿二仙膏的不溶物检查的测定结果，并将其与药品标准对照，判断供试品是否符合规定。

② 完成检验原始记录和检验报告书。

五、评分标准及课后自测

见"考核评分工作手册"。

任务七　pH 测定

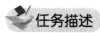**任务描述**

为控制中药制剂质量，对注射剂、糖浆剂、合剂等中药制剂进行 pH 测定。

知识要点

相关知识

pH 测定法是测定药品水溶液氢离子活度的一种方法。液体、半固体中药制剂中有效成分的溶解度、稳定性等常与溶液的 pH 关系密切，且溶液的 pH 对微生物的生长、防腐剂的抑菌能力亦有影响。因此，pH 测定是中药制剂质量控制的一项重要指标。

《中国药典》（2020 年版）规定，注射剂、糖浆剂、合剂、滴鼻剂、滴眼剂、露剂以及以水或稀乙醇为溶剂的搽剂或洗剂一般要测定 pH。例如，清开灵注射液的 pH 应为 6.8～7.5，肾宝糖浆的 pH 应为 4.2～5.5，四物合剂的 pH 应为 4.0～6.0，百合固金口服液的 pH 应为 4.0～5.0，四味珍层冰硼滴眼液的 pH 应为 7.0～7.8。

溶液的 pH 使用酸度计测定。酸度计（pH 计）是专为应用玻璃电极测定 pH 而设计的一种电子电位计，基于由溶液与电极组成的电池的电动势与 pH 的关系。由于任何溶液的 pH 都受温度的影响，所以我们所说的 pH 是指当前温度下的 pH，25℃时，电池电动势每变化 0.059V 相当于 pH 变化 1 个单位，而当温度发生变化，该斜率将发生变化，所以应进行温度补偿，以得到该温度下的 pH。水溶液的 pH 通常以玻璃电极为指示电极、饱和甘汞电极为参比电极进行测定，现已广泛使用 pH 复合电极。酸度计必须定期检定，使精确度和准确度均符合要求。测定前，应采用《中国药典》（2020 年版）规定的标准缓冲液校正仪器，也可用国家标准物质管理部门发放的标示 pH 准确至 0.01pH 单位的各种标准缓冲液校正仪器。测定方法见任务实施（蒲地蓝消炎口服液的 pH 测定）。

📁 任务实施

蒲地蓝消炎口服液的 pH 测定

一、任务目的
(1) 掌握中药制剂的 pH 测定法的一般操作步骤和技能。
(2) 能进行蒲地蓝消炎口服液的 pH 测定。

二、任务内容
1. 任务准备
(1) 仪器与试药
① 仪器：酸度计、pH 复合玻璃电极、50mL 小烧杯、温度计、容量瓶等。
② 试剂：邻苯二甲酸氢钾标准缓冲溶液（pH＝4.00）、磷酸盐标准缓冲溶液（pH＝6.86）、纯化水。
③ 药品：蒲地蓝消炎口服液。
(2) 缓冲溶液的配制
① 草酸盐标准缓冲液。精密称取在 54℃±3℃下干燥 4～5h 的草酸三氢钾 12.71g，加水使溶解并稀释至 1000mL。
② 邻苯二甲酸盐标准缓冲液。精密称取在 115℃±5℃下干燥 2～3h 的邻苯二甲酸氢钾 10.21g，加水使溶解并稀释至 1000mL。
③ 磷酸盐标准缓冲液。精密称取在 115℃±5℃下干燥 2～3h 的无水磷酸氢二钠 3.55g 与磷酸二氢钾 3.40g，加水使溶解并稀释至 1000mL。
④ 硼砂标准缓冲液。精密称取硼砂 3.81g（注意避免风化），加水使溶解并稀释至 1000mL，置聚乙烯塑料瓶中，密塞，避免空气中二氧化碳进入。
⑤ 氢氧化钙标准缓冲液。于 25℃下，用无二氧化碳的水和过量氢氧化钙经充分振摇制成饱和溶液，取上清液使用。因本缓冲液是 25℃时的氢氧化钙饱和溶液，所以临用前需核对溶液的温度是否在 25℃，否则需调温至 25℃再经溶解平衡后，方可取上清液使用。存放时应防止空气中二氧化碳进入。一旦出现混浊，应弃去重配。
上述标准缓冲溶液必须用 pH 基准剂配制。
2. 操作方法
本品为棕红色至深棕色的液体；气微香、味甜、微苦。蒲地蓝消炎口服液为由蒲公英、板蓝根、苦地丁、黄芩四味中药饮片提取加工而制成的合剂，其有效成分的溶解度、稳定性与溶液的pH有密切关系，且溶液的pH对微生物的生长、防腐剂的抑菌能力也有影响。《中国药典》（2020年版）规定本品要进行pH测定法，并符合相关规定。

① 查阅《中国药典》（2020年版）一部和四部，设计检验方案。

② 按检验要求取样，根据需要进行适宜处理。

③ 应符合《中国药典》（2020年版）蒲地蓝消炎口服液检查项下的相关规定。

3. 操作步骤

（1）标准pH缓冲溶液的配制 将市售pH4.00的邻苯二甲酸氢钾标准缓冲液和pH6.86的磷酸盐标准缓冲液的包装袋分别剪开，分别用适量新煮沸放冷的蒸馏水溶解定容到相应体积即可，也可用基准试剂按《中国药典》（2020年版）通则0631中仪器校正用的标准缓冲液配制方法自制。

（2）测量前准备 接通PHS-3C型酸度计电源，预热20min。用温度计测量标准缓冲液和测量溶液的温度并记录。

（3）酸度计校正

① 将仪器功能选择旋钮置"pH"挡。

② 将两个电极插入pH接近7的标准缓冲溶液中（pH6.86，298.15K）。

③ 调节"温度补偿"旋钮，使所指示的温度与标准缓冲溶液的温度相同。

④ 将"斜率调节"旋钮按顺时针转到底（100%）。

⑤ 把清洗过的电极插入pH6.86的标准缓冲溶液中，轻摇装有缓冲溶液的烧杯，直至电极反应达到平衡。

⑥ 调节"定位"旋钮，使仪器示数与标准规定数值一致（即使仪器上显示的数值为pH6.86）。表3-12为不同温度时各种标准缓冲液的pH。

表 3-12 不同温度时各种标准缓冲液的 pH

温度/℃	草酸盐标准缓冲液	苯二甲酸盐标准缓冲液	磷酸盐标准缓冲液	硼砂标准缓冲液	氢氧化钙标准缓冲液
0	1.67	4.01	6.98	9.46	13.43
5	1.67	4.00	6.95	9.40	13.21
10	1.67	4.00	6.92	9.33	13.00
15	1.67	4.00	6.90	9.27	12.81
20	1.68	4.00	6.88	9.22	12.63
25	1.68	4.01	6.86	9.18	12.45
30	1.68	4.01	6.85	9.14	12.30
35	1.69	4.02	6.84	9.10	12.14
40	1.69	4.04	6.84	9.06	11.98
45	1.70	4.05	6.83	9.04	11.84
50	1.71	4.06	6.83	9.01	11.71
55	1.72	4.08	6.84	8.99	11.57
60	1.72	4.09	6.84	8.96	11.45

注：要取与供试品溶液pH较接近的第一种标准缓冲液对仪器进行校正（定位），使仪器示值与表列数值一致。

⑦ 仪器定位后，取出电极，用水清洗后，再插入pH4.00的标准缓冲溶液中，操作同⑤，误

差应不大于±0.02pH 单位。

⑧ 调解"斜率"旋钮，使仪器上显示的数值为 pH4.00。

重复上述定位与斜率调节操作，至仪器示值与标准缓冲液的规定数值相差不大于 0.02pH 单位。否则，需检查仪器或更换电极后，再进行校正至符合要求。

(4) 供试品溶液的 pH 测定　把电极从标准缓冲液中取出，用纯化水清洗后，取适量蒲地蓝消炎口服液置洁净、干燥的小烧杯内，先用蒲地蓝消炎口服液冲洗电极数次，再将其浸入小烧杯中，轻轻摇动烧杯待示数平衡稳定后，读数，平行测定 3 次，取其平均值即可。

(5) 结束工作　测量完毕，取出电极，清洗干净。用滤纸吸干 pH 复合电极外壁上的水，塞上橡皮塞后放回电极盒。将 pH 复合电极浸泡在纯化水中。切断电源。

4. 标准规定

依法（通则 0631pH 测定法）进行测定，除另有规定外，蒲地蓝消炎口服液的 pH 应为 5.0~7.0。

三、注意事项

① 配制标准缓冲液与供试品溶液用水，应是新沸放冷除去二氧化碳的蒸馏水或纯化水（pH5.5~7.0），并尽快使用以免二氧化碳重新溶入造成测量误差。

② 标准缓冲液最好新鲜配制，在抗化学腐蚀、密闭的容器中一般可保存 2~3 个月，如发现混浊、发霉或沉淀等现象，不能继续使用。供试品溶液最好现配现用，以免空气中的二氧化碳影响测定结果。

③ 测定前，按各品种项下的规定，选择 3 种或 2 种合适的标准缓冲液对仪器进行校正，并使供试液的 pH 处于两者之间。

④ 先采用两种标准缓冲液对仪器进行自动校正，使斜率为 90%~105%，漂移值在 0±30mV 或 0±0.5pH 单位，再用 pH 介于两种校正缓冲液之间且尽量与供试品接近的第三种标准缓冲液验证，至仪器示值与验证缓冲液的规定数值相差不大于±0.5pH 单位。

⑤ 选择两种 pH 约相差 3 个 pH 单位的标准缓冲溶液，先取与供试品溶液 pH 较接近的第一种标准缓冲液对仪器进行校正（定位），使仪器示值与表列数值一致。再用第二种标准缓冲液核对仪器示值，与表列数值相差应不大于±0.02pH 单位。若大于此差值，则应小心调节斜率，使示值与第二种标准缓冲液的表列数值相符。重复上述定位与斜率调节操作，至仪器示值与标准缓冲液的规定数值相差不大于±0.02pH 单位。否则，需检查仪器或更换电极后，再进行校正至符合要求。

⑥ pH 复合电极固定在电极夹上时，插入深度以 pH 复合电极的玻璃球膜被溶液浸没为限。

⑦ 每次更换标准缓冲溶液或供试品溶液之前，均应用水和该溶液充分淋洗电极，然后用滤纸将水吸尽，再将电极浸入该溶液进行测定。且用滤纸吸干 pH 复合电极上的水时，动作一定要轻，以防损害玻璃膜。

⑧ 对弱缓冲液或无缓冲作用溶液的 pH 测定，除另有规定外，先用邻苯二甲酸盐标准缓冲液校正仪器后测定供试液，并重取供试液再测，直至 pH 的读数在 1min 内改变不超过±0.05 为止；然后再用硼砂标准缓冲液校正仪器，再如上法测定；两次 pH 的读数相差应不超过 0.1，取两次读数的平均值为其 pH。

⑨ 在只需测量大致 pH 的情况下，也可采用指示剂法或试纸法。

四、报告内容

① 记录蒲地蓝消炎口服液的 pH 测定结果，并将其与药品标准对照，判断供试品是否符合规定。

② 完成检验原始记录和检验报告书。

五、评分标准及课后自测

见"考核评分工作手册"。

任务八　乙醇量测定

知识要点

任务描述

为控制中药制剂有效成分的含量、杂质的种类、数量及制剂的稳定性，对酒剂、酊剂、流浸膏剂进行乙醇量测定。

相关知识

乙醇量系指各种制剂在20℃时其中乙醇（C_2H_5OH）的含量 ［％（mL/mL）］。

乙醇量的高低直接影响制剂有效成分的含量、杂质的种类、数量以及制剂的稳定性，因此，乙醇量是酒剂、酊剂、流浸膏剂的一项重要质控指标。例如，藿香正气水的乙醇量应为40％～50％，远志酊的乙醇量应为50％～58％，陈皮流浸膏的乙醇量应为38％～48％。其测定方法有气相色谱法（GC法）和蒸馏法两种。除另有规定外，若蒸馏法测定结果与GC法不一致，应以GC法测定结果为准。

一、气相色谱法

乙醇量测定法的气相色谱法系采用气相色谱内标法测定酒剂、酊剂和其他含乙醇液体制剂在20℃时其中乙醇的含量 ［％（mL/mL）］。乙醇具有挥发性及在一定温度下有良好的稳定性，可采用GC法测定制剂中乙醇的含量。根据选用色谱柱的不同，GC法可分为第一法（毛细管柱法）和第二法（填充柱法）。因为中药制剂中并非所有组分都出峰，故采用内标法定量。测定时以正丙醇为内标物质，使用氢火焰离子化检测器（FID），测定前不必对供试品进行不同方法的预处理，操作简便，结果准确，重现性好。

（一）第一法（毛细管柱法）

（1）色谱条件与系统适用性试验　采用以6％氰丙基苯基-94％二甲基聚硅氧烷为固定液的毛细管柱；起始温度为40℃，维持2min，以3℃/min的速率升温至65℃，再以25℃/min的速率升温至200℃，维持10min；进样口温度为200℃；检测器（FID）温度220℃；采用顶空分流进样，分流比为1∶1；顶空瓶平衡温度为85℃，平衡时间为20min。理论板数按乙醇峰计算应不低于10000，乙醇峰与正丙醇峰的分离度应大于2.0。

（2）对照品溶液的制备与校正因子的测定　精密量取恒温至20℃的无水乙醇5mL，平行两份；置100mL量瓶中，精密加入恒温至20℃的正丙醇（内标物质）5mL，用水稀释至刻度，摇匀，精密量取该溶液1mL，置100mL量瓶中，用水稀释至刻度，摇匀（必要时可进一步稀释），作为对照品溶液。精密量取3mL，置10mL顶空进样瓶中，密封，顶空进样，每份对照品溶液进样3次，测定峰面积，按式（3-17）计算校正因子。

$$校正因子\ f = \frac{\dfrac{A_S}{C_S}}{\dfrac{A_R}{C_R}} \tag{3-17}$$

式中　f——校正因子；

A_S——正丙醇的峰面积（或峰高）；

A_R——无水乙醇的峰面积（或峰高）；

C_S——正丙醇的浓度，mL/mL；

C_R——无水乙醇的浓度，mL/mL。

取 3 次测定所得校正因子的平均值作为供试品溶液测定时的校正因子，规定 3 次测定所得校正因子的相对标准偏差不得大于 2.0%。

（3）供试品溶液的制备与测定 精密量取恒温至 20℃的供试品溶液适量（相当于乙醇约 5mL），置 100mL 量瓶中，精密加入恒温至 20℃的正丙醇 5mL，加水稀释至刻度，摇匀（必要时可进一步稀释），作为供试品溶液。精密量取 3mL，置 10mL 顶空进样瓶中，密封，顶空进样，记录供试品中待测成分乙醇和内标物质正丙醇的峰面积，按式(3-18)计算供试品中乙醇的含量。

$$乙醇量(\%) = f \times \frac{A_X}{A'_S} \times \frac{V_S}{V_X} \times 100\% \tag{3-18}$$

式中 f——校正因子；

A_X——供试品中乙醇的峰面积（或峰高）；

A'_S——供试品中正丙醇的面积（或峰高）；

V_S——供试品溶液配制时所取内标溶液体积，mL；

V_X——供试品溶液配制时所取样品溶液体积，mL。

取三次计算结果的平均值作为乙醇含量。

（二）第二法（填充柱法）

测定方法见任务实施（舒筋活络酒的乙醇量测定）。

二、蒸馏法

蒸馏法系将样品蒸馏，收集一定体积乙醇馏出液，测定其在 20℃时相对密度，从乙醇相对密度表中查得供试品中乙醇的含量（%）。

按制剂的性质不同，蒸馏法分为下列三法。

（一）第一法

第一法适用于测定多数流浸膏、酊剂及甘油制剂中的乙醇含量。根据制剂中含乙醇量的不同，又可分为两种情况。含乙醇量低于 30%者和含乙醇量高于 30%者。测定方法见任务实施（当归流浸膏的乙醇量测定）。

（二）第二法

第二法适用于测定含有挥发性物质如挥发油、三氯甲烷、乙醚、樟脑等的酊剂、醑剂等制剂中的乙醇量。根据制剂中含乙醇量的不同，也可分为两种情况。

1. 含乙醇量低于 30%者

取供试品，调节温度至 20℃，精密量取 25mL，置 150mL 分液漏斗中，加等量的水，并加入氯化钠使之饱和，再加石油醚，振摇 1~3 次，每次约 25mL，使干扰测定的挥发性物质溶入石油醚层中，静待两液分离，分取下层水液，置 150~200mL 蒸馏瓶中，合并石油醚层并用氯化钠的饱和溶液洗涤 3 次，每次用 10mL，洗液并入蒸馏瓶中，按第一法（含乙醇量低于 30%者）蒸馏并测定。

2. 含乙醇量高于 30%者

取供试品，调节温度至 20℃，精密量取 25mL，置 250mL 分液漏斗中，加水约 50mL，如上法加入氯化钠使之饱和，并用石油醚提取 1~3 次，分取下层水液，按第一法（含乙醇量高于 30%者）蒸馏并测定。

供试品中加石油醚振摇后，如发生乳化现象，或经石油醚处理后，馏出液仍很混浊时，可另取供试品，加水稀释，按第一法蒸馏，再将得到的馏出液按本法测定。

供试品如为水棉胶剂，可用水代替饱和氯化钠溶液。

（三）第三法

第三法适用于测定含有游离氨或挥发性酸的制剂中的乙醇量。供试品中含有游离氨，可酌加稀硫酸，使成微酸性；如含有挥发性酸，可酌加氢氧化钠试液，使成微碱性。再按第一法测定。如同时含有挥发油，除按上述方法处理外，并按第二法处理。供试品中如含有肥皂，可加过量硫酸，使肥皂分解，再依法测定。

📁 **任务实施**

舒筋活络酒的乙醇量测定（气相色谱法）

一、任务目的

① 掌握气相色谱法测定中药制剂的乙醇量的一般操作步骤和技能。

② 能进行舒筋活络酒的乙醇量测定。

二、任务内容

1. 任务准备

（1）仪器与试药

① 仪器：气相色谱仪、色谱柱（可选用 2m 的不锈钢柱）、微量注射器（10μL）、温度计（0～60℃或 0～100℃）、容量瓶、移液管等。

② 试剂：无水乙醇（色谱纯或分析纯）、正丙醇（色谱纯或分析纯）、二乙烯苯-乙基乙烯苯型高分子多孔小球（直径为 0.25～0.18mm，60～80 目或 80～100 目）。

③ 药品：舒筋活络酒。

（2）操作条件

① 温度计（0～60℃或 0～100℃）的分度值为 0.1℃，20℃温度点需校准。

② 气相色谱法测定乙醇含量时，应避免甲醇或其他成分对测定的干扰。

③ 当室温高于 20℃或各品种项下规定的温度时，必须调节环境温度至略低于规定的温度。否则，易造成虽经规定温度下平衡的比重瓶内的液体在称重过程中因环境温度高于规定温度而膨胀外溢，从而导致误差。

2. 操作方法

本品为棕红色的澄清液体；气香、味微甜、略苦。舒筋活络酒为由木瓜、桑寄生、玉竹、续断、川牛膝、当归、川芎、红花、独活、羌活、防风、白术、蚕沙、红曲等十五味中药饮片制成的酒剂，采用浸渍法制备，所用溶剂为乙醇。由于制剂中含乙醇量的高低对于制剂中有效成分的含量、所含杂质的种类和数量以及制剂的稳定性都有影响。《中国药典》（2020 年版）规定本品要进行乙醇量检查，并符合相关规定。

① 查阅《中国药典》（2020 年版）一部和四部，设计检验方案。

② 按检验要求取样，根据需要进行适宜处理。

③ 应符合《中国药典》（2020 年版）舒筋活络酒检查项下的相关规定。

3. 操作步骤

（1）对照品溶液的制备 精密量取恒温至 20℃的无水乙醇 4.00mL、5.00mL、6.00mL，分别置于 3 个 100mL 容量瓶中，再分别精密量取恒温至 20℃的正丙醇（作为内标物质）各 5.00mL，加水稀释至刻度，摇匀（必要时可进一步稀释）即得。

（2）供试品溶液的制备 精密量取恒温至 20℃的供试品 9～10mL（相当于乙醇 5mL），置于 100mL 容量瓶中，再精密量取恒温至 20℃的正丙醇 5.00mL，加水稀释至刻度，摇匀即得。

（3）色谱条件与系统适用性试验 将二乙烯苯-乙基乙烯苯型高分子多孔小球的色谱柱装入气相色谱仪，接检测器，柱温为 120～150℃，检测器、进样器温度为 170℃，恒温，待色谱基线稳定后,按气相色谱内标法,取上述三份对照品溶液各进样最少 2 次,测定,记录色谱图应符合下列要求:理论板数(按正丙醇峰计算)n 大于 700;乙醇峰和正丙醇峰的分离度 R 大于 2.0;上述 3 份对照品溶液分别进样至少 2 次,所得校正因子的相对标准偏差不得大于 1.5%。

(4) 供试品溶液的测定

① 校正因子的测定。取对照溶液(上述 3 份对照品溶液中与供试品溶液乙醇浓度最相近的)$2\mu L$,连续进样 3 次,记录对照品无水乙醇和内标物质正丙醇的峰面积,按式(3-17)计算校正因子 f。

② 供试品溶液的测定。取供试品溶液 $2\mu L$,连续进样 3 次,记录供试品中待测组分乙醇和内标物质正丙醇的峰面积,按式(3-18)计算供试品中乙醇的含量。

取 3 次计算结果的平均值作为乙醇含量。

4. 标准规定

舒筋活络酒的乙醇含量应为 50%～57%。

三、注意事项

① 使用气相色谱仪应严格遵守操作规程。

② 配制对照品溶液、供试品溶液所用的容量瓶、移液管必须是洁净、干燥的;并且所用试剂必须都调温至 20℃。

③ 新填充柱和毛细管柱在使用前需要老化以除去残留溶剂及低分子量的聚合物,色谱柱如长期未用,使用前应老化处理,使基线稳定。

④ 进样量大小,进样时间的长短,直接影响柱的分离效果和最终测定结果。采用微量注射器或进样阀进样,进样速度必须很快(1s 以内),否则,会使试样色谱峰扩张,甚至使峰变形。重复进样时必须保证留针时间基本一致。

⑤ 在不含内标物质的供试品溶液的色谱图中,与内标物质峰相应位置处不得出现杂质峰。

⑥ 选用其他载体时,系统适用性试验必须符合《中国药典》(2020 年版)规定。

⑦ 若供试品中的挥发性成分在色谱柱上也出峰,且保留时间较长,可能会干扰后面分析结果,此时可适当延长 2 次进样间隔时间,或采取程序升温法把干扰组分快速排出色谱柱。

⑧ 系统适用性试验中,采用填充柱法测定时,可视气相色谱仪和色谱柱的实际情况对柱温度、进样口温度和检测器温度做适当调整以满足要求;采用毛细管柱法测定时,若出现峰形变差等不符合要求的情况时,可适当升高柱温度进行充分的柱老化后再行测定。

⑨ 除另有规定外,若蒸馏法测定结果与气相色谱法不一致,以气相色谱法测定结果为准。

四、报告内容

① 记录舒筋活络酒的乙醇含量的测定结果,并将其与药品标准对照,判断供试品是否符合规定。

② 完成检验原始记录和检验报告书。

五、评分标准及课后自测

见"考核评分工作手册"。

当归流浸膏的乙醇量测定(蒸馏法第一法)

一、任务目的

① 掌握蒸馏法测定中药制剂的乙醇量的一般操作步骤和技能。

② 能进行当归流浸膏的乙醇量测定。

二、任务内容

1. 任务准备

(1) 仪器与试药

① 仪器:蒸馏装置(标准磨口)、电热套、分液漏斗、移液管(25mL)、量瓶(25mL、50mL)、温度计(0～60℃、0～100℃)、分析天平、比重瓶、水浴锅等。

② 试剂：石油醚、氯化钠、滑石粉、碳酸钙、氢氧化钠、硫酸。

③ 药品：当归流浸膏。

（2）操作条件

① 温度计（0～60℃或0～100℃）的分度值为0.1℃，20℃温度点需校准。

② 当室温高于20℃或各品种项下规定的温度时，必须调节环境温度至略低于规定的温度。否则，易造成虽经规定温度下平衡的比重瓶内的液体在称重过程中因环境温度高于规定温度而膨胀外溢，从而导致误差。

2. 操作方法

本品为棕褐色的液体；气特异，味先微甜后转苦麻。当归流浸膏是由当归用70%乙醇提取制成的流浸膏，乙醇量的高低直接影响有效成分的含量、杂质的种类、数量以及制剂的稳定性，因此，乙醇量是酒剂、酊剂、流浸膏剂的一项重要质控指标。《中国药典》（2020年版）规定本品要进行乙醇量测定，并符合相关规定。

① 查阅《中国药典》（2020年版）一部和四部，设计检验方案。

② 按检验要求取样，根据需要进行适宜处理。

③ 应符合《中国药典》（2020年版）当归流浸膏检查项下的相关规定。

3. 操作步骤

（1）蒸馏 取供试品，调节温度至20℃，精密量取25mL，置200mL蒸馏瓶中，加水约50mL，加沸石，连接冷凝管，直火加热，缓缓蒸馏，速度以馏出液一滴接一滴为宜。馏出液导入50mL量瓶中，待馏出液约达48mL时，停止蒸馏。

（2）相对密度测定 调节馏出液温度至20℃，加20℃的水至刻度，摇匀，在20℃时依法测定其相对密度［见《中国药典》（2020年版）通则0601］。乙醇馏出液的相对密度计算公式如下。

$$乙醇馏出液相对密度 = \frac{乙醇馏出液的重量}{水重量} \tag{3-19}$$

在乙醇相对密度表［见《中国药典》（2020年版）通则0711］内查出乙醇的含量，即为供试品中的乙醇量［%（mL/mL）］。

（3）计算 按式(3-19)计算乙醇馏出液的相对密度，将查得所含乙醇的含量［%（mL/mL）］与2相乘，即得。

4. 标准规定

依法（通则0711"乙醇量测定法"——蒸馏法）进行测定，除另有规定外，当归流浸膏的乙醇含量应为45%～50%。

三、注意事项

① 本法为蒸馏法的第一法（适用于测定含乙醇量高于30%的多数流浸膏、酊剂及甘油制剂中的乙醇含量）。

② 收集馏出液的50mL量瓶，应预先洗净，干燥并精密称定重量。

③ 任何一法的馏出液若显混浊，可加滑石粉或碳酸钙振摇，滤过，使溶液澄清，再测定相对密度。

④ 供试品中含有游离氨，可酌加稀硫酸，使成微酸性；如含有挥发性酸，可酌加氢氧化钠试液，使成微碱性。再按第一法测定。

⑤ 蒸馏时，如发生泡沫，可在供试品中酌加硫酸或磷酸，使成强酸性，或加稍过量的氯化钙溶液，或加少量石蜡后再蒸馏。

⑥ 蒸馏法的第一法，当制剂中含乙醇量低于30%者，则取供试品，调节温度至20℃，精密量取25mL，置150～200mL蒸馏瓶中，加水约25mL，加玻璃珠数粒或沸石等物质，连接冷凝管，直火加热，缓缓蒸馏，速度以馏出液液滴连续但不成线为宜。将馏出液导入25mL量瓶中，待馏出液约达23mL时，停止蒸馏。将馏出液温度调节至20℃，加20℃的水至刻度，摇匀，在

20℃时按相对密度测定法 [见《中国药典》（2020 年版）通则 0601] 依法测定其相对密度。

四、报告内容

① 记录当归流浸膏的乙醇含量的测定结果，并将其与药品标准对照，判断供试品是否符合规定。

② 完成检验原始记录和检验报告书。

五、评分标准及课后自测

见"考核评分工作手册"。

目标检测

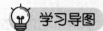 学习导图

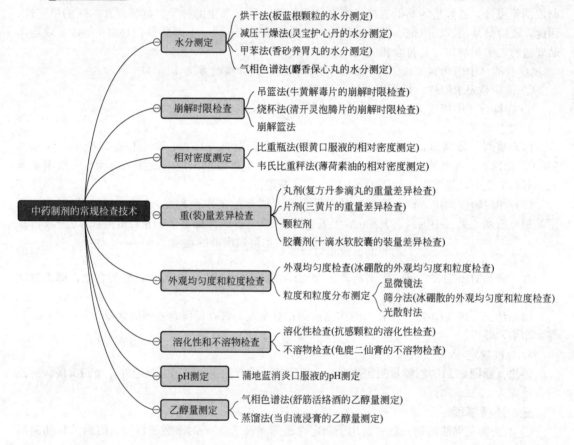

中药制剂的杂质检查技术

PPT 课件

情境导入

2007 年 7 月，国家药品不良反应监测中心陆续接到报告，广西、上海部分医院的白血病患儿出现下肢疼痛、乏力、行走困难等不良反应症状。他们都使用了标示为上海医药（集团）有限公司华联制药厂生产的两个批号的注射用甲氨蝶呤。

经查明：是由现场操作人员将硫酸长春新碱尾液混于注射用甲氨蝶呤等批号药品中，导致多个批次的药品被硫酸长春新碱污染，造成重大的药品生产质量责任事故。

试讨论：药物中杂质的来源及危害。

学习目标

1. 知识目标
① 熟悉中药制剂杂质的内容。
② 理解中药制剂杂质检查的意义。
③ 掌握中药制剂杂质的限量计算。
④ 掌握中药制剂杂质的检测方法及适用范围。
2. 技能目标
会依据药品标准进行中药制剂的杂质检查。
3. 思政与职业素养目标
① 培养环保意识和用药安全意识。
② 培养互相帮助的团队意识和科学严谨的工作作风。

任务一　杂质认知及灰分测定

知识要点

任务描述

学习杂质的限量计算。

为保证药材洁净度和中药制剂的质量，进行中药制剂的总灰分和酸不溶性灰分测定。

✦ 相关知识

一、杂质的含义、来源与分类

（一）杂质的含义

中药制剂的杂质是指中药制剂中存在的无治疗作用或影响中药制剂的稳定性和疗效，甚至对人体健康有害的物质。包括：①毒性物质，如重金属、黄曲霉毒素等。②本身无毒副作用，但影响中药制剂的稳定性和疗效的物质，如水分、铁盐等。③无毒副作用，也不影响制剂的稳定性和疗效，但能反映制剂的生产工艺和贮存状况是否正常的物质，如氯化物、硫酸盐等。

（二）杂质的来源

中药制剂中杂质的来源主要有三个方面：中药材原料、制剂的生产制备过程及贮存过程。

1. 中药材原料

中药材中可能含有的杂质有：①未除净的非药用部分及因药材清洗不净带入的泥土、沙石等。②药材栽培过程中污染的农药残留及重金属；加工炮制过程中的二氧化硫残留；贮存过程中发霉变质产生的黄曲霉毒素等。③掺杂的伪品，如大黄中掺杂的土大黄。

2. 生产制备过程

生产制备过程中由于加入的试剂、溶剂未除尽及与生产器皿接触而引入杂质。如重金属、砷盐、铁盐、氯化物、硫酸盐、酸、碱、甲醇、水分等。

3. 贮存过程

贮存过程中由于受外界条件如日光、空气、水分、温度、微生物等的影响使中药制剂中的化学成分发生氧化、水解、分解、聚合、霉变等物理化学变化而产生的杂质。

（三）杂质的分类

中药制剂中的杂质按来源分为一般杂质和特殊杂质；按性质分为无害杂质和有害杂质。

一般杂质是指在自然界中分布比较广泛，普遍存在于药材中，在大多数中药制剂的生产和贮存过程中均易引入的杂质。如酸、碱、硅酸盐（泥沙）、氯化物、硫酸盐、铁盐、重金属、砷盐、有机氯类农药、黄曲霉毒素、甲醇等。其检查方法均在《中国药典》（2020 年版）四部中加以规定。对于中药材及其制剂，并非要求每个品种都必须做一般杂质的全面检查，而是根据具体的情况，进行一定项目的检查。

特殊杂质是指中药制剂在生产和贮存过程中，由于中药本身的性质、生产方法和工艺的不同可能引入或产生的杂质，是某种（类）特定制剂中特有的杂质。例如：三黄片、大黄流浸膏中的土大黄苷，正天丸中的双酯型生物碱以及附子理中丸、三七伤药片中的乌头碱等。特殊杂质的检查方法收载于《中国药典》（2020 年版）一部正文中各有关品种"检查"项下。

有害杂质危害人体健康。常见的有害杂质有重金属、砷盐、有机氯或有机磷农药、黄曲霉毒素、二氧化硫残留等。

《中国药典》（2020 年版）收载的中药制剂的杂质检查项目主要有水分、灰分、重金属、砷盐、铁盐、注射剂有关物质、农药残留量、甲醇量、乙醇量、二氧化硫残留量、黄曲霉毒素、可见异物、特殊杂质的检查等。

二、杂质检查的意义与方法

（一）杂质检查的意义

中药制剂质量的优劣主要从两方面来评价，首先是制剂本身的疗效及其毒副作用，其次是所含杂质的多少。杂质的存在严重影响中药制剂的有效性、安全性和稳定性。因此，为了确保中药制剂安全有效、稳定可控，必须对其所含杂质做出限量规定，并以科学、合理的方法严格进行检查。

《中国药典》（2020 年版）规定了农药（有机氯类、有机磷类及拟除虫菊酯类）残留量、二氧化硫残留量、黄曲霉毒素、重金属、砷盐等有害杂质的测定方法，并采用原子吸收分光光度法（AAS）、电感耦合等离子体质谱法（ICP-MS）等先进技术，对铅、镉、砷、汞、铜这些严重危害人体健康的重金属及有害元素进行严格检测，严格控制其限量。这些先进检测技术的应用使中药制剂的质量显著提高。

（二）杂质检查的方法

常用的杂质检查方法主要有以下三种。

1. 对照法（限量检查法）

此法通过取限度量的待检杂质对照品配成对照液，与一定量供试品溶液在相同条件下处理，比较反应结果，从而判断供试品中所含杂质是否超出限量。此法操作简便，不需测定杂质的准确含量。例如，重金属、砷盐检查所用的目视比色法，特殊杂质的薄层色谱检查法等。

2. 准确测量法（含量测定法）

准确测量法可测定杂质的准确含量，如重量分析法检查灰分；气相色谱法测定农药残留量、甲醇量；蒸馏法测定二氧化硫残留量；高效液相色谱法测定黄曲霉毒素；原子吸收分光光度法测定重金属及有害元素等。

3. 灵敏度法

灵敏度法是以检测条件下反应的灵敏度来控制杂质限量。即在供试品溶液中加入检测试剂，在一定反应条件下，不得出现正反应。此法操作简便且不需要对照品。例如肉桂油中重金属检查：取肉桂油 10mL，加水 10mL 与盐酸 1 滴，振摇后，通硫化氢气体使饱和，水层与油层均不得变色。

三、杂质限量的计算

对药物而言，其所含的杂质越少越好。但在中药制剂生产过程中很难把杂质完全除尽。通常，在保证用药安全有效，且不影响制剂稳定性的前提下，允许中药制剂中有一定量的杂质存在。药物中所含杂质的最大允许量称为杂质限量。《中国药典》（2020 年版）对中药制剂中水分、灰分、炽灼残渣、干燥失重、甲醇量、乙醇量等杂质的限量用百分之几表示；对重金属、砷盐、农药残留等有害杂质的限量用每千克供试品所含杂质不得过多少毫克（mg/kg）表示；而对药材中黄曲霉毒素的限量则用每千克药材含黄曲霉毒素不得过多少微克（μg/kg）表示。例如，三七含水量不得超过 14.0%、总灰分不得超过 6.0%、重金属及有害元素中铅不得超过 5mg/kg；大枣每 1000g 含黄曲霉毒素 B_1 不得超过 5μg。其表达式如式(4-1)、式(4-2)所示。

$$杂质限量(\%) = \frac{杂质最大允许量}{供试品量} \times 100\% \tag{4-1}$$

或

$$杂质限量(mg/kg) = \frac{杂质最大允许量}{供试品量} \times 10^3 \tag{4-2}$$

在限量检查法中，由于供试品中所含杂质是否超限是与杂质对照品溶液（精密量取一定量的待检杂质标准溶液配制而成）进行比较来确定的，因此，杂质的最大允许量也就是杂质标准溶液的浓度（c）与体积（V）的乘积。杂质限量（L）又可用式(4-3)、式(4-4)计算：

$$L(\%) = \frac{cV}{m} \times 100\% \tag{4-3}$$

$$L(\%) = \frac{cV}{m} \times 10^3 \qquad (4\text{-}4)$$

式(4-4) 可用于杂质限量（L）、杂质标准溶液体积（V）或供试品量（m）的计算。

四、灰分概述

灰分［《中国药典》(2020 年版) 四部通则 2302］系指药材或饮片经适当处理，直接经高温灼烧或加入一定量的无机酸水解后的干燥物经高温灼烧后的残留物，包括总灰分和酸不溶性灰分，是标示药材或饮片中无机成分总量的一项指标，对控制药材的杂质限度和提高药材纯净度方面有着非常重要的作用。本法适用于中药材、中药饮片及中成药原料药的灰分检查。

将纯净而无任何杂质的中药或中药制剂粉碎后，高温炽灼，因植物组织中的有机物全部氧化分解成二氧化碳、水等而逸出，所剩非挥发性物质（植物组织所含的各种盐类），则成灰分而残留。例如，夏枯草中的钾盐，大黄、甘草、红花中的草酸钙等。由此所得灰分称为生理灰分。总灰分则包括生理灰分和酸不溶性灰分（药材外表黏附的泥沙等外来无机杂质）。每一种中药材或制剂，在无外来掺杂物时，其生理灰分都有一定的含量范围，在此范围内的灰分不属于杂质，但如果总灰分超过了生理灰分含量限度范围，则说明有泥沙（主要为硅酸盐）等外来杂质掺入。因此，测定总灰分对于保证药材洁净度和中药制剂的质量有着重要意义。

总灰分加盐酸处理，得到不溶于盐酸的灰分（泥沙等）称为酸不溶性灰分。由于草酸钙等生理灰分可溶于稀盐酸，而泥沙等外来无机杂质难溶于稀盐酸，因此，对于那些生理灰分本身差异较大，特别是含草酸钙较多的中药，酸不溶性灰分能更准确表明其中泥沙等无机杂质的掺杂程度。如大黄，由于生长条件不同，总灰分为 8%～20%，在这种情况下，总灰分的测定难以确证是否有外来无机杂质存在，就需要测定酸不溶性灰分。《中国药典》(2020 年版) 对许多中药材、中药提取物及中药制剂中的灰分做出了限量规定（表 4-1）。

表 4-1

五、灰分测定原理

1. 总灰分测定原理

取供试品在 500～600℃下高温炽灼，使其中有机物完全分解逸出，而无机成分生成灰分残渣，根据残渣重量，计算出供试品中的总灰分含量。检查方法见任务实施（九味羌活丸的总灰分和酸不溶性灰分测定）。

2. 酸不溶性灰分测定原理

取供试品在 500～600℃下高温炽灼，使其中有机物完全氧化分解逸出，在残留的灰分中加入稀盐酸，溶解其中的草酸钙等生理灰分，滤去酸水，得到难溶性残渣，根据残渣重量，即可计算出供试品中酸不溶性灰分的含量。检查方法见任务实施（九味羌活丸的总灰分和酸不溶性灰分测定）。

六、计算与结果判断

总灰分含量按式(4-5) 计算。

$$\text{总灰分含量}(\%) = \frac{m - m_0}{m_s} \times 100\% \qquad (4\text{-}5)$$

式中　m_s——供试品的重量，g；

　　　m_0——空坩埚恒重的重量，g；

　　　m——（供试品＋空坩埚）炽灼至连续两次称重的差异不超过 0.3mg 后的重量，g。

将计算结果与该品种项下的规定值进行比较，低于规定限度的，总灰分符合规定；高于规定限度的，则不符合规定。

酸不溶性灰分含量按式（4-6）计算。

$$酸不溶性灰分含量(\%)=\frac{m-m_0}{m_s}\times 100\%\qquad(4-6)$$

式中 m_s——供试品的重量，g；

m_0——空坩埚恒重的重量，g；

m——（供试品＋空坩埚）酸不溶性灰分炽灼至连续两次称重的差异不超过 0.3mg 后的重量，g。

将计算结果与该品种项下的规定值进行比较，判断供试品中酸不溶性灰分是否超过规定限量。

■ 任务实施

九味羌活丸的总灰分和酸不溶性灰分测定

一、任务目的

掌握总灰分及酸不溶性灰分测定的操作方法及注意事项。

二、任务内容

1. 任务准备

（1）仪器与试药

① 仪器：马弗炉、恒温干燥箱（精确至±1℃）、恒温水浴锅、分析天平（分度值 0.1mg）、托盘天平、坩埚、标准筛、干燥器（变色硅胶）、表面皿。

② 试剂：10％硝酸铵溶液、稀盐酸、硝酸、硝酸银试液、无灰滤纸等。

③ 药品：九味羌活丸。

（2）操作条件

① 电源：交流电源，工作电压 220V。

② 工作环境：无易燃易爆物品和腐蚀性气体。

③ 环境温度：0～40℃。

2. 操作方法

九味羌活丸是由羌活、防风、苍术等九味中药制备而成的丸剂，具有疏风解表、散寒除湿的功效。《中国药典》（2020 年版）规定本品要检查总灰分和酸不溶性灰分。

① 查阅《中国药典》一部、四部，设计检验方案。

② 按检验要求取样，根据需要进行适宜处理。

③ 应符合《中国药典》（2020 年版）九味羌活丸检查项下相关规定。

3. 操作步骤

（1）总灰分测定

① 空坩埚恒重。取洁净的空坩埚，置马弗炉内 500～600℃灼烧数小时（一般 2h 以上），关闭电源，待温度降至 200℃以下，取出，置干燥器中，室温冷却 30min，精密称定重量，再在上述条件下灼烧 1h，取出，置干燥器中，室温冷却 30min，精密称定重量，至连续两次灼烧后称重的差异在 0.3mg 以下为止。

② 称取供试品。取粉碎后混合均匀的供试品 3～5g（后面测定酸不溶性灰分），置炽灼至恒重的坩埚中，称定重量（准确至 0.01g），平铺于坩埚底部。

③ 炭化、灰化及称重。将称取供试品后的坩埚置于电加热炉上，半盖埚盖，缓缓加热，至完全炭化不冒烟时，盖上埚盖，转入马弗炉中逐渐升高温度至 500～600℃，炽灼 5h 使完全灰化，关闭马弗炉，待温度降至 200℃以下，取出，移至干燥器中，室温冷却 30min，精密称定重量。

④ 再炽灼、称重。再在上述条件下炽灼 1h，室温冷却 30min，精密称定重量。至连续两次称重的差异不超过 0.3mg 为止。

⑤ 按式(4-5)计算总灰分含量。

⑥ 结果判断。标准规定：总灰分不得过 7.0%。将计算结果与九味羌活丸项下的规定值进行比较，低于规定限度的，总灰分符合规定；高于规定限度的，则不符合规定。

（2）酸不溶性灰分测定

① 酸水解。取总灰分测定所得的灰分，取下坩埚盖，在坩埚中小心加入稀盐酸 10mL，用坩埚盖覆盖坩埚，置水浴上加热 10min，取出，坩埚盖用热水 5～10mL 冲洗，洗液并入坩埚中，用无灰滤纸滤过，坩埚内的残渣用水洗于滤纸上，并洗涤至洗液不显氯化物反应为止。

② 炭化、灰化及称重。将滤渣连同滤纸移至同一坩埚中，置于电加热炉上，半盖坩埚盖，缓缓加热，至完全炭化不冒烟时，盖上坩埚盖，转入马弗炉中逐渐升高温度至 500～600℃，炽灼 5h 使完全灰化，关闭马弗炉，待温度降至 200℃ 以下，取出，移至干燥器中，室温冷却 30min，精密称定重量。

③ 再炽灼、称重。再在上述条件下炽灼 1h，室温冷却 30min，精密称定重量。至连续两次称重的差异不超过 0.3mg 为止。

④ 按式(4-6)计算酸不溶性灰分含量。

⑤ 结果判断。标准规定：酸不溶性灰分不得过 2.0%。将计算结果与九味羌活丸项下的规定值进行比较，低于规定限度的，酸不溶性灰分符合规定；高于规定限度的，则不符合规定。

三、注意事项

① 测定灰分时，几个供试品同时进行，且每个供试品平行称样，因此坩埚宜先用适宜的方法编码标记，坩埚盖与坩埚的编码一致；坩埚置入马弗炉中的位置、冷却时间、称重的顺序，应先后一致，以便于恒重。

② 供试品加热炭化时，注意要缓慢加热直至炽热，避免燃烧。

③ 对马弗炉的使用要严格按操作规程操作。

④ 如供试品不易灰化，可将坩埚放冷，加热水或 10% 硝酸铵溶液 2mL，使残渣湿润，然后置水浴上蒸干，残渣照前法炽灼，至坩埚内容物完全灰化。

⑤ 炽灼操作时，实验人员不得离去，并注意防止供试品燃烧或引起其他事故。

四、报告内容

① 记录结果，计算总灰分及酸不溶性灰分的含量，并将结果与药品标准对照，判断其是否符合规定。

② 完成检验原始记录和检验报告书。

五、评分标准及课后自测

见"考核评分工作手册"。

任务二　重金属检查

任务描述

为保证中药制剂质量，采用硫代乙酰胺法、炽灼法或者硫化钠法检查中药制剂的重金属。

知识要点

相关知识

重金属是指在规定实验条件下能与显色剂作用显色的金属杂质。《中国药典》（2020 年版）

四部通则 0821 采用硫代乙酰胺试液或硫化钠试液作显色剂，对中药制剂的重金属进行检查。在规定实验条件下，与硫代乙酰胺试液在弱酸条件下产生的硫化氢发生显色的金属离子有银、铅、汞、铜、镉、铋、锑、锌、钴与镍等。中药材中的重金属主要来源于栽培地的土壤、空气和水等。中药制剂生产过程中接触铅的机会较多，且铅在人体内易蓄积中毒，故重金属检查一般以铅为代表，以铅的限量表示。

检查重金属是利用重金属离子与显色剂反应生成不溶性的有色重金属硫化物微粒，比较供试品溶液和对照品溶液（取一定量的标准铅溶液配制而成）所呈颜色的深浅，判断供试品中重金属的限量是否符合规定。

一、检查原理

（一）第一法（硫代乙酰胺法）

硫代乙酰胺在酸性（pH3.5 的乙酸盐缓冲溶液）条件下水解，产生硫化氢，与微量重金属离子作用生成黄色至棕黑色的金属硫化物的均匀混悬液，与一定量的标准铅溶液经同法处理后所呈颜色比较，判断供试品中重金属是否超过限量。

$$CH_3CSNH_2 + H_2O \xrightarrow{pH3.5} CH_3CONH_2 + H_2S$$

$$Pb^{2+} + H_2S \xrightarrow{pH3.5} PbS\downarrow + 2H^+$$

（二）第二法（炽灼法）

将供试品炽灼破坏后，加硝酸处理，使有机物分解、破坏完全，然后按硫代乙酰胺法进行检查。

（三）第三法（硫化钠法）

在碱性条件下，中药制剂中的重金属离子与硫化钠试液作用，生成有色的金属硫化物混悬液，与一定量标准铅溶液经同法处理所呈现的颜色进行比较，判断供试品中重金属是否超过规定限量。

$$Pb^{2+} + Na_2S \xrightarrow{NaOH} PbS\downarrow + 2Na^+$$

二、适用范围

（一）第一法（硫代乙酰胺法）

本法适用于溶于水、稀酸或有机溶剂如乙醇的药品，供试品不经有机破坏，在酸性溶液中进行显色，检查重金属。检查方法见任务实施（葶贝胶囊的重金属检查）。

（二）第二法（炽灼法）

本法适用于难溶或不溶于水、稀酸或乙醇的药品，或受某些因素（如自身有颜色的药品、药品中的重金属不呈游离状态或重金属离子与药品形成配位化合物等）干扰不适宜采用第一法检查的药品，供试品需经有机破坏，残渣经处理后在酸性溶液中进行显色，检查重金属。检查方法见任务实施（黄连上清丸的重金属检查）。

中药及其制剂的化学成分多为含芳环或杂环的有机化合物，故中药及其制剂的重金属检查大多采用此法。

（三）第三法（硫化钠法）

本法用来检查能溶于碱而不溶于稀酸（或在稀酸中即生成沉淀）的药品中的重金属。

除另有规定外，取供试品适量，加氢氧化钠试液 5mL 与水 20mL 溶解后，置纳氏比色管中，加硫化钠试液5滴，摇匀，与一定量的标准铅溶液同样处理后的颜色比较，不得更深。

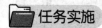 **任务实施**

葶贝胶囊的重金属检查（硫代乙酰胺法）

一、任务目的

学会用硫代乙酰胺法检查中药制剂中的重金属。

二、任务内容

1. 任务准备

（1）仪器与试药

① 仪器：马弗炉、坩埚、分析天平（分度值0.1mg）、托盘天平、量瓶（100mL、1000mL）、量筒（10mL）、纳氏比色管（25mL）及比色管架、试剂瓶（25mL）、滴瓶、白纸、玻璃棒。

② 试剂：硝酸铅、硝酸、乙酸盐缓冲液（pH3.5）、蔗糖或葡萄糖、硫代乙酰胺、盐酸。

③ 药品：葶贝胶囊。

（2）操作条件

① 标准铅溶液临用前一周内新鲜配制。称取硝酸铅0.1599g，置1000mL量瓶中，加硝酸5mL与水50mL溶解后，用水稀释至刻度，摇匀，作为贮备液（每1mL相当于100μg的Pb）。临用前，精密量取标准铅贮备液10mL，置100mL的量瓶中，加水稀释至刻度，摇匀，即得标准铅溶液（每1mL相当于10μg的Pb）。加硝酸是为了防止硝酸铅水解。临用前取贮备液稀释配制，可防止因硝酸铅水解而产生误差。

② 配制与贮存用的玻璃容器均不得含铅。

③ 选用刻度标线高度一致的纳氏比色管配对使用。

2. 操作方法

葶贝胶囊是由葶苈子、川贝母、石膏、赭石等十四味中药制成的胶囊剂，具有清肺化痰、止咳平喘的功效。《中国药典》（2020年版）规定本品要检查重金属。

① 查阅《中国药典》（2020年版）一部、四部，设计检验方案。

② 按检验要求取样，根据需要进行适宜处理。

③ 应符合《中国药典》（2020年版）葶贝胶囊重金属检查项下相关规定，即重金属限量不得过15mg/kg。

3. 操作步骤

（1）供试品溶液的制备　取本品内容物1.0g，置坩埚中，缓缓炽灼至完全炭化，放冷，加硫酸1mL，低温加热至硫酸除尽后，加硝酸0.5mL，蒸干，至氮氧化物蒸汽除尽后，放冷，在500℃～600℃炽灼使完全灰化，放冷，加7mol/L盐酸溶液10mL，搅拌5min，滤过，滤渣用7mol/L盐酸溶液洗涤3次，每次5mL，合并滤液，置分液漏中，用乙醚振摇提取3次，每次20mL，弃去乙醚液，酸液置水浴上蒸干，加水15mL，滴加氨试液至对酚酞指示液显中性，再加乙酸盐缓冲液（pH3.5）2mL，滤过，置25mL纳氏比色管中，滤渣用水洗涤至刻度，作为乙管。

（2）重金属检查

① 样品管处理。取纳氏比色管三支，编号为甲、乙、丙。

甲管中加一定量的标准铅溶液与乙酸盐缓冲液（pH3.5）2mL，加水（或各品种项下规定的溶剂）稀释成25mL。

乙管中为供试品溶液25mL。

丙管中加与乙管相同量的供试品，按该品种项下规定的方法制成溶液，在加水或溶剂稀释成25mL前，加与甲管相同量的标准铅溶液，然后加水或溶剂稀释使成25mL。

② 检视。在甲、乙、丙三管中分别加硫代乙酰胺试液各2mL，摇匀，放置2min，同置白纸

上，自上向下透视。

（3）结果判断　当丙管中显出的颜色不浅于甲管时，乙管中显出的颜色与甲管比较，若乙管所显颜色浅于甲管，则荸贝胶囊重金属检查符合规定；若乙管所显颜色深于甲管，则荸贝胶囊重金属检查不符合规定。

如丙管中显出的颜色浅于甲管，试验无效，应取样按第二法重新检查。

三、注意事项

（1）标准铅溶液的用量　27mL 溶液中含 20μg Pb 时，与硫代乙酰胺试液所呈颜色最适合于目视比色，若小于 10μg 或大于 30μg，则色太浅或太深，均不利于目视观察比较。故标准铅溶液的用量为 2mL。

（2）反应条件主要指溶液的 pH。溶液的 pH 对重金属离子与硫化氢呈色影响较大，pH3.5 时，硫化铅沉淀最完全，呈色最明显。若酸度增大，则呈色变浅，酸度过大甚至不显色。故配制乙酸盐缓冲液（pH3.5）时，应用 pH 计进行调节。如果供试品用强酸溶解或在处理中用了强酸，则应在加入乙酸盐缓冲溶液前加氨试液至对酚酞指示液显中性。最佳显色时间为 2min。

（3）特殊情况的处理

① 如供试品溶液略带颜色，可在甲管中滴加稀焦糖溶液少量或其他无干扰的有色溶液，使其色泽与乙管、丙管一致。

如在甲管中滴加稀焦糖溶液或其他无干扰的有色溶液，仍不能使颜色一致时，应取样按第二法重新检查。

② 供试品如含高铁盐，在弱酸性溶液中会使硫代乙酰胺水解生成的硫化氢氧化析出乳硫，而影响重金属检查，此时可在甲、乙、两三管中分别加相同量的维生素 C 0.5～1.0g，将高铁离子还原成为亚铁离子消除干扰，再照上述方法检查。

③ 配制供试品溶液时，如使用的盐酸超过 1mL（或与盐酸 1mL 相当的稀盐酸），氨试液超过 2mL，或加入其他试剂进行处理者，除另有规定外，甲管溶液应取同样量的试剂置瓷皿中蒸干后，加乙酸盐缓冲液（pH3.5）2mL 与水 15mL，微热溶解后，移至纳氏比色管中，加标准铅溶液一定量，再用水或各品种项下规定的溶剂稀释成 25mL。

四、报告内容

① 记录结果，并将结果与药品标准对照，判断其是否符合规定。

② 完成检验原始记录和检验报告书。

五、评分标准及课后自测

见"考核评分工作手册"。

黄连上清丸的重金属检查（炽灼法）

一、任务目的

学会用炽灼法检查中药制剂中的重金属。

二、任务内容

1. 任务准备

（1）仪器与试药

① 仪器：分析天平（分度值 0.1mg）、架盘天平（分度值 0.1g）、恒温水浴锅、量瓶（100mL、1000mL）、量筒（10mL）、纳氏比色管（25mL）及比色管架、试剂瓶（25mL）、滴瓶、马弗炉、坩埚、瓷皿、白纸、玻璃棒。

动画：炽灼法
检查重金属

② 试剂：硝酸铅、硝酸、硫酸、乙酸盐缓冲液（pH3.5）、蔗糖或葡萄糖、硫代乙酰胺、维生素 C、盐酸、氨试液、酚酞指示液。

③ 药品：黄连上清丸（大蜜丸）。

（2）操作条件

① 标准铅溶液临用前一周内新鲜配制。称取硝酸铅 0.1599g，置 1000mL 量瓶中，加硝酸

5mL 与水 50mL 溶解后，用水稀释至刻度，摇匀，作为贮备液（每 1mL 相当于 100μg 的 Pb）。临用前，精密量取标准铅贮备液 10mL，置 100mL 的量瓶中，加水稀释至刻度，摇匀，即得标准铅溶液（每 1mL 相当于 10μg 的 Pb）。加硝酸是为了防止硝酸铅水解。临用前取贮备液稀释配制，可防止因硝酸铅水解而产生误差。

② 配制与贮存用的玻璃容器均不得含铅。

③ 选用刻度标线高度一致的纳氏比色管配对使用。

2. 操作方法

黄连上清丸是由黄连、栀子、连翘、石膏等十七味中药制备而成的丸剂，具有散风清热、泻火止痛的功效。《中国药典》（2020 年版）规定本品要检查重金属。

① 查阅《中国药典》（2020 年版）一部、四部，设计检验方案。

② 按检验要求取样，根据需要进行适宜处理。

③ 应符合《中国药典》（2020 年版）黄连上清丸重金属检查项下相关规定，即重金属限量不得过 25mg/kg。

3. 操作步骤

（1）供试品溶液的制备 取黄连上清丸大蜜丸 30g，剪碎。取约 1g，精密称定，照炽灼残渣检查法（通则 0841）炽灼至完全灰化，放冷；取残渣，加硝酸 0.5mL，蒸干，至氮氧化物蒸气除尽后（或取供试品一定量，缓缓炽灼至完全炭化，放冷，加硫酸 0.5~1mL，使恰湿润，用低温加热至硫酸除尽后，加硝酸 0.5mL，蒸干，至氮氧化物蒸气除尽后，放冷，在 500~600℃炽灼使完全灰化），放冷，加盐酸 2mL，置水浴上蒸干后加水 15mL，滴加氨试液至对酚酞指示液显微粉红色，再加乙酸盐缓冲液（pH3.5）2mL，微热溶解后，移至纳氏比色管中，加水稀释成 25mL，作为乙管。

（2）重金属检查 取纳氏比色管两支，编号为甲、乙。

甲管：取配制供试品溶液的试剂，置瓷皿中蒸干后，加乙酸盐缓冲液（pH3.5）2mL 与水 15mL，微热溶解后，移置纳氏比色管中，加标准铅溶液 2.5mL，再用水稀释成 25mL。

乙管：供试品溶液。

在甲、乙两管中分别加硫代乙酰胺试液 2mL，摇匀，放置 2min，同置白纸上，自上向下透视比较。

（3）结果判断 比较甲、乙两管的颜色，若乙管所显颜色浅于甲管，则黄连上清丸重金属检查符合规定；若乙管所显颜色深于甲管，则黄连上清丸重金属检查不符合规定。

三、注意事项

① 炽灼温度必须控制在 500~600℃，温度过低灰化不完全，重金属不能全部游离，温度在 700℃以上，多数重金属盐都有不同程度的挥发损失，如铅在 700℃经 6h 炽灼，损失率达 68%。某些供试品在炽灼时能腐蚀瓷坩埚而带入较多的重金属，应改用石英坩埚或铂坩埚操作。

② 炽灼残渣加硝酸处理后，必须蒸干以除尽氮氧化物，防止亚硝酸使硫代乙酰胺水解生成的硫化氢被氧化而析出硫，影响检查。蒸干后的残渣加盐酸处理，目的是使重金属转为氯化物，应水浴上蒸干以驱除多余的盐酸。

③ 为了消除盐酸或其他试剂可能夹杂重金属的影响，在配制供试品溶液时，如使用的盐酸超过 1.0mL（或与盐酸 1.0mL 相当的稀盐酸），氨试液超过 2mL，或加入其他试剂进行处理者，除另有规定外，对照液中应取同样同量的试剂置瓷皿中蒸干，加乙酸盐缓冲液（pH3.5）2mL 与水 15mL，微热溶解后，移至纳氏比色管中，加标准铅溶液一定量，再用水稀释成 25mL。

④ 其他注意事项同第一法。

四、报告内容

① 记录结果，并将结果与药品标准对照，判断其是否符合规定。

② 完成检验原始记录和检验报告书。

五、评分标准及课后自测

见"考核评分工作手册"。

任务三 砷盐检查

知识拓展

任务描述

砷盐的毒性较大，为保证中药材和中药制剂安全，采用古蔡氏法或二乙基二硫代氨基甲酸银（Ag-DDC）法检查中药制剂中的微量砷。

相关知识

知识要点

砷盐的毒性较大，在中药材种植中使用的除草剂、杀虫剂和磷酸盐肥料等以及在中药制剂生产过程中使用的无机试剂和搪瓷反应釜都可能使中药材和中药制剂中含有微量砷。

砷盐检查法系指中药制剂中微量砷盐（以 As 计算）的限量检查。即比较供试品溶液与一定量的标准砷溶液在相同条件下处理所呈现的颜色深浅，判断供试品中砷盐是否符合限量规定。

《中国药典》（2020 年版）收载了两种砷盐检查法，即第一法（古蔡氏法）和第二法（二乙基二硫代氨基甲酸银法）。此外，还采用原子吸收分光光度法或电感耦合等离子体质谱法测定某些中药中的砷盐，严格控制砷盐含量。

一、检查原理

（一）古蔡氏法

微课：砷盐检查
原理——古蔡氏法

古蔡氏法是利用金属锌与酸作用产生的新生的态的氢与供试品中的微量砷盐反应生成具有挥发性的砷化氢，遇溴化汞试纸产生黄色至棕色的砷斑，与相同条件下一定量的标准砷溶液所产生的砷斑比较，以判定供试品中砷盐是否超过限量。

砷盐与锌和盐酸作用：

$$As^{3+}+3Zn+3H^+\longrightarrow AsH_3\uparrow+3Zn^{2+}（反应快）$$

$$AsO_3^{3-}+3Zn+9H^+\longrightarrow AsH_3\uparrow+3Zn^{2+}+3H_2O（反应快）$$

$$AsO_4^{3-}+4Zn+11H^+\longrightarrow AsH_3\uparrow+4Zn^{2+}+4H_2O（反应慢）$$

砷化氢与溴化汞试纸作用：

$$AsH_3+2HgBr_2\longrightarrow 2HBr+AsH(HgBr)_2（黄色）$$

$$AsH_3+3HgBr_2\longrightarrow 3HBr+AsH(HgBr)_3（棕色）$$

（二）二乙基二硫代氨基甲酸银法

二乙基二硫代氨基甲酸银法：利用金属锌与酸作用产生的新生态的氢，与药品中的微量砷盐反应生成具有挥发性的砷化氢，用二乙基二硫代氨基甲酸银试液吸收，使二乙基二硫代氨基甲酸银还原生成红色胶态银，与相同条件下一定量的标准砷溶液所产生的颜色进行目视比色，或在510nm 波长处以二乙基二硫代氨基甲酸银试液作空白，测定吸光度，与标准砷对照液同法测得的吸光度比较，以判定供试品中砷盐是否符合限量规定或计算砷盐含量。

二、适用范围

古蔡氏法：只能用于中药制剂中砷盐的限量检查，不能测定砷盐的准确含量。检查方法见任务实施（牛黄解毒片中砷盐的检查）。

二乙基二硫代氨基甲酸银法：既可检查药物中砷盐限量，又可准确测定砷盐的含量。检查方法见任务实施（克痛痧胶囊中砷盐的检查）。

两法并列，应根据《中国药典》品种项下规定的方法选用。

三、试剂的作用

1. 碘化钾和氯化亚锡

药物中存在的微量砷通常以三价的亚砷酸盐或五价的砷酸盐的形式存在，五价状态的砷被还原生成砷化氢的速度比三价砷慢，三价砷生成砷化氢在 2h 内已反应完全，而五价砷在同时间内仅 1/5 起反应。故加入还原剂碘化钾和氯化亚锡，使五价砷还原为三价砷，加快反应速度。碘化钾被氧化，生成的碘又被酸性氯化亚锡还原为碘离子，碘离子与反应生成的锌离子形成稳定的配离子，有利于生成砷化氢的反应不断进行。

$$AsO_4^{3-}+2I^-+2H^+ \longrightarrow AsO_3^{3-}+I_2+H_2O$$
$$AsO_4^{3-}+Sn^{2+}+2H^+ \longrightarrow AsO_3^{3-}+Sn^{4+}+H_2O$$
$$I_2+Sn^{2+} \longrightarrow 2I^-+Sn^{4+}$$
$$4I^-+Zn^{2+} \longrightarrow [ZnI_4]^{2-}$$

氯化亚锡还可与锌作用，锌置换出锡沉积在锌粒表面形成锌锡齐，起去极化作用，加快锌粒与盐酸作用，使氢气均匀而连续地产生，有利于砷斑的形成，增加反应的灵敏度和准确度。

$$Sn^{2+}+Zn \longrightarrow Sn+Zn^{2+}$$

氯化亚锡与碘化钾的存在，还可抑制锑化氢生成，因为锑化氢也能与溴化汞试纸作用，生成有色锑斑。但在实验条件下，$100\mu g$ 锑存在也不至于干扰测定。

2. 乙酸铅棉花

供试品和锌粒中可能含有少量硫化物，在酸性溶液中产生的硫化氢气体与溴化汞试纸作用产生硫化汞色斑，干扰检查。故用乙酸铅棉花吸收硫化氢气体，排除干扰。乙酸铅棉花应均匀塞入导气管中部 60~80mm，不要塞入近下端。要松紧适宜、保持干燥，如有湿润，应重新更换。

3. 锌粒

应使用无砷锌粒。锌粒大小影响反应速度，为使产生砷化氢气体的速度适宜，以能通过一号筛（粒径 2mm 左右）的锌粒为宜。反应时间为 45min。若锌粒较大，用量应酌情增加，反应时间亦应延长至 1h。反应温度应控制在 25~40℃，冬季可置温水浴中。如反应太快，宜适当降低反应温度，使砷化氢气体均匀产生。

4. 溴化汞试纸

溴化汞试纸应新鲜制备。制备溴化汞试纸所用滤纸的质量，对生成砷斑的色泽有影响，质地疏松的定量滤纸，所显砷斑色调鲜明，便于观察比较。因此，应选用质量较好，质地疏松的中速定量滤纸。

📁 **任务实施**

牛黄解毒片中砷盐的检查（古蔡氏法）

一、任务目的

学会用古蔡氏法检查中药制剂中的微量砷。

动画：古蔡氏法检查砷盐

二、任务内容

1. 任务准备

（1）仪器与试药

① 仪器：古蔡氏法检查砷装置（图 4-1）、分析天平（分度值 0.1mg）、托盘天平、恒温水浴锅、马弗炉、坩埚、干燥器、变色硅胶（干燥剂）、量瓶（100mL、1000mL）、量筒（10mL）、定量滤纸。

② 试剂：盐酸、碘化钾、锌粒、稀硫酸、20％氢氧化钠溶液、酸性氯化亚锡试液、溴化汞试纸、乙酸铅棉花。

③ 药品：牛黄解毒片。

（2）试剂配制

① 标准砷溶液。称取三氧化二砷 0.132g，置 1000mL 量瓶中，加 20％氢氧化钠溶液 5mL 溶解后，用适量的稀硫酸中和，再加稀硫酸 10mL，用水稀释至刻度，摇匀，作为标准砷贮备液。标准砷贮备液存放时间一般不宜超过一年。提前制备，临用前，精密量取标准砷贮备液 10mL，置 1000mL 量瓶中，加稀硫酸 10mL，用水稀释至刻度，摇匀，即得（每 1mL 相当于 1μg 的 As）。

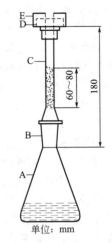

图 4-1 古蔡氏法检砷装置

A—磨口锥形瓶；B—磨口塞（中有一孔）；
C—导气管（装入乙酸铅棉花 60mg）；
D—有机玻璃旋塞；E—有机玻璃旋塞盖

② 乙酸铅棉花。取脱脂棉 1.0g，浸入 12mL 的乙酸铅试液与水的等容混合液中，湿透后，挤压除去过多的溶液，并使之疏松，在 100℃ 以下干燥后，贮存于玻璃塞瓶中备用。

2. 操作方法

牛黄解毒片是由人工牛黄、雄黄、石膏等八味中药制备而成的片剂，具有清热解毒的作用。处方中的雄黄为砷化物，为毒性中药，《中国药典》（2020 年版）规定本品要进行砷盐限量检查。

① 查阅《中国药典》（2020 年版）一部、四部，设计检验方案。

② 按检验要求取样，根据需要进行适宜处理。

③ 应符合《中国药典》（2020 年版）牛黄解毒片砷盐检查项下相关规定。

3. 操作步骤

（1）导气管的准备　取乙酸铅棉花约 60mg，撕成疏松状，用细玻璃棒均匀地装入 C 管中，每次少量，松紧要适度，装管高度为 60～80mm。用玻璃棒夹取溴化汞试纸 1 片（其大小能覆盖 D 顶端口径而不露出平面外为宜），置 D 顶端平面上，盖住孔径，盖上 E 并旋紧。

（2）标准砷斑的制备　精密量取标准砷溶液 2mL，置 A 瓶中，加盐酸 5mL 与水 21mL，再加碘化钾试液 5mL 与酸性氯化亚锡试液 5 滴，在室温放置 10min 后，加锌粒 2g，立即将准备好的 C 管密塞于 A 瓶上，并将 A 瓶置 25～40℃水浴中，反应 45min，取出溴化汞试纸，即得。

（3）供试品检查　取牛黄解毒片适量（包衣片除去包衣），研细，精密称取 1.52g，加稀盐酸 20mL，时时搅拌 1h，滤过，残渣用稀盐酸洗涤 2 次，每次 10mL，搅拌 10min，洗液与滤液合并，置 500mL 量瓶中，加水稀释至刻度，摇匀。精密量取 5mL，置 10mL 量瓶中，加水至刻度，摇匀。

精密量取 2mL，置瓶 A 中，加盐酸 5mL 与水 21mL，照标准砷斑的制备，自"再加碘化钾试液 5mL"起，依法操作。将生成的砷斑与标准砷斑比较，即得。

（4）结果判断　供试品砷斑的颜色比标准砷斑颜色浅，则砷盐检查符合规定；供试品砷斑的颜色比标准砷斑颜色深，则砷盐检查不符合规定。

三、注意事项

① 若供试品需经有机破坏后再进行检砷，则应精密量取标准砷溶液 2mL 代替供试品，照该品种项下规定的方法处理后，依法制备标准砷斑。

② 制备标准砷斑或标准砷对照液，应与供试品检查同时进行。因砷斑不稳定，遇光、热及湿气易褪色，故反应中应保持干燥及避光，反应完毕立即比色。标准砷溶液应于实验当天配制，标准砷贮备液存放时间一般不宜超过 1 年。

③ 砷斑色泽的控制：砷斑色泽的深浅随砷化氢的量而定，砷斑颜色过深或过浅都会影响比色的准确性。2mL（相当于 2μg 的 As）标准砷溶液所形成的色斑色度适中、清晰，便于比较。因此，当供试品砷限量不同时，应采用改变供试品取用量的方法来适应要求，而不采用改变标准砷溶液用量的办法。

④ 样品预处理：中药及其制剂一般需经有机破坏后检查砷盐。因砷盐常与有机药物的环状结构以共价键结合，需先进行有机破坏，使砷游离出来，否则检出结果偏低或难以检出。有机破坏时，所用试剂的含砷量如超过 1μg，除另有规定外，应取同量的试剂加入标准砷溶液一定量，按供试品同样处理，制备标准砷斑，再与供试品所生成砷斑的颜色比较。

⑤ 仪器和试液：所用仪器和试液等按本法检查，均不应生成砷斑，或至多生成仅可辨认的斑痕。新购置的仪器装置，在使用前应检查是否符合要求。可将所使用的仪器装置依法制备标准砷斑，所得砷斑应呈色一致。同一套仪器应能辨别出标准砷溶液 1.5mL 与 2.0mL 所呈砷斑的深浅。

四、报告内容

① 记录结果，并将结果与药品标准对照，判断其是否符合规定。

② 完成检验原始记录和检验报告书。

五、评分标准及课后自测

见"考核评分工作手册"。

克痛痧胶囊中砷盐的检查（二乙基二硫代氨基甲酸银法）

一、任务目的

学会用二乙基二硫代氨基甲酸银法检查中药制剂中的微量砷。

二、任务内容

1. 任务准备

（1）仪器与试药

① 仪器：二乙基二硫代氨基甲酸银法检砷装置（见图 4-2）、分析天平（分度值 0.1mg）、托盘天平、紫外-可见分光光度计、比色计、恒温水浴锅、马弗炉、坩埚、恒温干燥箱（精确到 ±1℃）、干燥器、变色硅胶（干燥剂）、量瓶（100mL、1000mL）、量筒（10mL）、定量滤纸。

动画：二乙基二硫代氨基甲酸银法检查砷盐

② 试剂：盐酸、碘化钾、锌粒、稀硫酸、二乙基二硫代氨基甲酸银试液、酸性氯化亚锡试液、三氯甲烷、乙酸铅棉花。

③ 药品：克痛痧胶囊。

（2）试剂配制

① 标准砷溶液。称取三氧化二砷 0.132g，置 1000mL 量瓶中，加 20%氢氧化钠溶液 5mL 溶解后，用适量的稀硫酸中和，再加稀硫酸 10mL，用水稀释至刻度，摇匀，作为标准砷贮备液。标准砷贮备液存放时间一般不宜超过 1 年。提前制备，临用前，精密量取标准砷贮备液 10mL，置 1000mL 量瓶中，加稀硫酸 10mL，用水稀释至刻度，摇匀，即得（每 1mL 相当于 1μg 的 As）。

② 乙酸铅棉花。取脱脂棉 1.0g，浸入 12mL 的乙酸铅试液与水的等容混合液中，湿透后，挤压除去过多的溶液，并使之疏松，在 100℃以下干燥后，贮存于玻璃塞瓶中备用。

③ 二乙基二硫代氨基甲酸银试液。取二乙基二硫代氨基甲酸银 0.25g，加三氯甲烷适量于三乙胺 1.8mL，加三氯甲烷至 100mL，搅拌使溶解，放置过夜，用脱脂棉过滤，即得。加入三乙胺是为了中和反应生成的二乙基二硫代氨基甲酸。该试液呈色稳定，低毒无臭，且配制后 2 周内稳定。该试液应置棕色玻璃瓶中，密塞，阴凉处保存。

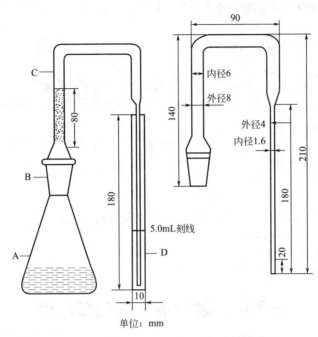

图 4-2 二乙基二硫代氨基甲酸银法检砷装置
A—锥形瓶；B—磨口塞（中有一孔）；C—导气管（装入乙酸铅棉花 60mg）；D—平底玻璃管

2. 操作方法

克痛痧胶囊是由白芷、苍术、雄黄粉、枯矾等十二味中药制备而成的胶囊剂，《中国药典》（2020 年版）规定本品要进行砷盐限量检查。

① 查阅《中国药典》（2020 年版）一部、四部，设计检验方案。

② 按检验要求取样，根据需要进行适宜处理。

③ 应符合《中国药典》（2020 年版）克痛痧胶囊砷盐检查项下相关规定，即砷盐限量不得过 0.019%。

3. 操作步骤

（1）装置的准备 取乙酸铅棉花约 60mg，撕成疏松状，用细玻璃棒均匀地装入 C 管中，每次少量，松紧要适度，装管高度约 80mm。

精密量取二乙基二硫代氨基甲酸银试液（含 1.8%三乙胺的 0.25%二乙基二硫代氨基甲酸银的三氯甲烷溶液）5mL，置 D 管中。

（2）标准砷对照液的制备 精密量取标准砷溶液 2mL，置 A 瓶中，加盐酸 5mL 与水 21mL，再加碘化钾试液 5mL 与酸性氯化亚锡试液 5 滴，在室温下放置 10min 后，加锌粒 2g，立即将 C 管与 A 瓶密塞，使生成的砷化氢气体导入 D 管中，并将 A 瓶置 25～40℃水浴中反应 45min，取出 D 管，添加三氯甲烷至刻度，混匀，即得。

（3）供试品溶液的制备 取克痛痧胶囊内容物适量，研细，取约 2.63g，精密称定，加稀盐酸 20mL，不断搅拌 30min，转移至 100mL 量瓶中，加水分次洗涤容器，转移至量瓶中并稀释至刻度，摇匀，滤过，精密量取续滤液 10mL，置 50mL 量瓶中，加水稀释至刻度，摇匀。精密量取上述溶液 5mL，置 A 瓶中，加盐酸 5mL 与水适量使成 28mL，照标准砷对照液的制备，自"再加碘化钾试液 5mL"起，依法操作。

（4）测定 将所得溶液与标准砷对照液分别转移至 1cm 吸收池中，用紫外-可见分光光度计，在 510nm 的波长处，以二乙基二硫代氨基甲酸银试液作空白，分别测定吸光度。

（5）结果判断 若供试液的吸光度小于对照液的吸光度，则砷盐检查符合规定；若供试液的吸光度大于对照液的吸光度，则砷盐检查不符合规定。

4. 标准规定

所得溶液的吸光度不得高于标准砷对照液的吸光度（不得过 0.019%）。

三、注意事项

① 当供试液中含砷（As）0.75～7.5μg 时显色反应的线性关系良好，2h 内稳定，重现性好。与砷化氢产生的颜色在 510nm 处有最大吸收。因二乙基二硫代氨基甲酸银试液带浅黄绿色，测吸光度时要用此试液作空白。

② 操作时由于在 25～40℃水浴中反应 45min 后，D 管中有部分三氯甲烷挥发，故比色前应添加三氯甲烷至 5.00mL，摇匀。

③ 其他注意事项同古蔡氏法。

四、报告内容

① 记录结果，并将结果与药品标准对照，判断其是否符合规定。

② 完成检验原始记录和检验报告书。

五、评分标准及课后自测

见"考核评分工作手册"。

任务四　注射剂有关物质检查

任务描述

注射剂有关物质残留在注射剂中可能引起不良反应，需要检查并控制蛋白质、鞣质、树脂、草酸盐、钾离子的存在量。

知识要点

相关知识

中药注射剂系指药材经提取、纯化后制成的供注入人体内的溶液、乳状液及供临用前配制成溶液的粉末或浓溶液的无菌制剂。注射剂有关物质［《中国药典》（2020 年版）四部通则 2400］是指中药材经提取、纯化制成注射剂后，残留在注射剂中可能引起不良反应，需要控制的物质。除另有规定外，一般应检查蛋白质、鞣质、树脂等，静脉注射液还应检查草酸盐、钾离子等。这些物质存在于注射剂中既会影响注射剂的澄明度，又会使患者注射后出现局部疼痛、红肿、组织坏死或过敏反应等现象。故应检查这些杂质并控制其存在量。

一、蛋白质检查

中药注射剂中的蛋白质（多为植物蛋白）如未除尽，灭菌及贮存期间易聚集沉淀，从而影响注射剂的稳定性及澄明度，注射到人体后由于异性蛋白的缘故易引起过敏反应，故应检查和控制蛋白质。

检查原理是利用蛋白质在 pH 小于等电点时呈正离子状态，可与磺基水杨酸或鞣酸试剂产生不溶性的沉淀，以判断蛋白质的存在。检查方法见任务实施（灯盏细辛注射液有关物质检查）。

二、鞣质检查

中药注射剂中如含有较多的鞣质，一方面，鞣质能与蛋白质结合为不溶性沉淀，会对人体产生刺激，肌内注射会引起注射部位红肿、出现硬结和疼痛；静脉注射会引起凝血。另一方面，注射剂中含有鞣质，在灭菌和贮存过程中，鞣质被氧化，使注射液颜色加深、产生混浊甚至生成沉淀，严重影响注射剂的澄明度和稳定性。而在制备中药注射剂时，又很难把鞣质完全除尽。因此，中药注射剂应进行鞣质检查。

检查原理是利用鞣质与蛋白质反应生成鞣酸蛋白沉淀，以判断鞣质的存在。检查方法见任务实施（灯盏细辛注射液有关物质检查）。

三、树脂检查

树脂是植物组织的正常代谢产物或分泌物。树脂中的树脂酸和树脂醇具有极性基团，有一定的水溶性，在中药注射剂中常有少量存在而又不易除去，但在灭菌时或贮藏过程中容易析出，影响注射剂的澄明度。中药注射剂中如含有树脂，注射后还会引起疼痛。因此中药注射剂应进行树脂检查。

检查原理是利用树脂在酸性水溶液中溶解度降低析出絮状沉淀，以判断树脂的存在。检查方法见任务实施（灯盏细辛注射液有关物质检查）。

四、草酸盐检查

注射剂中如含有草酸盐，进入人体后会与钙离子结合为不溶于水的草酸钙而引起血栓，并使血液脱钙，甚至引起痉挛。故供静脉注射用的注射剂应检查草酸盐，以保证用药安全。

检查原理是利用草酸盐与氯化钙反应生成不溶于水的草酸钙，以判断草酸盐的存在。检查方法见任务实施（灯盏细辛注射液有关物质检查）。

$$C_2O_4^{2-} + CaCl_2 \longrightarrow CaC_2O_4 \downarrow + 2Cl^-$$

五、钾离子检查

中药注射剂中如果钾离子含量过高，可引起明显的局部刺激（疼痛反应）和心肌损害。用于静脉注射时，会引起患者血钾离子浓度偏高，使电解质平衡失调，一般认为钾离子浓度以控制在22%（mg/mL）以下为宜，故应对供静脉注射用注射剂中的钾离子进行限量检查。

检查原理是利用注射液中的钾离子与四苯硼钠试剂在酸性条件下生成白色沉淀，使供试液混浊，与一定量的标准钾离子溶液在相同条件下所产生的浊度进行比较，判断注射液中钾离子是否超过规定限度。检查方法见任务实施（灯盏细辛注射液有关物质检查）。

📁 任务实施

灯盏细辛注射液有关物质检查

一、任务目的
学会中药注射剂有关物质的检查方法。

二、任务内容
1. 任务准备

（1）仪器与试药

① 仪器：试管、恒温水浴锅、蒸发皿、分液漏斗、具塞试管、烧杯、玻璃漏斗、滤纸、分析天平（分度值 0.1mg）、马弗炉、量瓶、乳钵、恒温干燥箱、干燥器、变色硅胶（干燥剂）、坩埚、表面皿、纳氏比色管（10mL）、移液管、黑纸。

② 试剂：30%磺基水杨酸试液、鞣酸试液、1%的鸡蛋清生理氯化钠溶液、稀乙酸、氯化钠明胶试液、盐酸、三氯甲烷、冰乙酸、稀盐酸、氢氧化钠溶液、3%氯化钙溶液、稀乙酸、甲醛溶液、0.1mol/L 氢氧化钠溶液、3%乙二胺四乙酸二钠溶液、3%四苯硼钠溶液、硫酸钾。

③ 药品：灯盏细辛注射液。

（2）试剂配制

① 磺基水杨酸试液、鸡蛋清生理氯化钠溶液应新鲜配制。

② 鞣酸试液的配制。取鞣酸 1g，加乙醇 1mL，加水溶解并稀释至 100mL，即得。

③ 标准钾离子溶液的配制。取硫酸钾适量，研细，于110℃下干燥至恒重，精密称取 2.23g，置 1000mL 量瓶中，加水适量使溶解并稀释至刻度，摇匀，作为贮备液。临用前，精密量取贮备液 10mL，置 100mL 量瓶中，加水稀释至刻度，摇匀即得（每 1mL 相当于 100μg 的钾）。贮备液应放冰箱中保存。

2. 操作方法

灯盏细辛注射液是由灯盏细辛提取制备成的注射剂，依据《中国药典》（2020 年版）四部通则 2400 "注射剂有关物质检查" 项下进行检查。

（1）查阅《中国药典》（2020 年版）一部、四部，设计检验方案。

（2）按检验要求取样，根据需要进行适宜处理。

（3）应符合《中国药典》（2020 年版）四部通则 2400 "注射剂有关物质检查" 项下相关规定。

3. 操作步骤

（1）蛋白质检查　取本品 1mL，加鞣酸试液 1～3 滴，不得出现混浊。

结果判断：若澄清则蛋白质检查符合规定；若出现混浊，则蛋白质检查不符合规定。

（2）鞣质检查　取本品 1mL，加新配制的含 1% 鸡蛋清的生理氯化钠溶液 ［必要时，用微孔滤膜（0.45μm）滤过］5mL，放置 10min，不得出现混浊或沉淀。

结果判断：若澄清，则鞣质检查符合规定；若出现混浊或沉淀，则鞣质检查不符合规定。

（3）树脂检查　取本品 5mL，用三氯甲烷 10mL 振摇提取，分取三氯甲烷液，置水浴上蒸干，残渣用冰乙酸 2mL 溶解，置具塞试管中，加水 3mL，混匀，放置 30min，不得出现沉淀。

结果判断：若澄清，不出现絮状物，则树脂检查符合规定；若有絮状物析出则树脂检查不符合规定。

（4）草酸盐检查　取本品 10mL，用稀盐酸调节 pH 至 1～2，滤过，滤液通过聚酰胺柱（100～200 目，1g，内径为 1cm，干法装柱），收集初次流出液 2mL，调节 pH 至 5～6，加 3% 氯化钙溶液 2～3 滴，放置 10min，不得出现混浊或沉淀。

结果判断：若澄清，则草酸盐检查符合规定；若出现混浊或沉淀，则草酸盐检查不符合规定。

（5）钾离子检查　取本品 2mL，蒸干，先用小火炽灼至炭化，再在 500～600℃ 炽灼至完全灰化，加稀乙酸 2mL 使溶解，置 25mL 量瓶中，加水稀释至刻度，摇匀，作为供试品溶液。取 10mL 纳氏比色管 2 支，甲管中精密加入标准钾离子溶液 0.8mL，加碱性甲醛溶液（取甲醛溶液，用 0.1mol/L 氢氧化钠溶液调节 pH 至 8.0～9.0）0.6mL、3% 乙二胺四乙酸二钠溶液 2 滴、3% 四苯硼钠溶液 0.5mL，加水稀释成 10mL，乙管中精密加入供试品溶液 1mL，与甲管同时依法操作，摇匀，甲、乙两管同置黑纸上，自上向下透视，乙管中显出的浊度与甲管比较，不得更浓。

结果判断：若乙管中显出的浊度比甲管浅，则钾离子检查符合规定；若乙管中显出的浊度比甲管深，则钾离子检查不符合规定。

三、注意事项

① 试管应选质量较好、质地一致、无色、无刻度的玻璃试管。

② 磺基水杨酸试液、鸡蛋清生理氯化钠溶液应新鲜配制，否则影响检查结果。

③ 用三氯甲烷提取时，应充分放置，使其分层完全，否则，易出现假阳性。应在通风柜中进行。

④ 某些注射剂遇酸能产生沉淀，会干扰检查结果，应注意。

⑤ 含有聚乙二醇、聚山梨酯等聚氧乙烯基物质的注射液，虽有鞣质也不产生沉淀，对这类注射液应取未加附加剂前的半成品检查。

⑥ 鞣酸试液的配制：取鞣酸 1g，加乙醇 1mL，加水溶解并稀释至 100mL，即得。

⑦ 标准钾离子溶液的配制：取硫酸钾适量，研细，于110℃下干燥至恒重，精密称取2.23g，置1000mL量瓶中，加水适量使溶解并稀释至刻度，摇匀，作为贮备液。临用前，精密量取贮备液10mL，置100mL量瓶中，加水稀释至刻度，摇匀即得（每1mL相当于100μg的钾）。贮备液应放冰箱中保存。

⑧ 供试品在炭化时，应注意缓慢加热，以防止暴沸而造成误差。炽灼温度应控制在500～600℃，灰化必须完全。

⑨ 如结果不明显，可取注射用水作空白，同法操作，加以比较。

四、报告内容

① 记录结果，并将结果与药品标准对照，判断其是否符合规定。

② 完成检验原始记录和检验报告书。

五、评分标准及课后自测

见"考核评分工作手册"。

知识拓展

任务五　可见异物检查

📖**任务描述**

为避免可见异物影响药品质量，采用灯检法或光散射法，检查中药注射剂、眼用液体制剂、无菌原料药的可见异物。

知识要点

✳**相关知识**

可见异物是指存在于注射剂、眼用液体制剂和无菌原料中，在规定条件下目视可以观测到的不溶性物质，其粒径或长度通常大于50μm。常见可见异物有金属、玻璃、纤维、块状物、点状物及其他外来异物等。注射剂、眼用液体制剂和无菌原料中若含有可见异物将影响药品质量，甚至导致严重的药品不良反应或药疗事故。因此可见异物检查对于保证注射剂、眼用液体制剂和无菌原料的安全性具有重要意义。

《中国药典》（2020年版）收载的可见异物检查法有灯检法和光散射法。一般常用灯检法。如遇用深色透明容器包装或液体色泽较深（一般深于各标准比色液7号）的品种，不适用于灯检法，可选用光散射法；混悬型、乳状液型注射液和滴眼液不能使用光散射法。

一、灯检法

本法为注射剂、眼用液体制剂和无菌原料药中可见异物检查的常用方法，还用于光散射法检出可见异物的供试品的复核确认。本实验所用供试品必须按规定随机抽样。

（一）检查条件

1. 环境

灯检法应在暗室中进行。实验室检测时应避免引入可见异物。当制备注射用无菌粉末和无菌原料药供试品溶液时，或供试品的容器（如不透明、不规则形状容器等）不适于检测，需转移至适宜容器中时，均应在B级的洁净环境（如层流净化台）中进行操作。

2. 检查装置

如图4-3所示，A为带有遮光板的日光灯光源，光照度可在1000～4000lx范围内调节；B为反光的白色背景（指遮光板内侧）；C为不反光的黑色背景；D为不反光的白色背景和底部（供检查有色异物）。

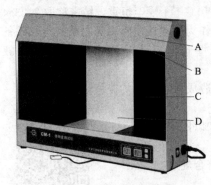

图 4-3　灯检法检查装置

3. 检查人员条件

检查人员远距离和近距离视力测验均应为 4.9 及以上（矫正后视力应为 5.0 及以上）；同时应无色盲。

4. 检视距离

检查人员调节位置，使供试品位于眼部的明视距离（指供试品至人眼的清晰观测距离，通常为 25cm）处。

（二）检查方法

取规定量供试品，除去容器标签，擦净容器外壁，必要时将药液转移至洁净透明的适宜容器内，将供试品置遮光板边缘处，手持容器颈部，轻轻旋转和翻转容器（避免产生气泡），使药液中可能存在的可见异物悬浮，分别在黑色和白色背景下目视检查，重复观察，总检查时限为 20s。供试品装量每支（瓶）在 10mL 及 10mL 以下的，每次检查可手持 2 支（瓶）。50mL 或 50mL 以上大容量注射液按直、横、倒三步法检视。

1. 注射液

除另有规定外，取供试品 20 支（瓶），按上述方法检查。

2. 注射用无菌粉末

除另有规定外，取供试品 5 支（瓶），用适宜的溶剂和适当的方法使药粉完全溶解后，按上述方法检查。

配带有专用溶剂的注射用无菌制剂，应先将专用溶剂按注射液要求检查并符合注射液的规定后，再用其溶解注射用无菌制剂。如经真空处理的供试品，必要时应用适当的方法破其真空，以便于药物溶解。低温冷藏的品种，应先将其放至室温，再进行溶解和检查。

3. 无菌原料药

除另有规定外，按抽样要求称取各品种制剂项下最大规格量 5 份，分别置洁净透明的适宜容器内，用适宜的溶剂及适当的方法使药物全部溶解后，按上述方法检查。

注射用无菌制剂及无菌原料药所选用的适宜溶剂应无可见异物。如为水溶性药物，一般使用不溶性微粒检查用水［参见《中国药典》(2020 年版) 四部通则 0903］进行溶解制备；如使用其他溶剂，则应在各品种正文中明确规定。溶剂量应确保药物溶解完全并便于观察。

注射用无菌制剂及无菌原料药溶解所用的适当方法应与其制剂使用说明书中注明的临床使用前处理方式相同。如除振摇外还需其他辅助条件，则应在各品种正文中明确规定。

4. 眼用液体制剂

除另有规定外，取供试品 20 支（瓶），按上述方法检查。临用前配制的滴眼剂所带的专用溶剂，应先检查合格后，再用其溶解滴眼用制剂。

（三）注意事项

① 不同药品检查时对光照度要求也不同。用无色透明容器包装的无色供试品溶液，检查时被观察样品所在处的光照度应为 1000～1500lx；透明塑料容器包装、棕色透明容器包装的供试品溶液或有色供试品溶液，光照度应为 2000～3000lx；混悬型供试品或乳状液，光照度应增加至约 4000lx。

② 正面不反光的黑色背景用于检查无色或白色异物，侧面和底面白色背景用于检查有色异物。

③ 旋转和翻转容器时，应避免使药液产生气泡。

④ 供试品溶液中有大量气泡产生影响观察时，需静置足够时间至气泡消失后检查。

⑤ 供试品装量每支（瓶）在 10mL 及 10mL 以下的，每次检查可手持 2 支（瓶）。

⑥ 50mL 或 50mL 以上大容量注射液按直、横、倒三步法旋转检视。

（四）结果判断

（1）供试品中不得检出金属屑、玻璃屑、长度超过 2mm 的纤维、最大粒径超过 2mm 的块状物、静置一定时间后轻轻旋转时肉眼可见的烟雾状微粒沉积物、无法计数的微粒群或摇不散的沉淀，以及在规定时间内较难计数的蛋白质絮状物等明显可见异物。

（2）供试品中如检出点状物、2mm 以下的短纤维和块状物等微细可见异物，除另有规定外，应分别符合下列各表中的规定。

① 非生物制品注射液、滴眼剂结果判定应符合表 4-2 的规定。

表 4-2　非生物制品注射液、滴眼剂结果判定

类别		微细可见异物限度	
		初试 20 支(瓶)	初、复试 40 支(瓶)
注射液	静脉用	如 1 支(瓶)检出，复试； 如 2 支(瓶)或以上检出,不符合规定	≥2 支(瓶)检出,不符合规定
	非静脉用	如 1～2 支(瓶)检出,复试； 如 2 支(瓶)以上检出,不符合规定	≥3 支(瓶)检出,不符合规定
滴眼剂		如 1 支(瓶)检出,符合规定； 如 2～3 支(瓶)检出,复试； 如 3 支(瓶)以上检出,不符合规定	≥4 支(瓶)检出,不符合规定

② 既可静脉用也可非静脉用的注射液，及脑池内、硬膜外、椎管内用的注射液：应执行静脉用注射液的标准，混悬液与乳状液仅对明显可见异物进行检查。

③ 注射用无菌制剂：5 支（瓶）检查的供试品中，均不得检出明显可见异物。如检出微细可见异物，每支（瓶）中检出微细可见异物的数量应符合表 4-3 的规定；如有 1 支（瓶）超出表 4-3 中限度规定，另取 10 支（瓶）同法复试，均应不超出表 4-3 中限度规定。

表 4-3　注射用无菌制剂的结果判定

类别		每支(瓶)中微细可见异物限度
非生物制品	冻干	≤3 个
	非冻干	≤5 个

④ 无菌原料药：5 份检查的供试品中，均不得检出明显可见异物。如检出微细可见异物，每份供试品中检出微细可见异物的数量应符合相应注射用无菌制剂的规定；如有 1 份超出限度规定，另取 10 份同法复试，均应不超出限度规定。

⑤ 滴眼剂：照眼用液体制剂项下的方法检查，应符合规定。

⑥ 眼内注射溶液：照注射液项下的方法检查，应符合规定。

二、光散射法

（一）检测原理

当一束单色激光照射溶液时，溶液中存在的不溶性物质使入射光发生散射，散射的能量与不溶性物质的大小有关。光散射法就是通过对溶液中不溶性物质引起的光散射能量的测量，并与规

定的阈值比较，以检查可见异物。

不溶性物质的光散射能量可通过被采集的图像进行分析。设不溶性物质的光散射能量为 E，经过光电信号转换，即可用摄像机采集到一个锥体高度 H，直径为 D 的相应立体图像。散射能量 E 为 D 和 H 的一个单调函数，即 $E = f(D, H)$。同时，假设不溶性物质的光散射强度为 q，摄像曝光时间为 T，则又有 $E = g(q, T)$。由此可得出图像中的 D 与 q、T 之间的关系为 $D = w(q, T)$，也为一个单调函数关系。在测定图像中的 D 值后，即可根据函数曲线计算出不溶性物质的光散射能量。

（二）仪器装置和检测原理

仪器装置由数据处理系统和终端显示系统组成，并配有自动上瓶和下瓶装置。如图 4-4 所示。

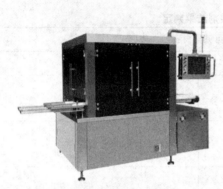

图 4-4　全自动灯检机（ABJ 系列）

供试品被放置至检测装置后，旋瓶装置使供试品沿垂直中轴线高速旋转一定时间后迅速停止，同时，激光光源发出的均匀激光束照射在供试品上；当药液涡流基本消失，瓶内药液因惯性继续旋转，图像采集器在特定角度对旋转药液中悬浮的不溶性物质引起的散射光能量进行连续摄像，采集图像不少于 75 幅；数据处理系统对采集的序列图像进行处理，然后根据预先设定的阈值自动判定超过一定大小的不溶性物质的有无，或在终端显示器上显示图像供人工判定，同时记录检测结果。

（三）仪器校准

仪器应具备自动校准功能，在检测供试品前须采用标准粒子进行校准。

除另有规定外，分别用粒径为 $40\mu m$ 和 $60\mu m$ 的标准粒子溶液对仪器进行校准。根据标定结果得到曲线方程并计算出与粒径 $50\mu m$ 相对应的检测像素值。

当把检测像素参数设定为与粒径 $50\mu m$ 相对应的数值时，对 $60\mu m$ 的标准粒子溶液测定 3 次，应均能检出。

（四）检查法

除另有规定外，按第一法中溶液型供试品、注射用无菌粉末和无菌原料药项下要求取供试品规定数量或制备供试品溶液，除去不透明标签，擦净容器外壁，置仪器检测装置上，从仪器提供的菜单中选择与供试品规格相应的测定参数，并根据供试品瓶体大小对参数进行适当调整后，启动仪器，将供试品检测 3 次并记录检测结果。凡仪器判定有 1 次不合格者，可用灯检法确认。用深色透明容器包装或液体色泽较深等灯检法检查困难的品种不用灯检法确认。

（五）注意事项

① 供试品溶应为目视透明溶液。安瓿上的印字在仪器旋瓶时如不脱落则不影响测定结果。

② 溶液型供试品检查时，凡仪器判定有 1 次不合格者，可用灯检法确认。用深色透明容器包装或液体色泽较深等灯检法检查困难的品种不用灯检法确认。

③ 本法不适用于易产生气泡且气泡不易消除的供试品，如高分子溶液。

④ 设置检测参数时，一般情况下，取样视窗的左右边线和底线应与瓶体重合，上边线与液面的弯月面成切线；旋转时间的设置应能使液面漩涡到底，以便能带动固体物质悬浮并消除气泡；旋瓶停止至摄像启动时间应尽可能短，但应避免受液面漩涡以及气泡干扰，同时也保证摄像启动时固体物质仍在转动。

（六）结果判断

同灯检法。

📁 **任务实施**

鱼腥草滴眼液可见异物检查

微课：可见异物检查

一、任务目的

学会用灯检法检查中药制剂的可见异物。

二、任务内容

1. 任务准备

（1）仪器与药品

① 仪器：灯检仪。

② 药品：鱼腥草滴眼液。

（2）操作条件

药品除去容器标签，擦净容器外壁。

2. 操作方法

鱼腥草滴眼液是由鲜鱼腥草经水蒸气蒸馏加辅料制成的供滴入眼内的无菌液体制剂。可见异物的存在直接影响了滴眼剂的质量，对患者的危害性很大，为了加强滴眼剂的用药安全，《中国药典》（2020年版）规定滴眼剂应进行可见异物检查。

① 查阅《中国药典》（2020年版）一部和四部相关内容，设计检验方案。

② 按检验要求取样，根据需要进行适宜处理。

③ 应符合《中国药典》（2020年版）鱼腥草滴眼液检查项下相关规定。

3. 操作步骤

（1）调节仪器　打开灯检仪开关，调节光照度为1000～1500lx。

（2）供试品准备　取鱼腥草滴眼液20支（瓶），除去容器标签，擦净容器外壁。

（3）可见异物检查　将滴眼液置遮光板边缘处，眼部与其处于明视距离，手持容器颈部，轻轻旋转和翻转容器（但应避免产生气泡），使药液中可能存在的可见异物悬浮，分别在黑色和白色背景下目视检查，重复观察，总检查时限为20s。

4. 结果判断

① 供试品中不得检出金属屑、玻璃屑、长度超过2mm的纤维、最大粒径超过2mm的块状物、静置一定时间后轻轻旋转时肉眼可见的烟雾状微粒沉积物、无法计数的微粒群或摇不散的沉淀，以及在规定时间内较难计数的蛋白质絮状物等明显可见异物。

② 供试品中如检出点状物、2mm以下的短纤维和块状物等微细可见异物，除另有规定外，应符合表4-2中的规定。

三、注意事项

① 鱼腥草滴眼液为近无色或微黄色的澄明液体，检查时的光照度应为1000～1500lx。

② 正面不反光的黑色面作为检查无色或白色异物的背景，侧面和底面白色面作为检查有色异物的背景。

③ 旋转和翻转容器时，应避免使药液产生气泡。

四、报告内容

① 记录结果，将结果与药品标准对照，判断可见异物检查是否符合规定。

② 完成检验原始记录和检验报告书。

五、评分标准及课后自测

见"考核评分工作手册"。

任务六　农药残留量测定

知识要点

任务描述

农药对人体危害极大，因此需要对中药材及其制剂中的农药残留进行控制。采用色谱法、质谱法等对中药材及其制剂中的有机氯类、有机磷类、拟除虫菊酯类等农药残留进行测定。

相关知识

农药残留量测定法系用气相色谱法（通则 0521）和质谱法（通则 0431）测定药材、饮片及制剂中部分农药残留量。

农药残留的来源主要有中药材栽培过程喷洒的农药（杀虫剂、杀菌剂、杀螨剂、杀鼠剂及除草剂等），生长环境（土壤、水源、空气等）的污染，此外，中药材在采收、加工、保存和运输中也会造成农药污染。因农药对人体危害极大，故对中药材及其制剂中的农药残留进行控制是有必要的。

《中国药典》（2020 年版）收载的农药残留量测定方法有五种，包括第一法（有机氯类农药残留量测定法——色谱法）、第二法（有机磷类农药残留量测定法——色谱法）、第三法（拟除虫菊酯类农药残留量测定法——色谱法）、第四法（农药多残留测定法——质谱法）和第五法［药材及饮片（植物类）中禁用农药多残留测定法］。

表 4-4

《中国药典》（2020 年版）中药材、中药饮片检定通则中增加了 33 种禁用农药不得检出（不得过定量限）的要求（表 4-4），部分品种项下还新增了禁用农药、重金属、有害元素、黄曲霉毒素等项目检测的要求。

一、有机氯类农药残留量测定法——色谱法（第一法）

有机氯类农药化学性质稳定，脂溶性强，残留期长（可达 30～50 年），易在脂肪组织中蓄积，造成慢性中毒，严重危害人体健康。《中国药典》（2020 年版）四部收载的有机氯类农药残留量测定有 9 种农药残留量测定法和 22 种农药残留量测定法两种。

（一）9 种有机氯类农药残留量测定法

1. 仪器与试剂

① 仪器：气相色谱仪、^{63}Ni-ECD 电子捕获检测器、色谱柱［以（14%-氰丙基-苯基）甲基聚硅氧烷或（5%苯基）甲基聚硅氧烷为固定液的弹性石英毛细管柱（30m×0.32mm×0.25μm）］、超声仪、离心机、旋转蒸发器、恒温干燥箱、粉碎机、分析天平、药典筛（三号）、具塞刻度离心管（10mL）、刻度浓缩瓶、具塞锥形瓶（100mL）、移液管（2mL、50mL）、研钵等。

② 试剂：氮气（高纯）、石油醚（沸程 60～90℃）、丙酮和二氯甲烷均为分析纯（均经重蒸馏处理，符合农残检测要求）、无水硫酸钠（分析纯）、氯化钠（分析纯）、硫酸（优级纯）。

③ 农药对照品：六六六（BHC）（α-BHC、β-BHC、γ-BHC、δ-BHC）、滴滴涕（DDT）（p,p'-DDE、p,p'-DDD、o,p'-DDT、p,p'-DDT）及五氯硝基苯（PCNB）。

2. 操作方法

（1）色谱条件与系统适用性试验　以（14%-氰丙基-苯基）甲基聚硅氧烷或（5%苯基）甲基聚硅氧烷为固定液的弹性石英毛细管柱（30m×0.32mm×0.25μm），^{63}Ni-ECD 电子捕获检测器。进样口温度230℃，检测器温度300℃，不分流进样。程序升温：初始100℃，以 10℃/min 升至

220℃，8℃/min升至250℃，保持10min。理论板数按α-BHC峰计算应不低于1×10^6，两个相邻色谱峰的分离度应大于1.5。

(2) 对照品溶液的制备

① 对照品贮备液的制备。精密称取六六六（BHC）（α-BHC、β-BHC、γ-BHC、δ-BHC）、滴滴涕（DDT）（p,p'-DDE、p,p'-DDD、o,p'-DDT、p,p'-DDT）及五氯硝基苯（PCNB）农药对照品适量，用石油醚（60～90℃）分别制成每1mL约含4～5μg的溶液，即得。

② 混合对照品贮备液的制备。精密量取上述各对照品贮备液0.5mL，置10mL量瓶中，用石油醚（60～90℃）稀释至刻度，摇匀，即得。

③ 混合对照品溶液的制备。精密量取上述混合对照品贮备液，用石油醚（60～90℃）制成每1L分别含0μg、1μg、5μg、10μg、50μg、100μg、250μg的溶液，即得。

(3) 供试品溶液的制备

① 药材或饮片。取供试品，粉碎成粉末（过三号筛），取约2g，精密称定，置100mL具塞锥形瓶中，加水20mL浸泡过夜，精密加丙酮40mL，称定重量，超声处理30min，放冷，再称定重量，用丙酮补足减失的重量，再加氯化钠约6g，精密加二氯甲烷30mL，称定重量，超声处理15min，再称定重量，用二氯甲烷补足减失的重量，静置（使分层），将有机相迅速移入装有适量无水硫酸钠的100mL具塞锥形瓶中，放置4h。精密量取35mL，于40℃水浴上减压浓缩至近干，加少量石油醚（60～90℃）如前反复操作至二氯甲烷及丙酮除净，用石油醚（60～90℃）溶解并转移至10mL具塞刻度离心管中，加石油醚（60～90℃）精密稀释至5mL，小心加入硫酸1mL，振摇1min，离心（3000r/min）10min，精密量取上清液2mL，置具刻度的浓缩瓶（图4-5）中，连接旋转蒸发器，40℃下（或用氮气）将溶液浓缩至适量，精密稀释至1mL，即得。

② 制剂。取供试品，研成细粉（蜜丸切碎，液体直接量取），精密称取适量（相当于药材2g），以下按上述①方法制备供试品溶液，即得。

(4) 测定法 分别精密吸取供试品溶液和与之相对应浓度的混合对照品溶液各1μL，注入气相色谱仪，按外标法计算供试品中9种有机氯农药残留量。

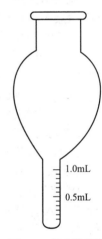

图 4-5 刻度浓缩瓶

3. 注意事项

① 制备供试品溶液时，为避免待测成分损失，有机相减压浓缩必须至近干。

② 严格清洗试验所用器皿，避免卤素离子残存。

③ 试验中，可选择不同极性的色谱柱进行验证，以防止假阳性结果，或可采用气质联用予以确认。

④ 如样品中其他成分有干扰，可适当改变色谱条件，但需进行空白验证。

（二） 22种有机氯类农药残留量测定法

1. 仪器与试剂

① 仪器：气相色谱仪、[63]Ni-ECD电子捕获检测器、色谱柱［以（50%苯基）50%二甲基聚硅氧烷为固定液的弹性石英毛细管柱（30m×0.25mm×0.25μm），以100%二甲基聚硅氧烷为固定液的弹性石英毛细管柱（30m×0.25mm×0.25μm）］、凝胶渗透色谱柱（400mm×25mm，内装BIO-Beads S-X3填料）、弗罗里硅土固相萃取小柱（1000mg/6mL）、水浴锅、离心机、旋转蒸发器、粉碎机、分析天平、药典筛（三号）、聚苯乙烯具塞离心管（50mL）、刻度浓缩瓶、移液管（1mL、25mL、10mL）、容量瓶（10mL、100mL）等。

② 试剂：氮气（高纯），异辛烷、正己烷、乙酸乙酯和丙酮（均为分析纯，符合农残检测），

无水硫酸镁（分析纯）、无水硫酸钠（分析纯）、氯化钠（分析纯）、硫酸（优级纯）。

③ 农药对照品见表 4-4。

2. 操作方法

（1）色谱条件与系统适用性试验　分析柱：以 50％苯基-50％二甲基聚硅氧烷为固定液的弹性石英毛细管柱（30m×0.25mm×0.25μm），验证柱：以 100％二甲基聚硅氧烷为固定液的弹性石英毛细管柱（30m×0.25mm×0.25μm），^{63}Ni-ECD 电子捕获检测器。进样口温度 240℃，检测器温度 300℃，不分流进样，流速为恒压模式（初始流速为 1.3mL/min）。程序升温：初始 70℃，保持 1min，10℃/min 升至 180℃，保持 5min，再以 5℃/min 升至 220℃，最后以 100℃/min 升至 280℃，保持 8min。理论板数按 α-BHC 峰计算应不低于 $1×10^6$，两个相邻色谱峰的分离度应大于 1.5。

（2）对照品溶液的制备

① 对照品贮备液的制备。精密称取表 4-5 中农药对照品适量，用异辛烷分别制成如表 4-5 中浓度，即得。

② 混合对照品贮备溶液的制备。精密量取上述对照品贮备溶液各 1mL，置 100mL 量瓶中，用异辛烷稀释至刻度，摇匀，即得。

表 4-5

③ 混合对照品溶液的制备。分别精密量取上述混合对照品贮备液，用异辛烷制成每 1L 分别含 10μg、20μg、50μg、100μg、200μg、500μg 的溶液，即得（其中 β-六六六、异狄氏剂、p,p'-滴滴滴、o,p'-滴滴涕每 1L 分别含 20μg、40μg、100μg、200μg、400μg、1000μg）。

（3）供试品溶液的制备　取供试品，粉碎成粉末（过三号筛），取约 1.5g，精密称定，置于 50mL 聚苯乙烯具塞离心管中，加入水 10mL，混匀，放置 2h，精密加入乙腈 15mL，剧烈振摇提取 1min，再加入预先配好的无水硫酸镁 4g 与氯化钠 1g 的混合粉末，再次剧烈振摇 1min 后，离心（4000r/min）1min。精密吸取上清液 10mL，40℃减压浓缩至近干，用环己烷-乙酸乙酯（1∶1）混合溶液分次转移至 10mL 量瓶中，加环己烷-乙酸乙酯（1∶1）混合溶液至刻度，摇匀，转移至预先加入 1g 无水硫酸钠的离心管中，振摇，放置 1h，离心（必要时滤过），取上清液 5mL 过凝胶渗透色谱柱[400mm×25mm，内装 BIO-Beads S-X3 填料，以环己烷-乙酸乙酯（1∶1）混合溶液为流动相；流速为 5.0mL/min]净化，收集 18～30min 的洗脱液，于 40℃水浴减压浓缩至近干，加少量正己烷替换 2 次，加正己烷 1mL 使溶解，转移至弗罗里硅土固相萃取小柱[1000mg/6mL，用正己烷-丙酮（95∶5）混合溶液 10mL 和正己烷 10mL 预洗]上，残渣用正己烷洗涤 3 次，每次 1mL，洗液转移至同一弗罗里硅土固相萃取小柱上，再用正己烷-丙酮（95∶5）混合溶液 10mL 洗脱，收集全部洗脱液，置氮吹仪上吹至近干，加异辛烷定容至 1mL，涡旋使溶解，即得。

（4）测定法　分别精密吸取供试品溶液和混合对照品溶液各 1μL，注入气相色谱仪，按外标标准曲线法计算供试品中 22 种有机氯农药残留量。

（5）限度　除另有规定外，每 1kg 中药材或饮片中含总六六六（α-BHC、β-BHC、γ-BHC、δ-BHC 之和）不得过 0.2mg；总滴滴涕（DDT）（p,p'-DDE、p,p'-DDD、o,p'-DDT、p,p-DDT 之和）不得过 0.2mg；五氯硝基苯不得过 0.1mg；六氯苯不得过 0.1mg；七氯、顺式环氧七氯和反式环氧七氯之和不得过 0.05mg；艾氏剂和狄氏剂之和不得过 0.05mg；异狄氏剂不得过 0.05mg；顺式氯丹、反式氯丹和氧化氯丹之和不得过 0.05mg；α-硫丹、β-硫丹和硫丹硫酸盐之和不得过 3mg。

3. 注意事项

① 当供试品中有农药检出时，可在验证柱中确认检出的结果，再进行定量。必要时，可用气相色谱-串联质谱法进行确证。

② 加样回收率应在 70％～120％之间。

二、有机磷类农药残留量测定法——色谱法（第二法）

有机磷类农药多具有毒性，其残留严重危及人体健康。《中国药典》（2020年版）四部收载了有机磷类农药（对硫磷、甲基对硫磷、乐果、氧化乐果、甲胺磷、久效磷、二嗪磷、乙硫磷、马拉硫磷、杀扑磷、敌敌畏、乙酰甲胺磷）的测定方法。

（一）仪器与试剂

① 仪器：气相色谱仪、氮磷检测器（NPD）或火焰光度检测器（FPD）、色谱柱［以50%苯基-50%二甲基聚硅氧烷或（5%苯基）甲基聚硅氧烷为固定液的弹性石英毛细管柱（30m×0.25mm×0.25μm）］、超声仪、旋转蒸发仪、多功能真空样品处理器、石墨化炭小柱（250mg/3mL）、氮吹仪、药典筛（三号）、分析天平、具塞锥形瓶、250mL平底烧瓶、棕色量瓶（25mL）、移液管。

② 试剂：氮气（高纯）、无水硫酸钠（分析纯）、乙酸乙酯和正己烷（符合农残检测要求）。

③ 农药对照品：对硫磷、甲基对硫磷、乐果、氧化乐果、甲胺磷、久效磷、二嗪磷、乙硫磷、马拉硫磷、杀扑磷、敌敌畏、乙酰甲胺磷。

（二）操作方法

1. 色谱条件与系统适用性试验

以50%苯基-50%二甲基聚硅氧烷或（5%苯基）甲基聚硅氧烷为固定液的弹性石英毛细管柱（30m×0.25mm×0.25μm），氮磷检测器（NPD）或火焰光度检测器（FPD）。进样口温度220℃，检测器温度300℃，不分流进样。程序升温：初始120℃，10℃/min升至200℃，5℃/min升至240℃，保持2min，20℃/min升至270℃，保持0.5min。理论板数按敌敌畏峰计算应不低于6000，两个相邻色谱峰的分离度应大于1.5。

2. 对照品溶液的制备

（1）对照品贮备液的制备　精密称取对硫磷、甲基对硫磷、乐果、氧化乐果、甲胺磷、久效磷、二嗪磷、乙硫磷、马拉硫磷、杀扑磷、敌敌畏、乙酰甲胺磷农药对照品适量，用乙酸乙酯分别制成每1mL约含100μg的溶液，即得。

（2）混合对照品贮备液的制备　分别精密量取上述各对照品贮备液1mL，置20mL棕色量瓶中，加乙酸乙酯稀释至刻度，摇匀，即得。

（3）混合对照品溶液的制备　精密量取上述混合对照品贮备液，用乙酸乙酯制成每1mL含0.1μg、0.5μg、1μg、2μg、5μg的溶液，即得。

3. 供试品溶液的制备

取供试品，粉碎成粉末（过三号筛）取约5g，精密称定，加无水硫酸钠5g，加入乙酸乙酯50～100mL，冰浴超声处理3min，放置，取上层液滤过，药渣加入乙酸乙酯30～50mL，冰浴超声处理2min，放置，滤过，合并两次滤液，用少量乙酸乙酯洗涤滤纸及残渣，与上述滤液合并。取滤液于40℃以下减压浓缩至近干，用乙酸乙酯转移至5mL量瓶中，并稀释至刻度；精密吸取上述溶液1mL，置石墨化炭小柱（250mg/3mL用乙酸乙酯5mL预洗）上，用正己烷-乙酸乙酯（1∶1）混合溶液5mL洗脱，收集洗脱液，置氮吹仪上浓缩至近干，加乙酸乙酯定容至1mL，涡旋使溶解，即得。

4. 测定法

分别精密吸取供试品溶液和与之相对应浓度的混合对照品溶液各1μL，注入气相色谱仪，按外标法计算供试品中12种有机磷农药残留量。

（三）注意事项

① 可选择不同极性的色谱柱进行验证，以防止假阳性结果，有条件的可采用气质联用予以

确认。

② 所用玻璃仪器应用洗液（不含磷）浸泡洗涤，使用前用丙酮荡洗并挥干溶剂。

③ 乙酸乙酯提取液减压浓缩时务必至近干，且水浴温度不能高于 40℃，以避免待测成分损失。

④ 具体试验过程中，如对本操作方法的色谱条件及操作步骤进行了修改，应在原始记录上予以记录。

三、拟除虫菊酯类农药残留量测定法——色谱法（第三法）

拟除虫菊酯类农药与滴滴涕同属轴突毒剂，其引起的中毒征象十分相似。拟除虫菊酯类农药的毒理作用迅速，比滴滴涕复杂，严重危及人体健康。《中国药典》（2020 年版）四部收载了拟除虫菊酯类农药（氯氰菊酯、氰戊菊酯、溴氰菊酯）残留量的测定方法。

（一）仪器与试剂

① 仪器：气相色谱仪、^{63}Ni-ECD 电子捕获检测器、色谱柱［以（5%苯基）甲基聚硅氧烷为固定液的弹性石英毛细管柱（30m×0.32mm×0.25μm）］、超声仪、旋转蒸发仪、药典筛（三号）、分析天平、玻璃色谱柱（内径 1～1.5cm）、具塞锥形瓶、圆底烧瓶、量瓶（10mL）、移液管。

② 试剂：高纯氮，丙酮、石油醚（60～90℃）和乙醚（均为分析纯，经重蒸馏，符合农残检测要求），无水硫酸钠、氧化铝（100 目）、微晶纤维素（均为分析纯），弗罗里硅土（Florisil 80～100 目）。

③ 农药对照品：氯氰菊酯、氰戊菊酯、溴氰菊酯（纯度大于 98%）。

（二）操作方法

1. 色谱条件与系统适用性试验

以（5%苯基）甲基聚硅氧烷为固定液的弹性石英毛细管柱（30m × 0.32mm × 0.25μm），^{63}Ni-ECD 电子捕获检测器。进样口温度 270℃，检测器温度 330℃。不分流进样（或根据仪器设置最佳的分流比）。程序升温：初始 160℃，保持 1min，10℃/min 升至 278℃，保持 0.5min，1℃/min 升至 290℃，保持 5min。理论板数按溴氰菊酯峰计算应不低于 10^5，两个相邻色谱峰的分离度应大于 1.5。

2. 对照品溶液的制备

（1）对照品贮备液的制备　精密称取氯氰菊酯、氰戊菊酯及溴氰菊酯农药对照品适量，用石油醚（60～90℃）分别制成每 1mL 约含 20～25μg 的溶液，即得。

（2）混合对照品贮备液的制备　精密量取上述各对照品贮备液 1mL，置 10mL 量瓶中，用石油醚（60～90℃）稀释至刻度，摇匀，即得。

（3）混合对照品溶液的制备　精密量取上述混合对照品贮备液，用石油醚（60～90℃）制成每 1L 分别含 0μg、2μg、8μg、40μg、200μg 的溶液，即得。

3. 供试品溶液的制备

取供试品，粉碎成粉末（过三号筛），取约 1～2g，精密称定，置 100mL 具塞锥形瓶中，加石油醚（60～90℃）-丙酮（4:1）混合溶液 30mL，超声处理 15min，滤过，药渣再重复上述操作 2 次后，合并滤液。滤液用适量无水硫酸钠脱水后，于 40～45℃减压浓缩至近干，用少量石油醚（60～90℃）反复操作至丙酮除净，残渣加适量石油醚（60～90℃）溶解，置混合小柱［从上至下依次为无水硫酸钠 2g，弗罗里硅土 4g，微晶纤维素 1g，氧化铝 1g，无水硫酸钠 2g，用石油醚（60～90℃）-乙醚（4:1）混合溶液 20mL 预洗］上，用石油醚（60～90℃）-乙醚（4:1）混合溶液 90mL 洗脱，收集洗脱液，于 40～45℃减压浓缩至近干，再用石油醚（60～90℃）3～4mL 重复操作至乙醚除净，用石油醚（60～90℃）溶解并转移至 5mL 量瓶中，并稀释至刻度，摇匀，即得。

4. 测定法

分别精密吸取供试品溶液和与之相对应浓度的混合对照品溶液各 1μL，注入气相色谱仪，按外标法计算供试品中 3 种拟除虫菊酯农药残留量。

（三）注意事项

① 试验中，可选择不同极性的色谱柱进行验证，以防止假阳性结果，或采用气质联用予以确认。

② 严格清洗本试验所用器皿，避免残存卤素离子。

③ 因中药样品组成复杂，特殊样品可视具体情况适当改变提取、净化条件。

④ 制备供试品溶液时，有机相的减压浓缩务必至近干，避免待测成分损失。

四、农药多残留量测定法——质谱法（第四法）

（一）气相色谱-串联质谱法

1. 仪器与试剂

① 仪器：气相色谱仪、质谱仪、以色谱柱 ［（5％苯基）甲基聚硅氧烷为固定液的弹性石英毛细管柱（30m×0.32mm×0.25μm）］、氮吹仪、小型粉碎机、药典筛（三号）、分析天平、聚苯乙烯具塞离心管、离心机、振荡器、分散固相萃取净化管、水浴锅、容量瓶等。

② 试剂：乙腈、乙酸（分析纯，符合农残检测）、无水硫酸镁、无水乙酸钠、N-丙基乙二胺、十八烷基硅烷键合硅胶、硅胶、石墨化炭黑（均为分析纯）。

③ 内标物：氘代莠去津、氘代二嗪农、氘代倍硫磷。

2. 操作方法

（1）色谱条件　以（5％苯基）甲基聚硅氧烷为固定液的弹性石英毛细管柱（30m×0.32mm×0.25μm）。进样口温度240℃，不分流进样。载气为高纯氦气。进样口为恒压模式，柱前压力为146kPa。程序升温：初始温度70℃，保持2min，先以25℃/min升温至150℃，再以3℃/min升温至200℃，最后以8℃/min升温至280℃，保持10min。

（2）质谱条件　以三重四极杆串联质谱仪检测；离子源为电子轰击源（EI），离子源温度280℃。碰撞气为氮气或氩气。质谱传输接口温度为280℃。质谱监测模式为多反应监测（MRM），各化合物参考保留时间、监测离子对、碰撞电压（CE）与检出限参考值见《中国药典》（2020 年版）四部农药残留量测定法（通则 2341）。为提高检测灵敏度，可根据保留时间分段监测各农药。

（3）对照品溶液和内标溶液的制备

① 对照品贮备溶液的制备。精密称取农药对照品适量，根据各农药溶解性加乙腈或甲苯分别制成每 1mL 含 1000μg 的溶液，即得（可根据具体农药的灵敏度适当调整贮备液配制的浓度）。

② 内标贮备溶液的制备。取氘代莠去津和氘代倍硫磷对照品适量，精密称定，加乙腈溶解并制成每 1mL 各含 1000μg 的混合溶液，即得。

③ 混合对照品溶液的制备。精密量取上述各对照品贮备液适量，用含 0.05％乙酸的乙腈分别制成每 1L 含 100μg 和 1000μg 的两种溶液，即得。

④ 内标溶液的制备。精密量取内标贮备溶液适量，加乙腈制成每 1mL 含 6μg 的溶液，即得。

⑤ 基质混合对照品溶液的制备。取空白基质样品 3g，一式 6 份，同供试品溶液的制备方法处理至“置氮吹仪上于 40℃水浴浓缩至约 0.4mL”，分别加入混合对照品溶液（100μg/L）50μL、100μL，混合对照品溶液（1000μg/L）50μL、100μL、200μL、400μL，加乙腈定容至 1mL，涡旋

混匀，用微孔滤膜滤过（0.22μm），取续滤液，即得系列基质混合对照品溶液。

（4）供试品溶液的制备（药材或饮片）取供试品，粉碎成粉末（过三号筛），取约 3g，精密称定，置 50mL 聚苯乙烯具塞离心管中，加入 1% 冰乙酸溶液 15mL，涡旋使药粉充分浸润，放置 30min，精密加入乙腈 15mL 与内标溶液 100μL，涡旋使混匀，置振荡器上剧烈振荡（500 次/min）5min，加入无水硫酸镁与无水乙酸钠的混合粉末（4∶1）7.5g，立即摇散，再置振荡器上剧烈振荡（500 次/min）3min，于冰浴中冷却 10min，离心（4000r/min）5min，取上清液 9mL，置已预先装有净化材料的分散固相萃取净化管［无水硫酸镁 900mg，N-丙基乙二胺（PSA）300mg，十八烷基硅烷键合硅胶 300mg，硅胶 300mg，石墨化炭黑 90mg］中，涡旋使充分混匀，再置振荡器上剧烈振荡（500 次/min）5min 使净化完全，离心（4000r/min）5min，精密吸取上清液 5mL，置氮吹仪上于 40℃ 水浴浓缩至约 0.4mL，加乙腈定容至 1mL，涡旋混匀，用微孔滤膜（0.22μm）滤过，取续滤液，即得。

（5）测定法　精密吸取供试品溶液和基质混合对照品溶液各 1μL，注入气相色谱-串联质谱仪，按内标标准曲线法计算供试品中 88 种农药残留量。

（二）液相色谱-串联质谱法

1. 仪器与试剂

① 仪器：高效液相色谱仪、C$_{18}$ 色谱柱、质谱仪、氮吹仪、小型粉碎机、药典筛（三号）、分析天平、聚苯乙烯具塞离心管、离心机、振荡器、分散固相萃取净化管、容量瓶等。

② 试剂：乙腈、甲酸、甲酸铵（分析纯，符合农残检测）、无水硫酸镁、无水乙酸钠、N-丙基乙二胺、十八烷基硅烷键合核壳硅胶、硅胶、石墨化炭黑（均为分析纯）。

③ 内标物：氘代莠去津、氘代二嗪农、氘代倍硫磷。

2. 操作方法

（1）色谱条件　以十八烷基硅烷键合核壳硅胶为填充剂（柱长 15cm，内径为 3mm，粒径为 3.7μm）；以 0.05% 甲酸溶液（含 10mmol/L 甲酸铵）为流动相 A，以 0.05% 甲酸的甲醇溶液（含 10mmol/L 甲酸铵）为流动相 B，按表 4-6 进行梯度洗脱；柱温为 35℃，流速为 0.4mL/min。

表 4-6　流动相梯度

时间/min	流动相 A/%	流动相 B/%
0～1	95	5
1～4	95→40	5→60
4～8	40→36	60→64
8～8.5	36→32	64→68
8.5～9	32→25	68→75
9～16	25→5	75→95
16～20	5	95
20～20.1	5→95	95→5
20.1～25	95	5

（2）质谱条件　以三重四极杆串联质谱仪检测；离子源为电喷雾（ESI）离子源，使用正离子扫描模式。监测模式为多反应监测（MRM），各化合物参考保留时间、监测离子对、碰撞电压（CE）和检出限参考值见《中国药典》（2020 年版）四部农药残留量测定法（通则 2341）。为提高检测灵敏度，可根据保留时间分段监测各农药。

（3）溶液制备　对照品贮备溶液的制备、内标贮备溶液的制备、混合对照品溶液的制备、内标溶液的制备、基质混合对照品溶液的制备与供试品溶液的制备均同气相色谱-串联质谱法项下。

（4）测定法　分别精密吸取气相色谱-串联质谱法中的供试品溶液和基质混合对照品工作溶液各 $1\sim10\mu L$（根据检测要求与仪器灵敏度可适当调整进样量），注入液相色谱-串联质谱仪，按内标标准曲线法计算供试品中 523 种农药残留量。

3. 注意事项

① 依据各品种项下规定的监测农药种类并参考相关农药限度规定配制对照品溶液。

② 空白基质样品为经检测不含待测农药的同品种样品。

③ 加样回收率应为 70%～120%。在方法重现性可获得的情况下，部分农药固收率可放宽至 60%～130%。

④ 进行样品测定时，如果检出色谱峰的保留时间与对照品一致，并且在扣除背景后的质谱图中，所选择的监测离子对均出现，而且所选择的监测离子对峰面积比与对照品的监测离子对峰面积比一致（相对比例＞50%，允许±20%偏差；相对比例在 20%～50%，允许±25%偏差；相对比例在 10%～20%，允许±30%偏差；相对比例≤10%，允许±50%偏差），则可判断样品中存在该农药。如果不能确证，选用其他监测离子对重新进样确证或选用其他检测方式的分析仪器进行确证。

⑤ 气相色谱-串联质谱法测定的农药，推荐选择氘代倍硫磷作为内标；液相色谱-串联质谱法测定的农药，推荐选择氘代莠去津作为内标。

⑥ 方法提供的监测离子对测定条件为推荐条件，各实验室可根据所配置仪器的具体情况做适当调整；在样品基质有测定干扰的情况下，可选用其他监测离子对。

⑦ 对于特定农药或供试品，分散固相萃取净化管中净化材料的比例可做适当调整，但须进行方法学考察以确保结果准确。

⑧ 在进行气相色谱-串联质谱法测定时，为进一步优化方法效能，供试品溶液最终定容的溶剂可由乙腈经溶剂替换为甲苯（经氮吹至近干加入甲苯 1mL 即可）。

五、药材及饮片（植物类）中禁用农药多残留测定法（第五法）

为控制中药种植中违规使用高毒、高风险农药，以达到从源头把控中药质量，《中国药典》（2020 年版）四部通则 0212 规定了药材及饮片（植物类）33 种禁用农药品种的定量限，规定了禁用农药不得检出（不得过定量限）。通则 2341 第五法"药材及饮片（植物类）中禁用农药多残留测定法"要求采用气相色谱-串联质谱法和液相色谱-串联质谱法，对药材及饮片（植物类）33 种禁用农药进行测定。

（一）气相色谱-串联质谱法

1. 色谱条件

用（50%苯基）-甲基聚硅氧烷为固定液的弹性石英毛细管柱（柱长为 30m，柱内径为 0.25mm，膜厚度为 $0.25\mu m$）。进样口温度 250℃，不分流进样。载气为高纯氦气。进样口为恒压模式，柱前压力为 146kPa。程序升温：初始温度 60℃，保持 1min，以 30℃/min 升至 120℃，再以 10℃/min 的速率升温至 160℃，再以 2℃/min 的速率升温至 230℃，最后以 15℃/min 的速率升温至 300℃，保持 6min。

2. 质谱条件

以三重四极杆串联质谱仪检测；离子源为电子轰击源（EI），离子源温度 250℃。碰撞气为氮气或氩气。质谱传输接口温度 250℃。质谱监测模式为多反应监测（MRM），各化合物参考保留时间、监测离子对、碰撞电压（CE）见表 4-7。为提高检测灵敏度，可根据保留时间分段监测各农药。

表 4-7

3. 对照溶液的制备

（1）混合对照品溶液的制备　精密量取禁用农药混合对照品溶液（已标示各相关农药品种的浓度）1mL，置20mL量瓶中，用乙腈稀释至刻度，摇匀，即得。

（2）内标溶液的制备　取磷酸三苯酯对照品适量，精密称定，加乙腈溶解并制成每1mL含1.0mg的溶液，即得。精密量取适量，加乙腈制成每1mL含0.1μg的溶液。

（3）空白基质溶液的制备　取空白基质样品，同供试品溶液的制备方法处理制成空白基质溶液。

（4）基质混合对照溶液的制备　分别精密量取空白基质溶液1.0mL（6份），置氮吹仪（图4-6）上，40℃水浴浓缩至约0.6mL，分别加入混合对照品溶液10μL、20μL、50μL、100μL、150μL、200μL，加乙腈稀释至1mL，涡旋混匀，即得。

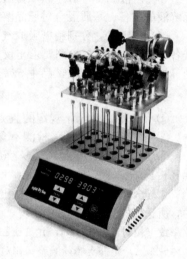

图4-6　氮吹仪

4. 供试品溶液的制备

供试品溶液的制备可采用以下三种方法。

（1）直接提取法　取供试品粉末（过三号筛）5g，精密称定，加氯化钠1g，立即摇散，再加入乙腈50mL，匀浆处理2min（转速不低于12000r/min），离心（4000r/min），分取上清液，沉淀再加乙腈50mL，匀浆处理1min，离心，合并两次提取的上清液，减压浓缩至约3～5mL，放冷，用乙腈稀释至10.0mL，摇匀，即得。

（2）快速样品处理法（QuEChERS）法　取供试品粉末（过三号筛）3g，精密称定，置50mL聚苯乙烯具塞离心管中，加入1%冰乙酸溶液15mL，涡旋使药粉充分浸润，放置30min，精密加入乙腈15mL，涡旋使混匀，置振荡器上剧烈振荡（500次/min）5min，加入无水硫酸镁与无水乙酸钠的混合粉末（4∶1）7.5g，立即摇散，再置振荡器上剧烈振荡（500次/min）3min，于冰浴中冷却10min，离心（4000r/min）5min，取上清液9mL，置预先装有净化材料的分散固相萃取净化管（无水硫酸镁900mg，N-丙基乙二胺300mg，十八烷基硅烷键合硅胶300mg，硅胶300mg，石墨化炭黑90mg）中，涡旋使充分混匀，置振荡器上剧烈振荡（500次/min）5min使净化完全，离心（4000r/min）5min，精密吸取上清液5mL，置氮吹仪上于40℃水浴浓缩至约0.4mL，加乙腈稀释至1.0mL，涡旋混匀，滤过，取续滤液，即得。

（3）固相萃取法　固相萃取净化方式包括以下三种。

方式一：量取直接提取法制备的供试品溶液3～5mL，置于装有分散型净化材料的净化管（无水硫酸镁1200mg，N-丙基乙二300mg，十八烷基硅烷键合硅胶100mg）中，涡旋使充分混匀，再置振荡器上剧烈振荡（500次/min）5min使净化完全，离心，取上清液，即得。

方式二：量取直接提取法制备的供试品溶液3～5mL，通过亲水亲油平衡材料（HLB SPE）固相萃取柱（200mg，6mL）净化，收集全部净化液，混匀，即得。

方式三：量取直接提取法制备的供试品溶液2mL，加在装有石墨化炭黑氨基复合固相萃取小柱（500mg/500mg，6mL）［临用前用乙腈-甲苯混合溶液（3∶1）10mL预洗］，用乙腈-甲苯混合溶液（3∶1）20mL洗脱，收集洗脱液，减压浓缩至近干，用乙腈转移并稀释至2.0mL，混匀，即得。

5. 测定法

分别精密吸取上述的基质混合对照溶液和供试品溶液各1mL，精密加入内标溶液0.3mL，混匀，滤过，取续滤液。分别精密吸取上述两种溶液各1μL，注入气相色谱串联质谱仪，按内标标准曲线法计算，即得。

（二）高效液相色谱-串联质谱法

1. 色谱条件

以十八烷基硅烷键合硅胶为填充剂（柱长 10cm，内径为 2.1mm，粒径为 2.6μm）；以 0.1% 甲酸溶液（含 5mmol/L 甲酸铵）为流动相 A，以乙腈-0.1%甲酸溶液（含 5mmol/L 甲酸铵）（95∶5）为流动相 B，按表 4-8 进行梯度洗脱；流速为 0.3mL/min，柱温为 40℃。

表 4-8　流动相梯度

时间/min	流动相 A/%	流动相 B/%
0～1	70	30
1～12	70→0	30→100
12～14	0	100

2. 质谱条件

以三重四极杆串联质谱仪检测；离子源为电喷雾（ESI）离子源，正离子扫描模式。监测模式为多反应监测（MRM），各化合物参考保留时间、监测离子对、碰撞电压（CE）见表 4-9。为提高检测灵敏度，可根据保留时间分段监测各农药。

表 4-9

3. 对照溶液的制备

（1）混合对照品溶液的制备　精密量取禁用农药混合对照品溶液（已标示各相关农药品种的浓度）1mL，置 20mL 量瓶中，用乙腈稀释至刻度，摇匀，即得。

（2）空白基质溶液的制备　取空白基质样品，同供试品溶液的制备方法处理制成空白基质溶液。

（3）基质混合对照溶液的制备　分别精密量取空白基质溶液 1.0mL（6 份），置氮吹仪上，40℃水浴浓缩至约 0.6mL，分别加入混合对照品溶液 10μL、20μL、50μL、100μL、150μL、200μL，加乙腈稀释至 1mL，涡旋混匀，即得。

4. 供试品溶液的制备

同"气相色谱-串联质谱法"供试品溶液的制备方法。

5. 测定法

分别精密吸取上述的基质混合对照溶液和供试品溶液各 1mL，精密加入水 0.3mL，混匀，滤过，取续滤液。分别精密吸取上述两种溶液各 1～5μL，注入液相色谱-串联质谱仪，按外标标准曲线法计算，即得。

（三）注意事项

① 根据待测样品基质特点和方法确认结果，选择一种最适宜的供试品溶液制备方法。

② 本法使用基质匹配标准曲线法定量，空白基质样品为经检测不含待测农药残留的同品种样品。

③ 本法提供的监测离子对测定条件为推荐条件，各实验室可根据样品基质干扰情况和所配置仪器的具体情况对做适当调整，并确定定量离子对。每个监测指标选择不少于 2 个监测离子对。

④ 进行样品测定时，如果检出色谱峰的保留时间与对照品一致，并且在扣除背景后的质谱图中，所选择的 2 个监测离子对均出现，而且所选择的监测离子对峰面积比与对照品的监测离子对峰面积比一致（相对比例＞50%，允许±20%偏差；相对比例在 20%～50%，允许±25%

偏差；相对比例在 10%～20%，允许±30%偏差；相对比例≤10%，允许±50%偏差），则可判断样品中存在该农药。如果不能确证，选用其他监测离子对重新进样确证或选用其他检测方式的分析仪器来确证，如选用高分辨率质谱等确证手段。

⑤ 加样回收率应为 70%～120%。在满足重复性要求的情况下，部分农药回收率可放宽至60%～130%。

📁 **任务实施**

甘草中其他有机氯类农药残留量测定

微课：农药残留测定

一、任务目的

学会用色谱法（第一法）测定有机氯农药残留量。

二、任务内容

1. 任务准备

（1）仪器与试药

① 仪器：气相色谱仪［以（14%-氰丙基-苯基）甲基聚硅氧烷或（5%苯基）甲基聚硅氧烷为固定液的弹性石英毛细管柱（30m×0.32mm×0.25μm）］，^{63}Ni-ECD 电子捕获检测器、超声波处理器、离心机、旋转蒸发仪、粉碎机、分析天平（分度值 0.1mg）、药典筛（三号）、具塞刻度离心管（10mL）、刻度浓缩瓶、具塞锥形瓶（100mL）、移液管（2mL、50mL）。

② 试剂：氮气（高纯）、石油醚（沸程 60～90℃）、二氯甲烷（经重蒸馏处理，符合农残检测要求）、无水硫酸钠（分析纯）、氯化钠（分析纯）。

③ 农药对照品：五氯硝基苯（PCNB）。

④ 药材：甘草。

（2）操作条件

① 电源要求。电压220V±10%；频率50Hz±0.5Hz；功率3kW；电源插座应单独配置，电压相位应和仪器电源相位相同，中线与地线间电压不超过3V，接地要良好；单相交流电，单独供电。建议配置交流净化稳压电源，功率5000W以上。

② 实验室环境。室内环境温度为15～35℃；相对湿度不大于85%；仪器周围无强电磁干扰、强热辐射源和剧烈震动，不要与其他带火焰性的仪器放于同一室内；室内空气中无有害气体，无易燃、易爆及腐蚀性气体；室内通风良好。

2. 操作方法

《中国药典》（2020 年版）甘草项下规定本品进行其他有机氯类农药残留量测定，方法照农药残留量测定法（通则 2341 "有机氯类农药残留量测定"——第一法）测定。

（1）查阅《中国药典》（2020 年版）一部和四部相关内容，设计检验方案。

（2）按检验要求取样，根据需要进行适宜处理。

（3）应符合《中国药典》（2020 年版）甘草检查项下相关规定。

3. 操作步骤

（1）色谱条件与系统适用性试验　以（14%-氰丙基-苯基）甲基聚硅氧烷或（5%苯基）甲基聚硅氧烷为固定液的弹性石英毛细管柱（30m×0.32mm×0.25μm），^{63}Ni-ECD 电子捕获检测器。进样口温度，230℃；检测器温度，300℃，不分流进样。程序升温：初始温度100℃，10℃/min升至220℃，再以 8℃/min 升至250℃，保持 10min。

理论板数以 α-BHC 峰计算应不低于 $1×10^6$，两个相邻色谱峰的分离度应大于 1.5。

（2）对照品溶液的制备

① 对照品贮备液的制备。精密称取五氯硝基苯（PCNB）农药对照品适量，用石油醚（60～90℃）制成每 1mL 含 4～5μg 的溶液，即得。

② 对照品溶液的制备。精密量取对照品贮备液，用石油醚（60～90℃）制成每 1L 含 1μg 的溶液，即得。

（3）供试品溶液的制备　取甘草，粉碎成粉末（过三号筛），取约 2g，精密称定，置 100mL 具塞锥形瓶中，加水 20mL 浸泡过夜，精密加丙酮 40mL，称定重量，超声处理 30min，放冷，再称定重量，用丙酮补足减失的重量，再加氯化钠约 6g，精密加二氯甲烷 30mL，称定重量，超声处理 15min，再称定重量，用二氯甲烷补足减失的重量，静置（使分层），将有机相迅速移入装有适量无水硫酸钠的 100mL 具塞锥形瓶中，放置 4h。精密量取 35mL，于 40℃ 水浴上减压浓缩至近干，加少量石油醚（60～90℃），如前反复操作至二氯甲烷及丙酮除净，用石油醚（60～90℃）溶解并转移至 10mL 具塞刻度离心管中，加石油醚（60～90℃）精密稀释至 5mL，小心加入硫酸 1mL，振摇 1min，离心（3000r/min）10min，精密量取上清液 2mL，置具刻度的浓缩瓶中，连接旋转蒸发器，40℃下（或用氮气）将溶液浓缩至适量，精密稀释至 1mL，即得。

（4）测定　分别精密吸取供试品溶液和与对照品溶液各 1μL，注入气相色谱仪，按外标法计算供试品中五氯硝基苯的含量。

（5）结果计算　采用外标法进行定量，计算公式如式（4-7）。

$$残留量 = \frac{A_X \times c_R \times V_X}{A_R \times m_X \times V_R} \tag{4-7}$$

式中　A_X——样品峰面积；

　　　c_R——对照品溶液浓度，μg/mL；

　　　V_X——样品稀释倍数；

　　　A_R——样品峰面积；

　　　m_X——样品称重量，g；

　　　V_R——对照品稀释倍数。

4. 标准规定

含五氯硝基苯不得过 0.1mg/kg。

三、注意事项

① 制备供试品溶液时，为避免待测成分损失，有机相减压浓缩不得完全蒸干。

② 严格清洗试验所用器皿，避免卤素离子残存。

③ 试验中，可选择不同极性的色谱柱进行验证，以防止假阳性结果，或可采用气质联用予以确认。

知识拓展

④ 如样品中其他成分有干扰，可适当改变色谱条件，但需进行空白验证。

四、报告内容

① 将结果与药品标准对照，判断供试品是否符合规定。

② 完成检验原始记录和检验报告书。

五、评分标准及课后自测

见"考核评分工作手册"。

任务七　甲醇量检查

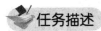 **任务描述**

甲醇对人体视神经危害较大，需对酒剂和酊剂进行甲醇量测定。本任务采用毛细管柱法来填充柱法来测定酒剂和酊剂中的甲醇量。

知识要点

✨ 相关知识

甲醇是无色易挥发液体，对人体视神经危害较大，一般服用量在 7～8mL 即可引起失明，30～100mL 可致死亡。因酒剂和酊剂在制备过程中有可能引入甲醇，故《中国药典》规定酒剂或酊剂等含乙醇制剂要进行甲醇量测定。

《中国药典》（2020 年版）收载的甲醇量检查法是气相色谱法（通则 0521）。根据气相色谱所用的色谱柱不同，又分为第一法（毛细管柱法）和第二法（填充柱法），其中第一法用外标法定量，检查方法见任务实施（十滴水的甲醇量检查）。第二法则用内标-校正因子法定量，检查方法见任务实施（姜酊的甲醇量检查）。除另有规定外，供试液含甲醇量不得过 0.05%（mL/mL）。

📁 任务实施

十滴水的甲醇量检查

一、任务目的

学会用毛细管柱法测定中药制剂的甲醇含量。

微课：甲醇量检查

二、任务内容

1. 任务准备

（1）仪器与试药

① 仪器：气相色谱仪〔以（6%）氰丙基苯基（94%）二甲基聚硅氧烷为固定液的毛细管柱〕、检测器（氢火焰离子化检测器）、量瓶（100mL）、移液管（1mL、5mL）、微量注射器或自动进样器、顶空进样瓶等。

② 试剂：无水甲醇（对照品）。

③ 药品：十滴水。

（2）操作条件

① 电源要求。电压 220V±10%；频率 50Hz±0.5Hz；功率 3kW；电源插座应单独配置，电压相位应和仪器电源相位相同，中线与地线间电压不超过 3V，接地要良好；单相交流电，单独供电。建议配置交流净化稳压电源，功率 5000W 以上。

② 实验室环境。室内环境温度为 15～35℃；相对湿度不大于 85%；仪器周围无强电磁干扰、强热辐射源和剧烈震动，不要与其他带火焰性的仪器放于同一室内；室内空气中无有害气体，无易燃、易爆及腐蚀性气体；室内通风良好；如果采用氢气钢瓶供气，应设有独立室外钢瓶室。

2. 操作方法

十滴水是由樟脑、干姜、大黄、小茴香、肉桂、辣椒、桉油七味中药组成的酊剂，按照《中国药典》酊剂下有关规定，本品应进行甲醇量检查。

① 查阅《中国药典》（2020 年版）一部和四部相关内容，设计检验方案。

② 按检验要求取样，根据需要进行适宜处理。

③ 应符合《中国药典》（2020 年版）甲醇量检查项下相关规定。

3. 操作步骤

（1）色谱条件与系统适用性试验　采用（6%）氰丙基苯基（94%）二甲基聚硅氧烷为固定液的毛细管柱；起始温度为 40℃，维持 2min，以每分钟 3℃ 的速率升温至 65℃，再以每分钟 25℃ 的速率升温至 200℃，维持 10min。进样口温度 200℃；检测器（FID）温度 220℃；采用合适的比例分流进样；顶空进样平衡温度为 85℃，平衡时间为 20min。理论板数按甲醇峰计算应不低于 10000；甲醇峰与其他色谱峰的分离度应大于 1.5。

（2）对照品溶液的制备　精密量取甲醇 1mL，置 100mL 量瓶中，加水稀释至刻度，摇匀，精密量取稀释液 5mL，置 100mL 量瓶中，加水稀释至刻度，摇匀，即得。

（3）供试品溶液的制备　取供试品作为供试品溶液。

（4）测定法　分别精密量取对照品溶液与供试品溶液各 3mL，置 10mL 顶空进样瓶中，密封，顶空进样。

（5）结果计算　按外标法以峰面积计算：

$$甲醇含量(\%) = \frac{c_R \times A_X}{A_R} \times 100\% \tag{4-8}$$

式中　A_R——对照品（甲醇）的峰面积；

　　　A_X——供试品中甲醇的峰面积；

　　　c_R——对照品（甲醇）的浓度，mL/mL。

（6）结果判断　两次测定的平均相对偏差应小于 10%，否则应重新测定。根据测定的平均值计算，将计算结果与药品标准相比较，若供试品含甲醇量低于或等于 0.05%（mL/mL），则符合规定；若含甲醇量高于 0.05%（mL/mL），则不符合规定。

三、注意事项

① 建议选择大口径、厚液膜色谱柱，规格为 30m×0.53mm×3.00μm。

② 试验时，应做平行试验，即精密量取供试品和对照品各 2 份，准确配制供试品溶液和对照品溶液各 2 份，按规定方法测定。

③ 手动进样量不易精确控制，特别注意留针时间和室温，尽量做到平行操作以减少操作误差。

四、报告内容

① 记录测定结果，计算甲醇含量，将结果与药品标准对照，判断供试品是否符合规定。

② 完成检验原始记录和检验报告书。

五、评分标准及课后自测

见"考核评分工作手册"。

姜酊的甲醇量检查

一、任务目的

学会用填充柱法测定中药制剂的甲醇含量。

二、任务内容

1. 任务准备

（1）仪器与试药

① 仪器：气相色谱仪（用直径为 0.18～0.25mm 的二乙烯苯-乙基乙烯苯型高分子多孔小球作为载体）、检测器（氢火焰离子化检测器）、量瓶（100mL）、移液管（1mL、10mL）、微量注射器或自动进样器等。

② 试剂：正丙醇（内标物）、无水甲醇（对照品）。

③ 药品：姜酊。

（2）操作条件

① 电源要求。电压 220V±10%；频率 50Hz±0.5Hz；功率 3kW；电源插座应单独配置，电压相位应和仪器电源相位相同，中线与地线间电压不超过 3V，接地要良好；单相交流电，单独供电。建议配置交流净化稳压电源，功率 5000W 以上。

② 实验室环境。室内环境温度为 15～35℃；相对湿度不大于 85%；仪器周围无强电磁干扰、强热辐射源和剧烈震动，不要与其他带火焰性的仪器放于同一室内；室内空气中无有害气体，无易燃、易爆及腐蚀性气体；室内通风良好；如果采用氢气钢瓶供气，应设有独立室外钢瓶室。

2. 操作方法

姜酊是姜流浸膏加90%乙醇制成的中药酊剂，按照《中国药典》酊剂下有关规定，本品应进行甲醇量检查。

① 查阅《中国药典》（2020年版）一部和四部相关内容，设计检验方案。

② 按检验要求取样，根据需要进行适宜处理。

③ 应符合《中国药典》（2020年版）甲醇量检查项下相关规定。

3. 操作步骤

（1）色谱条件与系统适用性试验　用直径为0.18~0.25mm的二乙烯苯-乙基乙烯苯型高分子多孔小球作为载体；柱温125℃。

理论板数按甲醇峰计算应不低于1500；甲醇峰、乙醇峰与内标物质各相邻色谱峰之间的分离度应符合规定。

（2）校正因子测定　精密量取正丙醇1mL，置100mL量瓶中，用水溶解并稀释至刻度，摇匀，作为内标溶液。另精密量取甲醇1mL，置100mL量瓶中，用水稀释至刻度，摇匀，精密量取稀释液10mL，置100mL量瓶中，精密加入内标溶液10mL，用水稀释至刻度，摇匀，取1μL注入气相色谱仪，连续进样3~5次，测定峰面积，计算校正因子。

（3）供试品溶液的制备　精密量取内标溶液1mL，置10mL量瓶中，加供试液至刻度，摇匀，作为供试品溶液。

（4）测定法　取供试品溶液1μL注入气相色谱仪，测定，即得。

（5）结果计算

① 校正因子计算如式（4-9）。

$$校正因子(f) = \frac{A_S/c_S}{A_R/c_R} \tag{4-9}$$

式中　A_S——内标物质的峰面积（或峰高）；

A_R——对照品的峰面积（或峰高）；

c_S——对照品溶液中内标物的浓度，mL/mL；

c_R——对照品溶液中对照品的浓度，mL/mL。

② 供试品含甲醇量的计算如式（4-10）。

$$甲醇含量(\%) = f \times \frac{A_X \times c'_S \times V_S}{A'_S \times V_X} \times 100\% \tag{4-10}$$

式中　f——校正因子；

A_X——供试品溶液中甲醇的峰面积（或峰高）；

A'_S——供试品溶液中正丙醇的峰面积（或峰高）；

c'_S——内标溶液的浓度，mL/mL；

V_S——配制供试品溶液时所取内标溶液体积，mL；

V_X——配制供试品溶液时所取样品溶液体积，mL。

（6）结果判断　将计算结果与药品标准比较，若供试品含甲醇量低于或等于0.05%（mL/mL），则符合规定；若含甲醇量高于0.05%（mL/mL），则不符合规定。

三、注意事项

如内标物质峰相应的位置出现杂质峰，可改用外标法测定。

四、报告内容

① 记录测定结果，计算甲醇含量，将结果与药品标准对照，判断供试品是否符合规定。

② 完成检验原始记录和检验报告书。

五、评分标准及课后自测

见"考核评分工作手册"。

任务八 残留溶剂测定

任务描述

采用毛细管柱顶空进样、溶液直接进样测定中药制剂中的残留溶剂。

知识要点

相关知识

药品中的残留溶剂是指在原料药或辅料的生产中，以及在制剂制备过程中使用的，但在工艺过程中未能完全去除的有机溶剂。《中国药典》（2020年版）将药品中常见的残留溶剂分成了四类，并以附表的形式列出了其名称及限度。第一、第二、第三类溶剂的残留限度应符合表4-10中的规定；对其他溶剂，应根据生产工艺的特点，制定相应的限度，使其符合产品规范、药品生产质量管理规范（GMP）或其他基本的质量要求。

本法照《中国药典》（2020年版）四部通则气相色谱法（通则0521）测定。具体方法为：第一法（毛细管柱顶空进样等温法）、第二法（毛细管柱顶空进样程序升温法）、第三法（溶液直接进样法）。

本法适用于对各论项下未收载残留溶剂检测方法的品种中残留溶剂的检验，也可用于指导建立各论项下具体品种的残留溶剂检查方法。

表 4-10

一、色谱柱

1. 毛细管柱

除另有规定外，极性相近的同类色谱柱之间可以互换使用。

（1）非极性色谱柱　固定液为100％的二甲基聚硅氧烷的毛细管柱。

（2）极性色谱柱　固定液为聚乙二醇（PEG-20M）的毛细管柱。

（3）中极性色谱柱　固定液为（35％）二苯基-（65％）甲基聚硅氧烷、（50％）二苯基-（50％）二甲基聚硅氧烷、（35％）二苯基-（65％）二甲基聚硅氧烷、（14％）氰丙基苯基-（86％）二甲基聚硅氧烷、（6％）氰丙基苯基-（94％）二甲基聚硅氧烷的毛细管柱等。

（4）弱极性色谱柱　固定液为（5％）苯基-（95％）甲基聚硅氧烷、（5％）二苯基-（95％）二甲基硅氧烷共聚物的毛细管柱等。

2. 填充柱

以直径为0.18～0.25mm的二乙烯苯-乙基乙烯苯型高分子多孔小球或其他适宜的填料作为固定相。

二、系统适用性试验

① 用待测物的色谱峰计算，毛细管色谱柱的理论板数一般不低于5000；填充柱的理论板数一般不低于1000。

② 色谱图中，待测物色谱峰与其相邻色谱峰的分离度应大于1.5。

③ 以内标法测定时，对照品溶液连续进样5次，所得待测物与内标物峰面积之比的相对标准偏差（RSD）应不大于5％；若以外标法测定，所得待测物峰面积的RSD应不大于10％。

三、供试品溶液的制备

1. 顶空进样

除另有规定外，精密称取供试品0.1～1g；通常以水为溶剂；对于非水溶性药物，可采用

N,N-二甲基甲酰胺、二甲基亚砜或其他适宜溶剂；根据供试品和待测溶剂的溶解度，选择适宜的溶剂且应不干扰待测溶剂的测定。根据各品种项下残留溶剂的限度规定配制供试品溶液，其浓度应满足系统定量测定的需要。

2. 溶液直接进样

精密称取供试品适量，用水或合适的有机溶剂使溶解；根据各品种项下残留溶剂的限度规定配制供试品溶液，其浓度应满足系统定量测定的需要。

四、对照品溶液的制备

精密称取各品种项下规定检查的有机溶剂适量，采用与制备供试品溶液相同的方法和溶剂制备对照品溶液；如用水作溶剂，应先将待测有机溶剂溶解在 50％二甲基亚砜或 N,N-二甲基甲酰胺溶液中，再用水逐步稀释。若为限度检查，根据残留溶剂的限度规定确定对照品溶液的浓度；若为定量测定，为保证定量结果的准确性，应根据供试品中残留溶剂的实际残留量确定对照品溶液的浓度；通常对照品溶液色谱峰面积不宜超过供试品溶液中对应的残留溶剂色谱峰面积的 2 倍。必要时，应重新调整供试品溶液或对照品溶液的浓度。

五、测定法

1. 第一法（毛细管柱顶空进样等温法）

当需要检查有机溶剂的数量不多，且极性差异较小时，可采用此法。

色谱条件：柱温一般为 $40\sim100℃$；常以氮气为载气，流速为 $1.0\sim2.0mL/min$；以水为溶剂时顶空瓶平衡温度为 $70\sim85℃$，顶空瓶平衡时间为 $30\sim60min$；进样口温度为 $200℃$；如采用火焰离子化检测器（FID），温度为 $250℃$。

微课：残留溶剂测定

测定法：取对照品溶液和供试品溶液，分别连续进样不少于 2 次，测定待测峰的峰面积。

2. 第二法（毛细管柱顶空进样程序升温法）

当需要检查的有机溶剂数量较多，且极性差异较大时，可采用此法。

色谱条件：柱温一般先在 $40℃$ 维持 $8min$，再以每分钟 $8℃$ 的升温速率升至 $120℃$，维持 $10min$；以氮气为载气，流速为 $2.0mL/min$；以水为溶剂时顶空瓶平衡温度为 $70\sim85℃$，顶空瓶平衡时间为 $30\sim60min$；进样口温度为 $200℃$；如采用 FID 检测器，进样口温度为 $250℃$。

具体到某个品种的残留溶剂检查时，可根据该品种项下残留溶剂的组成调整升温程序。

测定法：取对照品溶液和供试品溶液，分别连续进样不少于 2 次，测定待测峰的峰面积。

表 4-11

对色谱图中未知有机溶剂的鉴别，可参考表 4-11 进行初筛。

3. 第三法（溶液直接进样法）

可采用填充柱，亦可采用适宜极性的毛细管柱。

测定法：取对照品溶液和供试品溶液，分别连续进样 $2\sim3$ 次，测定待测峰的峰面积。

六、计算法

1. 限度检查

除另有规定外，按各品种项下规定的供试品溶液浓度测定。以内标法测定时，供试品溶液所得被测溶剂峰面积与内标峰面积之比不大于对照品溶液的相应比值。以外标法测定时，供试品溶液所得被测溶剂峰面积不大于对照品溶液的相应峰面积。

2. 定量测定

按内标法或外标法计算各残留溶剂的量。

七、注意事项

1. 除另有规定外，顶空条件的选择

① 应根据供试品中残留溶剂的沸点选择顶空平衡温度。对沸点较高的残留溶剂，通常选择较高的平衡温度；但此时应兼顾供试品的热分解特性，尽量避免供试品产生的挥发性热分解产物对测定的干扰。

② 顶空平衡时间一般为 30~45min，以保证供试品溶液的气-液两相有足够的时间达到平衡。顶空平衡时间通常不宜过长，如超过 60min，可能引起顶空瓶的气密性变差，导致定量准确性的降低。

③ 对照品溶液与供试品溶液必须使用相同的顶空条件。

2. 定量方法的验证

当采用顶空进样时，供试品与对照品处于不完全相同的基质中，故应考虑气液平衡过程中的基质效应（供试品溶液与对照品溶液组成差异对顶空气液平衡的影响）。由于标准加入法可以消除供试品溶液基质与对照品溶液基质不同所致的基质效应的影响，故通常采用标准加入法验证定量方法的准确性；当标准加入法与其他定量方法的结果不一致时，应以标准加入法的结果为准。

3. 干扰峰的排除

供试品中的未知杂质或其挥发性热降解物易对残留溶剂的测定产生干扰。干扰作用包括在测定的色谱系统中未知杂质或其挥发性热降解物与待测物的保留值相同（共出峰）；或热降解产物与待测物的结构相同（如甲氧基热裂解产生甲醇）。当测定的残留溶剂超出限度，但未能确定供试品中是否有未知杂质或其挥发性热降解物对测定有干扰作用时，应通过试验排除干扰作用的存在。对第一类干扰作用，通常采用在另一种极性不同的色谱柱系统中对相同供试品再进行测定，比较不同色谱系统中测定结果的方法。如两者结果一致，则可以排除测定中有共出峰的干扰；如两者结果不一致，则表明测定中有共出峰的干扰。对第二类干扰作用，通常要通过测定已知不含该溶剂的对照样品来加以判断。

4. 含氮碱性化合物的测定

普通气相色谱仪中的不锈钢管路、进样器的衬管等对有机胺等含氮碱性化合物具有较强的吸附作用，致使其检出灵敏度降低，应采用惰性的硅钢材料或镍钢材料管路；采用溶液直接进样法测定时，供试品溶液应不呈酸性，以免待测物与酸反应后不易汽化。

通常采用弱极性的色谱柱或其填料预先经碱处理过的色谱柱分析含氮碱性化合物，如果采用胺分析专用柱进行分析，效果更好。

对不宜采用气相色谱法测定的含氮碱性化合物，如 N-甲基吡咯烷酮等，可采用其他方法如离子色谱法等测定。

5. 检测器的选择

对含卤素元素的残留溶剂如三氯甲烷等，采用电子捕获检测器（ECD），易得到高的灵敏度。

6. 测定方法选择

由于不同的实验室在测定同一供试品时可能采用了不同的实验方法，当测定结果处于合格与不合格边缘时，以采用内标法或标准加入法为准。

7. 顶空平衡温度

顶空平衡温度一般应低于溶解供试品所用溶剂的沸点 10℃ 以下，能满足检测灵敏度即可；

对于沸点过高的溶剂，如甲酰胺、2-甲氧基乙醇、2-乙氧基乙醇、乙二醇、N-甲基吡咯烷酮等，用顶空进样测定的灵敏度不如直接进样，一般不宜用顶空进样方式测定。

8. 定性参数

利用保留值定性是气相色谱中最常用的定性方法。色谱系统中载气的流速、载气的温度和柱温等的变化都会使保留值改变，从而影响定性结果。校正相对保留时间（RART）只受柱温和固定相性质的影响，以此作为定性分析参数较可靠。应用中通常选用甲烷测定色谱系统的死体积（t_0）：

$$RART = \frac{t_R - t_0}{t'_R - t_0} \tag{4-11}$$

式中 t_R——组分的保留时间；

          t'_R——参比物的保留时间。

📁 **任务实施**

治咳川贝枇杷滴丸中丁酮残留量的测定

一、任务目的

学会用毛细管柱顶空进样等温法测定治咳川贝枇杷滴丸中丁酮的残留量。

二、任务内容

1. 任务准备

（1）仪器与试药

① 仪器。气相色谱仪：以6%氰丙基苯-94%二甲基硅氧烷为固定相的毛细管柱（DB-624，柱长为30m，内径为0.32mm，膜厚度为1.8μm）。

② 试剂：丙酮、丁酮（对照品）。

③ 药品：治咳川贝枇杷滴丸。

（2）操作条件

① 电源要求。电压220V±10%；频率50Hz±0.5Hz；功率3kW；电源插座应单独配置，电压相位应和仪器电源相位相同，中线与地线间电压不超过3V，接地要良好；单相交流电，单独供电。建议配置交流净化稳压电源，功率5000W以上。

② 实验室环境。室内环境温度为15～35℃；相对湿度不大于85%；仪器周围无强电磁干扰、强热辐射源和剧烈震动，不要与其他带火焰性的仪器放于同一室内；室内空气中无有害气体，无易燃、易爆及腐蚀性气体；室内通风良好；如果采用氢气钢瓶供气，应设有独立室外钢瓶室。

2. 操作方法

本品是由枇杷叶、桔梗、水半夏、川贝母、薄荷脑制备而成的包衣滴丸，在样品处理过程中采用丁酮提取，故应检查丁酮残留量。

① 查阅《中国药典》（2020年版）一部和四部相关内容，设计检验方案。

② 按检验要求取样，根据需要进行适宜处理。

③ 应符合《中国药典》（2020年版）治咳川贝枇杷滴丸丁酮残留物测定项下相关规定。

3. 操作步骤

照残留溶剂测定法（通则0861第一法：毛细管柱顶空进样等温法）测定。

（1）色谱条件与系统适用性试验   以6%氰丙基苯-94%二甲基硅氧烷为固定相的毛细管柱（DB-624，柱长为30m，内径为0.32mm，膜厚度为1.8μm）；柱温90℃；进样口温度150℃；检测器温度为180℃；顶空进样，顶空瓶加热温度80℃；平衡时间45min。理论板数按丁酮峰计算应不低于50000，丙酮峰与丁酮峰之间的分离度应符合要求。

（2）校正因子测定   取丙酮适量，精密称定，加水制成每1mL含0.8mg的溶液，作为内标溶液。另精密称取丁酮对照品25mg，置50mL量瓶中，加内标溶液稀释至刻度，摇匀，精密量取 3mL，置顶空瓶中，加盖，密封，吸取 1mL，注入气相色谱仪，测定，计算校正因子。

（3）测定法　取本品 20 丸，精密称定，研细，取约 0.3g，精密称定，置顶空瓶中，精密加入内标溶液 3mL，加盖，密封，吸取 1mL，注入气相色谱仪，测定，即得。

（4）结果计算

① 校正因子计算如式（4-9）。

② 供试品含丁酮量的计算如式（4-13）。

$$丁酮含量(\%) = f \times \frac{A_X \times c'_s \times V_s}{A'_s \times m} \times 100\% \tag{4-13}$$

式中　f——校正因子；

A_X——供试品溶液中丁酮的峰面积（或峰高）；

A'_s——供试品溶液中丙酮的峰面积（或峰高）；

c'_s——内标溶液的浓度，mL/mL；

V_s——配制供试品溶液时所取内标溶液体积，mL；

m——供试品取样量，g。

4. 标准规定

本品含丁酮不得过 0.05％（g/g）。

三、注意事项

① 顶空平衡时间一般为 30～45min，以保证供试品溶液的气-液两相有足够的时间达到平衡。

② 由于不同的实验室在测定同一药品时可能采用了不同的试验方法，当测定结果处于合格与不合格边缘时，以采用内标及标准加入法为准。

四、报告内容

① 记录测定结果，计算丁酮含量，将结果与药品标准对照，判断供试品是否符合规定。

② 完成检验原始记录和检验报告书。

五、评分标准及课后自测

见"考核评分工作手册"。

灯盏花素片中丙酮残留物测定

一、任务目的

学会用毛细管柱顶空进样程序升温法测定残留溶剂。

二、任务内容

1. 任务准备

（1）仪器与试药

① 仪器：气相色谱仪、弹性石英毛细管柱（柱长为 30m，柱内径为 0.32mm，膜厚度为 0.5μm）。

② 试剂：丙酮、0.5％的碳酸钠溶液。

③ 药品：灯盏花素片。

（2）操作条件

① 电源要求。电压 220V±10％；频率 50Hz±0.5Hz；功率 3kW；电源插座应单独配置，电压相位应和仪器电源相位相同，中线与地线间电压不超过 3V，接地要良好；单相交流电，单独供电。建议配置交流净化稳压电源，功率 5000W 以上。

② 实验室环境。室内环境温度为 15～35℃；相对湿度不大于 85％；仪器周围无强电磁干扰、强热辐射源和剧烈震动，不要与其他带火焰性的仪器放于同一室内；室内空气中无有害气体，无易燃、易爆及腐蚀性气体；室内通风良好；如果采用氢气钢瓶供气，应设有独立室外钢瓶室。

2. 操作方法

本品为灯盏花素 20g，加辅料制成颗粒，压制成的片剂，可制成三种规格：1000 片［规格

(1)]、[规格（2）]或 500 片 [规格（3）]，或包薄膜衣。《中国药典》（2020 年版）规定本品要进行丙酮残留物测定。

① 查阅《中国药典》（2020 年版）一部和四部相关内容，设计检验方案。

② 按检验要求取样，根据需要进行适宜处理。

③ 应符合《中国药典》（2020 年版）灯盏花素片丙酮残留物测定项下相关规定。

3. 操作步骤

照残留溶剂测定法（通则 0861 第二法：毛细管柱顶空进样程序升温法）测定。

（1）色谱条件与系统适用性试验　以聚乙二醇为固定相，采用弹性石英毛细管柱（柱长为 30m，柱内径为 0.32mm，膜厚度为 0.5μm）；柱温为程序升温；起始温度为 50℃，维持 10min，以每分钟 20℃升温至 200℃，维持 2min；检测器温度 300℃，进样口温度 240℃；载气为氮气，流速为 1.5mL/min。顶空进样，顶空瓶平衡温度为 90℃，平衡时间为 30min。理论板数以丙酮峰计算应不低于 10000。

（2）对照品溶液的制备　取丙酮对照品适量，精密称定，加 0.5% 的碳酸钠溶液制成每 1mL 含 100μg 的溶液，作为对照品溶液。精密量取 5mL，置 20mL 顶空瓶中，密封瓶口，即得。

（3）供试品溶液的制备　取本品适量（相当于灯盏花素约 0.1g），精密称定，置 20mL 顶空瓶中，精密加入 0.5% 的碳酸钠溶液 5mL，密封瓶口，摇匀，即得。

（4）测定法　分别精密量取对照品溶液与供试品溶液顶空瓶气体 1mL，注入气相色谱仪，记录色谱图。

（5）结果计算　按外标法以峰面积计算：

$$\text{丙酮含量(mg/ 片)} = \frac{c_R \times A_X \times \overline{W}}{A_R \times m} \tag{4-12}$$

式中　A_R——对照品（丙酮）的峰面积；

$\quad\quad A_X$——供试品中丙酮的峰面积；

$\quad\quad c_R$——对照品（丙酮）的浓度，mL/mL。

4. 标准规定

本品每片含丙酮，[规格（1）]、[规格（2）]不得过 0.10mg，[规格（3）]不得过 0.20mg。

三、注意事项

① 顶空平衡时间一般为 30～45min，以保证供试品溶液的气-液两相有足够的时间达到平衡。

② 对照品溶液与供试品溶液必须使用相同的顶空条件。

四、报告内容

① 记录测定结果，计算丙酮含量，将结果与药品标准对照，判断供试品是否符合规定。

② 完成检验原始记录和检验报告书。

五、评分标准及课后自测

见"考核评分工作手册"。

盐酸青藤碱中三氯甲烷残留量测定

一、任务目的

学会用毛细管柱顶空进样等温法测定盐酸青藤碱中三氯甲烷的残留量。

二、任务内容

1. 任务准备

（1）仪器与试药

① 仪器：气相色谱仪、弹性石英毛细管柱 DB-624（30m×0.32mm，1.8μm）、FID 检测器。

② 试剂：三氯甲烷（色谱纯）。

③ 药品：盐酸青藤碱。

（2）操作条件

① 电源要求。电压 220V±10％；频率 50Hz±0.5Hz；功率 3kW；电源插座应单独配置，电压相位应和仪器电源相位相同，中线与地线间电压不超过 3V，接地要良好；单相交流电，单独供电。建议配置交流净化稳压电源，功率 5000W 以上。

② 实验室环境。室内环境温度为 15～35℃；相对湿度不大于 85％；仪器周围无强电磁干扰、强热辐射源和剧烈震动，不要与其他带火焰性的仪器放于同一室内；室内空气中无有害气体，无易燃、易爆及腐蚀性气体；室内通风良好；如果采用氢气钢瓶供气，应设有独立室外钢瓶室。

2. 操作方法

本品以青风藤为原料制备而成，在制备过程中用三氯甲烷回流提取，故应检测三氯甲烷残留量。

① 查阅《中国药典》（2020 年版）一部和四部相关内容，设计检验方案。

② 按检验要求取样，根据需要进行适宜处理。

③ 应符合《中国药典》（2020 年版）盐酸青藤碱三氯甲烷残留量测定项下相关规定。

3. 操作步骤

照残留溶剂测定法（通则 0861）测定。

（1）色谱条件与系统适用性试验　采用弹性石英毛细管柱 DB-624（30m×0.32mm，1.8μm），FID 检测器。进样口温度为 200℃，柱温 65℃，检测器温度为 230℃，平衡温度为 70℃，平衡时间 45min，进样体积 1mL。理论板数按三氯甲烷峰计算应不低于 20000。

（2）对照品溶液的制备　取三氯甲烷（色谱级）适量，精密称定，加水稀释制成每 1mL 含 3.0μg 的溶液，即得。

（3）供试品溶液的制备　取本品约 0.5g，精密称定，置 20mL 顶空瓶中，精密加入水 10mL，密封，振摇使溶散，即得。

（4）测定法　分别取对照品溶液与供试品溶液，顶空进样，记录色谱图，按外标法计算供试品中三氯甲烷的残留量。

（5）结果计算　按外标法以峰面积计算：

$$三氯甲烷含量 = \frac{c_R \times A_X \times v}{A_R \times m} \times 10^6 \tag{4-14}$$

式中　A_R —— 对照品（三氯甲烷）的峰面积；

A_X —— 供试品中三氯甲烷的峰面积；

c_R —— 对照品（三氯甲烷）的浓度，μg/mL；

v —— 供试品溶液的体积，mL；

m —— 供试品的取样量，g。

4. 标准规定

每 g 本品含三氯甲烷不得过 60μg。

三、注意事项

① 顶空平衡时间一般为 30～45min，以保证供试品溶液的气-液两相有足够的时间达到平衡。

② 对照品溶液与供试品溶液必须使用相同的顶空条件。

四、报告内容

① 记录测定结果，计算三氯甲烷含量，将结果与药品标准对照，判断供试品是否符合规定。

② 完成检验原始记录和检验报告书。

五、评分标准及课后自测

见"考核评分工作手册"。

任务九　二氧化硫残留量测定

任务描述

采用酸碱滴定法、气相色谱法或离子色谱法测定中药制剂中的二氧化硫残留量。

知识要点

相关知识

用硫黄熏蒸中药材和饮片的过程中，单质硫生成二氧化硫，与中药材中无机元素生成亚硫酸盐系列物质。一般对亚硫酸盐残留量的控制及监测均以二氧化硫计。《中国药典》（2020年版）四部通则2331"二氧化硫残留量测定"中是用第一法（酸碱滴定法）、第二法（气相色谱法）、第三法（离子色谱法）测定经硫黄熏蒸处理过的药材或饮片中二氧化硫的残留量。可根据具体品种情况选择适宜方法进行二氧化硫残留量测定。《中国药典》（2020年版）四部中药材和饮片检定通则（通则0212）规定：药材及饮片（矿物类除外）的二氧化硫残留量不得过150mg/kg。

一、酸碱滴定法

该法系将中药材以蒸馏法进行处理，样品中的亚硫酸盐系列物质加酸处理后生成二氧化硫后，随氮气流带入到含有双氧水的吸收瓶中，双氧水将其氧化为硫酸根离子，采用酸碱滴定法对二氧化硫残留量进行测定。检查方法见任务实施（天麻的二氧化硫残留量测定）。

二、气相色谱法

该法用气相色谱法（通则0521）测定药材及饮片中的二氧化硫残留量。原理系利用亚硫酸盐和盐酸反应生成二氧化硫气体，通过顶空进样系统注入气相色谱仪，热导检测器检测二氧化硫的含量。按外标工作曲线法定量，计算样品中亚硫酸根含量，测得结果乘以0.5079，即为二氧化硫含量。检查方法见任务实施（山药片的二氧化硫残留量测定）。

三、离子色谱法

该法系将中药材以水蒸气蒸馏法进行处理，样品中的亚硫酸盐系列物质加酸处理后转化为二氧化硫，随水蒸气蒸馏，进入到含有双氧水的吸收瓶中，双氧水将其氧化为硫酸根离子，采用离子色谱法（通则0513）检测，并计算药材及饮片中的二氧化硫残留量。检查方法见任务实施（天冬的二氧化硫残留量测定）。

任务实施

天麻的二氧化硫残留量测定

一、任务目的

学会用酸碱滴定法测定二氧化硫残留量。

二、任务内容

1. 任务准备

① 仪器：国产29标准磨口蒸馏装置一套（图4-7）、氮气源及气体流量计、磁力搅拌器、与两颈圆底烧瓶相匹配可调温度的电热套一套。

微课：二氧化硫残留测定

② 试剂：盐酸、过氧化氢（分析纯）、甲基红乙醇溶液指示剂（2.5mg/mL）、氢氧化钠标准滴定液（0.01mol/L）。

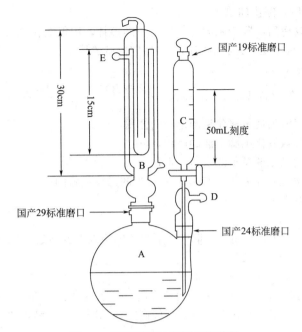

图 4-7 酸碱滴定法蒸馏仪器装置

A—两颈圆底烧瓶；B—竖式冷凝管；C—分液漏斗（带刻度）；D—氮气流入口；E—二氧化硫气体出口

③ 药品：天麻饮片。

2. 操作方法

用少许硫黄熏天麻可以起到防虫防霉、去潮湿的效果。用硫黄熏过的天麻颜色偏亮白，透明感更强，增加了美观效果。但如果长期使用过量硫黄浸熏的天麻，就会给人体造成危害。

（1）查阅《中国药典》（2020 年版）一部和四部相关内容，设计检验方案。

（2）按检验要求取样，根据需要进行适宜处理。

（3）应符合《中国药典》（2020 年版）天麻的二氧化硫残留量测定项下相关规定。

3. 操作步骤

（1）仪器装置安装方法

① 仪器照图安装，在室温 20～25℃下，于通风橱内进行操作。

② 将 1000mL 两颈圆底烧瓶（A）置于相匹配可调温度的电热套内。

③ 在带刻度的分液漏斗（C）中加入盐酸溶液（6mol/L）适量备用。

④ 将竖式冷凝器（B）固定在两颈圆底烧瓶（A）上。

⑤ 将橡胶导气管连接二氧化硫气体出口（E），另一端导入一个 100mL 三角烧瓶，将其底部置吸收液内。

⑥ 连接氮气流入口（D）（气的流速为低流速，至吸收液内有气泡均匀排出）。

⑦ 连接自来水与回流冷凝管。

（2）测定

① 称取供试品。取天麻细粉约 10g，精密称定，置两颈圆底烧瓶中，加水 300～400mL。

② 加吸收液。打开回流冷凝管开关给水，将冷凝管的上端 E 口处连接一橡胶导气管置于100mL 锥形瓶底部。锥形瓶内加入 3% 过氧化氢溶液 50mL 作为吸收液。使用前，在吸收液中加入 3 滴甲基红乙醇溶液指示剂（2.5mg/mL），并用 0.01mol/L 氢氧化钠滴定液滴定至黄色。

③ 蒸馏。开通氮气，使用流量计调节气体流量至约 0.2L/min；打开分液漏斗（C）的活塞，使 10mL 盐酸溶液（6mol/L）流入蒸馏瓶，立即加热两颈圆底烧瓶内的溶液至沸，并保持微沸；

烧瓶内的水沸腾 1.5h 后，停止加热。

④ 滴定。吸收液放冷后，置于磁力搅拌器上不断搅拌，用氢氧化钠滴定液（0.01mol/L）滴定，至黄色持续时间 20s 不褪，并将滴定的结果用空白试验校正。

（3）结果计算　按式（4-15）计算。

$$二氧化硫残留量(mg/kg) = \frac{(A-B) \times c \times 0.032 \times 10^6}{W} \tag{4-15}$$

式中　A——供试品溶液消耗氢氧化钠滴定液的体积，mL；

　　　B——空白消耗氢氧化钠滴定液的体积，mL；

　　　c——氢氧化钠滴定液摩尔浓度，mol/L；

0.032——1mL 氢氧化钠滴定液（1mol/L）相当的二氧化硫的质量，g；

　　　W——供试品的重量，g。

4. 标准规定

《中国药典》（2020 年版）规定，天麻中二氧化硫的检查限度不超过 400mg/kg。

三、注意事项

① 橡胶导气管的末端应在吸收液液面以下。

② 用 0.01mol/L 氢氧化钠滴定液滴定至终点时，如超过终点，则应舍弃该吸收溶液。

③ 在测定人参、西洋参、黄芪等皂苷含量较高的样品时，应缓缓加热至微沸或加入防泡剂，以防止泡沸。

四、报告内容

① 记录测定结果，计算天麻中二氧化硫的含量，将结果与药品标准对照，判断供试品是否符合规定。

② 完成检验原始记录和检验报告书。

五、评分标准及课后自测

见"考核评分工作手册"。

山药片的二氧化硫残留量测定

一、任务目的

学会用气相色谱法测定二氧化硫残留量。

二、任务内容

1. 任务准备

（1）仪器与试药

① 仪器：采用 GS-GasPro 键合硅胶多孔层开口管色谱柱（如 GS-GasPro，柱长 30m，柱内径 0.32mm）或等效柱，热导检测器。

② 试剂：氮气、亚硫酸钠对照品、0.5% 甘露醇和 0.1% 乙二胺四乙酸二钠的混合溶液、氯化钠、固体石蜡、2mol/L 盐酸溶液。

③ 药品：山药饮片。

（2）操作条件

① 电源要求。电压 220V±10%；频率 50Hz±0.5Hz；功率 3kW；电源插座应单独配置，电压相位应和仪器电源相位相同，中线与地线间电压不超过 3V，接地要良好；单相交流电，单独供电。建议配置交流净化稳压电源，功率 5000W 以上。

② 实验室环境。室内环境温度为 15～35℃；相对湿度不大于 85%；仪器周围无强电磁干扰、强热辐射源和剧烈震动。

2. 操作方法

中药材中二氧化硫残留带来的安全隐患非常大。《中国药典》（2020 年版）规定山药、牛膝、粉葛等传统习用硫黄熏蒸的中药材及其饮片，二氧化硫残留量不得超规定值。

① 查阅《中国药典》（2020 年版）一部和四部相关内容，设计检验方案。

② 按检验要求取样，根据需要进行适宜处理。

③ 应符合《中国药典》（2020 年版）山药二氧化硫残留量测定项下相关规定。

3. 操作步骤

（1）色谱条件与系统适用性试验　采用 GS-GasPro 键合硅胶多孔层开口管色谱柱（如 GS-GasPro，柱长 30m，柱内径 0.32mm）或等效柱，热导检测器，检测器温度为 250℃。程序升温：初始 50℃，保持 2min，以每分钟 20℃升至 200℃，保持 2min。进样口温度为 200℃，载气为氦气，流速为 2.0mL/min。顶空进样，采用气密针模式（气密针温度为 105℃）的顶空进样，顶空瓶的平衡温度为 80℃，平衡时间均为 10min。系统适用性试验应符合气相色谱法要求。

（2）对照品溶液的制备　精密称取亚硫酸钠对照品 500mg，置 10mL 量瓶中，加入含 0.5％甘露醇和 0.1％乙二胺四乙酸二钠的混合溶液溶解，并稀释至刻度，摇匀，制成每 1mL 含亚硫酸钠 50.0mg 的对照品贮备溶液。分别精密量取对照品贮备溶液 0.1mL、0.2mL、0.4mL、1mL、2mL，置 10mL 量瓶中，用含 0.5％甘露醇和 0.1％乙二胺四乙酸二钠的溶液分别稀释成每 1mL 含亚硫酸钠 0.5mg、1mg、2mg、5mg、10mg 的对照品溶液。

分别准确称取 1g 氯化钠和 1g 固体石蜡（熔点 52～56℃）于 20mL 顶空进样瓶中，精密加入 2mol/L 盐酸溶液 2mL，将顶空瓶置于 60℃水浴中，待固体石蜡全部溶解后取出，放冷至室温使固体石蜡凝固密封于酸液层之上（必要时用空气吹去瓶壁上冷凝的酸雾）；分别精密量取上述 0.5mg/mL、1mg/mL、2mg/mL、5mg/mL、10mg/mL 的对照品溶液各 100μL 置于石蜡层上方，密封，即得。

（3）供试品溶液的制备　分别准确称取 1g 氯化钠和 1g 固体石蜡（熔点 52～56℃）于 20mL 顶空进样瓶中，精密加入 2mol/L 盐酸溶液 2mL，将顶空瓶置于 60℃水浴中，待固体石蜡全部溶解后取出，放冷至室温使固体石蜡重新凝固，取样品细粉约 0.2g，精密称定，置于石蜡层上方，加入含 0.5％甘露醇和 0.1％乙二胺四乙酸二钠的混合溶液 100μL，密封，即得。

（4）测定法　分别精密吸取经平衡后的对照品溶液和供试品溶液顶空瓶气体 1mL，注入气相色谱仪，记录色谱图。

（5）结果计算　按外标工作曲线法定量，计算样品中亚硫酸根含量，测得结果乘以 0.5079，即为二氧化硫含量。

4. 标准规定

《中国药典》（2020 年版）规定，山药片中二氧化硫的检查限度不得过 10mg/kg。

三、注意事项

① 外标法对进样量要求十分准确，要严格控制在与标准物相同的操作条件下进行，否则造成分析误差，得不到准确的测量结果。

② 外标物与被测组分同为一种物质，但要求它有一定的纯度，分析时外标物的浓度应与被测物浓度相接近，以利于定量分析的准确性。

四、报告内容

① 记录测定结果，计算山药中二氧化硫的含量，将结果与药品标准对照，判断供试品是否符合规定。

② 完成检验原始记录和检验报告书。

五、评分标准及课后自测

见"考核评分工作手册"。

天冬的二氧化硫残留量测定

一、任务目的

学会用离子色谱法测定二氧化硫残留量。

二、任务内容

1. 任务准备

① 仪器：离子色谱仪〔色谱柱（以烷醇季铵为功能基的乙基乙烯基苯-二乙烯基苯聚合物树脂作为填料的阴离子交换柱）；保护柱，相同填料的阴离子交换柱；洗脱液为 20mmol/L 氢氧化钾溶液（自动淋洗液发生器产生），若无自动淋洗液发生器，洗脱液采用终浓度为 3.2mmol/L 碳酸钠、1.0mmol/L 碳酸氢钠的混合溶液；阴离子抑制器；电导检测器；电热套一套〕、水蒸气蒸馏装置（如图 4-8 所示）。

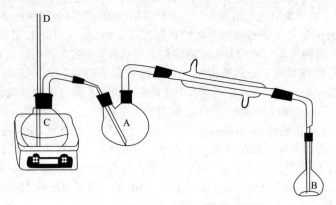

图 4-8　离子色谱法水蒸气蒸馏装置
A—两颈圆底烧瓶；B—吸收瓶；C—水蒸气蒸馏瓶；D—直形长玻璃管

② 试剂：盐酸、过氧化氢分析纯、硫酸根标准溶液。

③ 药品：天冬药材。

2. 操作方法

天冬由于药材质地的特殊性，在产地初加工过程中如干燥通风不当，易腐烂生虫，贮运过程变质的概率较高，完全摒弃传统习用硫黄熏蒸的工艺流程较为困难。因此，为保证天冬的质量及安全，严格遵守药典规定，对其中二氧化硫残留量进行严格检测。

（1）查阅《中国药典》（2020 年版）一部和四部相关内容，设计检验方案。

（2）按检验要求取样，根据需要进行适宜处理。

（3）应符合《中国药典》（2020 年版）天冬的二氧化硫残留量测定项下相关规定。

3. 操作步骤

（1）离子色谱仪操作

① 安装色谱柱和保护柱，阴离子抑制器应先注水使微膜水化溶胀后再使用，安装电导检测器，开机。

② 打开仪器软件，调节洗脱液为 20mmol/L 氢氧化钾溶液（自动淋洗液发生器产生）；若无自动淋洗液发生器，洗脱液采用终浓度为 3.2mmol/L 碳酸钠、1.0mmol/L 碳酸氢钠的混合溶液；流速为 1mL/min，柱温 30℃；系统适用性试验应符合离子色谱法要求。

（2）对照品溶液的制备　取硫酸根标准溶液，加水制成每 1mL 分别含硫酸根 1μg/mL、5μg/mL、20μg/mL、50μg/mL、100μg/mL、200μg/mL 的溶液，各进样 10μL，绘制标准曲线。

（3）供试品溶液的制备　精密称取药材或饮片细粉 10g，置于两颈圆底烧瓶（A）中，加水 50mL，振摇。接通水蒸气蒸馏瓶（C）。

吸收瓶（B）中加入 3％过氧化氢溶液 20mL，吸收管下端插入吸收液液面以下。

A 瓶中沿瓶壁加入 6mol/L 盐酸 5mL，迅速密塞。打开电热套开关，开始蒸馏，保持 C 瓶沸腾并调整蒸馏火力，使吸收管端的馏出液流出速率约为 2mL/min。

蒸馏至 B 瓶中溶液总体积约为 95mL，时间 30～40min，用水洗涤尾接管并将其转移至吸收瓶中，稀释至刻度，摇匀，放置 1h 后，滤过即得。

精密吸取 10μL，进样测定。

（4）结果计算　离子色谱测定的是供试品中硫酸根含量（μg/mL），按照 $SO_2/SO_4^{2-}=0.6669$ 计算样品中二氧化硫的含量。照式（4-16）计算。

$$二氧化硫残留量(mg/kg)=\frac{(A-B)\times 0.6669 \times 100}{m} \tag{4-16}$$

式中　A ——供试品中硫酸根含量，μg/mL；

　　　B ——空白试验硫酸根含量，μg/mL；

　　　m ——供试品的重量，g；

　　0.6669——二氧化硫与硫酸根的质量比。

4. 标准规定

《中国药典》（2020 年版）规定：天冬中二氧化硫的检查限度不得过 400mg/kg。

三、注意事项

整个蒸馏过程控制在 30～40min，保证供试品中亚硫酸盐系列物质遇酸生成的二氧化硫气体充分被吸收液吸收，生成硫酸根离子。

四、报告内容

① 记录测定结果，计算天冬中二氧化硫的含量，将结果与药品标准对照，判断供试品是否符合规定。

② 完成检验原始记录和检验报告书。

五、评分标准及课后自测

见"考核评分工作手册"。

任务十　黄曲霉毒素测定

任务描述

为保证用药安全，需对药材、饮片及制剂中黄曲霉毒素残留量进行严格控制。本任务采用高效液相色谱法及高效液相色谱-串联质谱法测定药材、饮片及中药制剂中的黄曲霉毒素。

知识要点

相关知识

黄曲霉毒素（AFT）是主要由黄曲霉、寄生曲霉、集峰曲霉和伪溜曲霉 4 种真菌产生的次生代谢产物，是一组化学结构类似的二呋喃香豆素的衍生化合物。药材、饮片及制剂在贮藏、制备、运输过程中如保存不当有受潮霉变而污染黄曲霉毒素的可能。黄曲霉毒素是目前世界上已知的毒性最强的化合物之一，其致癌性肯定。因此，需对药材、饮片及制剂中黄曲霉毒素残留量进行严格控制，保证用药安全。

本法照《中国药典》（2020 年版）四部通则 2351 "真菌毒素测定法"中"黄曲霉毒素测定法"测定。

（一）第一法

本法系用高效液相色谱法（通则 0512）测定药材、饮片及制剂中的黄曲霉毒素（以黄曲霉毒素 B_1、黄曲霉毒素 B_2、黄曲霉毒素 G_1 和黄曲霉毒素 G_2 总量计）。本法的基本原理为样品经有机溶剂提取、免疫亲和柱净化后，利用高效液相色谱分离，经柱后光化学衍生或柱后碘衍生，采用荧光检测器检测进行分析测定。检查方法见任务实施（大枣中黄曲霉毒素的测定）。

（二）第二法

本法系用高效液相色谱-串联质谱法测定药材、饮片及制剂中的黄曲霉毒素（以黄曲霉毒素 B_1、黄曲霉毒素 B_2、黄曲霉毒素 G_1 和黄曲霉毒素 G_2 总量计）。检查方法见任务实施（槟榔中黄曲霉毒素的测定）。

📁 任务实施

大枣中黄曲霉毒素的测定

微课：黄曲霉
毒素测定

一、任务目的
学会用高效液相色谱法测定黄曲霉毒素。

二、任务内容
1. 任务准备

（1）仪器与试药

① 仪器：高效液相色谱仪、十八烷基硅烷键合硅胶色谱柱。

② 试剂：甲醇（色谱纯）、乙腈（色谱纯）、黄曲霉毒素混合对照品溶液。

③ 药品：大枣（药店售）。

（2）操作条件

① 电源要求。电压 220V±10%；频率 50Hz±0.5Hz；功率 3kW；电源插座应单独配置，电压相位应和仪器电源相位相同，中线与地线间电压不超过 3V，接地要良好；单相交流电，单独供电。建议配置交流净化稳压电源，功率 5000W 以上。

② 实验室环境。内环境温度为 15～35℃；相对湿度不大于 85%；仪器周围无强电磁干扰、强热辐射源和剧烈震动；室内空气中无有害气体、易燃、易爆及腐蚀性气体；室内通风良好。

③ 备有黄曲霉毒素检查相应的安全、防护措施。

④ 备有 10% 次氯酸钠溶液贮存容器，用于残留有黄曲霉毒素的废液或废渣的玻璃器皿的清洗。

2. 操作方法

中药大枣具有补中益气、养血安神的功效，为药食两用之品。《中国药典》（2020 年版）规定本品中黄曲霉毒素照黄曲霉毒素测定法（通则 2351）测定。

（1）查阅《中国药典》（2020 年版）一部和四部相关内容，设计检验方案。

（2）按检验要求取样，根据需要进行适宜处理。

（3）应符合《中国药典》（2020 年版）大枣中黄曲霉毒素项下相关规定。

3. 操作步骤

（1）色谱条件与系统适用性试验　以十八烷基硅烷键合硅胶为填充剂；以甲醇-乙腈-水（40：18：42）为流动相；采用柱后衍生法检测。①碘衍生法：衍生溶液为 0.05% 的碘溶液（取碘 0.5g，加入甲醇 100mL 使溶解，用水稀释至 1000mL 制成），衍生化泵流速为 0.3mL/min，衍生化温度 70℃。②光化学衍生法：光化学衍生器（254nm）；以荧光检测器检测，激发波长 $\lambda_{ex}=$ 360nm（或 365nm），发射波长 $\lambda_{ex}=450$nm。两个相邻色谱峰的分离度应大于 1.5。

（2）混合对照品溶液的制备　精密量取黄曲霉毒素混合对照品溶液（黄曲霉毒素 B_1、黄曲霉毒素 B_2、黄曲霉毒素 G_1、黄曲霉毒素 G_2 标示浓度分别为 1.0μg/mL、0.3μg/mL、1.0μg/mL、0.3μg/mL）0.5mL，置 10mL 量瓶中，用甲醇稀释至刻度，作为贮备溶液。精密量取贮备溶液 1mL，置 25mL 量瓶中，用甲醇稀释至刻度，即得。

（3）供试品溶液的制备　取大枣粉末约 15g（过二号筛），精密称定，置于均质瓶中，加入氯化钠 3g，精密加入 70% 甲醇溶液 75mL，高速搅拌 2min（搅拌速度大于 11000r/min），离心 5min（离心速度 2500r/min），精密量取上清液 15mL，置 50mL 量瓶中，用水稀释至刻度，摇匀，用微孔滤膜（0.45μm）滤过，量取续滤液 20.0mL，通过免疫亲和柱，流速为 3mL/min，用水 20mL 洗脱，洗脱液弃去，使空气进入柱子，将水挤出柱子，再用适量甲醇洗脱，收集洗脱液，置 2mL 量瓶中，并用甲醇稀释至刻度，摇匀，即得。

（4）测定法　分别精密吸取上述混合对照品溶液 5μL、10μL、15μL、20μL、25μL，注入液相色谱仪，测定峰面积，以峰面积为纵坐标，进样量为横坐标，绘制标准曲线。另精密吸取上述供试品溶液 20～25μL，注入液相色谱仪，测定峰面积，从标准曲线上读出供试品中相当于黄曲霉毒素 B_1、黄曲霉毒素 B_2、黄曲霉毒素 G_1、黄曲霉毒素 G_2 的量，计算，即得。

4. 标准规定

本品每 1000g 含黄曲霉毒素 B_1 不得过 5μg，黄曲霉毒素 G_2、黄曲霉毒素 G_1、黄曲霉毒素 B_2 和黄曲霉毒素 B_1 的总量不得过 10μg。

三、注意事项

① 本实验应有相应的安全、防护措施，并不得污染环境。

② 残留有黄曲霉毒素的废液或废渣的玻璃器皿，应置于专用贮存容器（装有 10% 次氯酸钠溶液）内，浸泡 24h 以上，再用清水将玻璃器皿冲洗干净。

③ 紫外线对低浓度黄曲霉毒素有一定的破坏性，所以混合黄曲霉毒素对照品贮备液应配制在棕色量瓶中，并避光保存。混合黄曲霉毒素对照品溶液则需临用新配，并注意避光。

④ 当测定结果超出限度时，采用第二法进行确认。

四、报告内容

① 记录测定结果，计算大枣中黄曲霉毒素的含量，将结果与药品标准对照，判断供试品是否符合规定。

② 完成检验原始记录和检验报告书。

五、评分标准及课后自测

见"考核评分工作手册"。

槟榔中黄曲霉毒素的测定

一、任务目的

学会用高效液相色谱-串联质谱法测定黄曲霉毒素。

二、任务内容

1. 任务准备

（1）仪器与试药

① 仪器：超高效液相色谱单元（配三重四级杆串联质谱检测器）、高速匀浆器、振荡器、超声波提取器、离心机、超纯水处理系统、黄曲霉总量免疫亲和柱、固相萃取装置、离心管、具塞锥形瓶、刻度浓缩瓶、移液管、量瓶等。

② 试剂：甲醇（色谱纯）、乙腈（色谱纯）、乙酸铵（色谱纯）、水（高纯水）、黄曲霉毒素混合对照品溶液。

③ 药品：槟榔（饮片）。

（2）操作条件

① 电源要求。电压 220V±10%；电源插座应单独配置，电压相位应和仪器电源相位相同，中线与地线间电压不超过 3V，接地要良好；单相交流电，单独供电。建议配置交流净化稳压电源，功率 5000W 以上。

② 实验室环境。内环境温度为 15～35℃；相对湿度不大于 85%；仪器周围无强电磁干扰、强热辐射源和剧烈震动；室内空气中无有害气体，无易燃、易爆及腐蚀性气体；室内通风良好。

③ 备有黄曲霉毒素检查相应的安全、防护措施。

④ 备有 10% 次氯酸钠溶液贮存容器，用于残留有黄曲霉毒素的废液或废渣的玻璃器皿的清洗。

2. 操作方法

中药槟榔为棕榈科植物槟榔的干燥种子，具有杀虫、消积、行气、利水、截疟的功效。《中国药典》（2020 年版）规定本品中黄曲霉毒素照黄曲霉毒素测定法（通则 2351）测定。

① 查阅《中国药典》（2020 年版）一部和四部相关内容，设计检验方案。

② 按检验要求取样，根据需要进行适宜处理。

③ 应符合《中国药典》（2020 年版）槟榔中黄曲霉毒素项下相关规定。

3. 操作步骤

（1）色谱、质谱条件与系统适用性试验　以十八烷基硅烷键合硅胶为填充剂；以 10mmol/L 乙酸铵溶液为流动相 A，以甲醇为流动相 B；柱温 25℃；流速为 0.3mL/min；按表 4-12 中的规定进行梯度洗脱。

表 4-12　梯度洗脱程序

时间/min	流动相 A/%	流动相 B/%
0～4.5	65→15	35→85
4.5～6	15→0	85→100
6～6.5	0→65	100→35
6.5～10	65	15→35

以三重四级杆串联质谱检测；电喷雾离子源（ESI），采集模式为正离子模式；各化合物监测离子对和碰撞电压（CE）见表 4-13。

表 4-13　黄曲霉毒素 G_2、黄曲霉毒素 G_1、黄曲霉毒素 B_2、黄曲霉毒素 B_1 对照品的监测离子对、碰撞电压（CE）参考值

编号	中文名	母离子	子离子	CE/V	检出限 /(μg/kg)	定量限 /(μg/kg)
1	黄曲霉毒素 G_2	331.1 331.1	313.1 245.1	33 40	0.3	1
2	黄曲霉毒素 G_1	329.1 329.1	243.1 311.1	35 30	0.3	1
3	黄曲霉毒素 B_2	315.1 315.1	259.1 287.1	35 40	0.3	1
4	黄曲霉毒素 B_1	313.1 313.1	241.0 285.1	50 40	0.3	1

（2）系列混合对照品溶液的制备　精密量取黄曲霉毒素混合对照品溶液（黄曲霉毒素 B_1、黄曲霉毒素 B_2、黄曲霉毒素 G_1 和黄曲霉毒素 G_2 的标示浓度分别为 1.0μg/mL、0.3μg/mL、1.0μg/mL、0.3μg/mL）适量，用 70%甲醇稀释成含黄曲霉毒素 B_2、黄曲霉毒素 G_2 浓度为 0.04～3ng/mL，含黄曲霉毒素 B_1、黄曲霉毒素 G_1 浓度为 0.12～10ng/mL 的系列对照品溶液，即得。

（3）供试品溶液的制备　取槟榔粉末约 15g（过二号筛），精密称定，置于均质瓶中，加入氯化钠 3g，精密加入 70%甲醇溶液 75mL，高速搅拌 2min（搅拌速度大于 11000r/min），离心 5min（离心速度 2500r/min），精密量取上清液 15mL，置 50mL 量瓶中，用水稀释至刻度，摇匀，用微孔滤膜（0.45μm）滤过，量取续滤液 20.0mL，通过免疫亲和柱，流速为 3mL/min，用水 20mL 洗脱，洗脱液弃去，使空气进入柱子，将水挤出柱子，再用适量甲醇洗脱，收集洗脱液，置 2mL 量瓶中，并用甲醇稀释至刻度，摇匀，即得。

（4）测定法　精密吸取上述系列混合对照品溶液各 $5\mu L$，注入高效液相色谱-串联质谱仪，测定峰面积，以峰面积为纵坐标，进样浓度为横坐标，绘制标准曲线。另精密吸取上述供试品溶液 $5\mu L$，注入高效液相色谱-串联质谱仪，测定峰面积，从标准曲线上读出供试品中相当于黄曲霉毒素 B_1、黄曲霉毒素 B_2、黄曲霉毒素 G_1 和黄曲霉毒素 G_2 的浓度，计算，即得。

（5）结果计算　记录供试品取样量，供试品溶液及对照品溶液稀释倍数，供试品溶液进样量，各个样品峰面积。

$$X = \frac{(A_{sam} - b) \times c_{std} \times D_{sam}}{a \times V \times D_{std} \times m} \tag{4-17}$$

式中　X——供试品中黄曲霉毒素含量，$\mu g/kg$；

　　A_{sam}——供试品溶液黄曲霉毒素峰面积；

　　c_{std}——对照品溶液浓度，ng/mL；

　　D_{sam}——样品稀释倍数；

　　D_{std}——对照品稀释倍数；

　　V——供试品溶液进样量，μL；

　　m——取样量，g；

　　a——斜率；

　　b——截距。

$$相对标准偏差：dr = \frac{|测定值 - 平均值|}{平均值} \times 100\% \tag{4-18}$$

4. 标准规定

本品每 $1000g$ 含黄曲霉毒素 B_1 不得过 $5\mu g$，黄曲霉毒素 G_2、黄曲霉毒素 G_1、黄曲霉毒素 B_2 和黄曲霉毒素 B_1 的总量不得过 $10\mu g$。

三、注意事项

① 本试验应有相应的安全防护措施，并不得污染环境。

② 残留有黄曲霉毒素的废液或废渣的玻璃器皿，应置于专用贮存容器（装有 10% 次氯酸钠溶液）内，浸泡 $24h$ 以上，再用清水将玻璃器皿冲洗干净。

③ 紫外线对低浓度黄曲霉毒素有一定的破坏性，所以混合黄曲霉毒素对照品贮备液应配制在棕色量瓶中，并避光保存。混合黄曲霉毒素对照品溶液则需临用新配，并注意避光。

④ 各化合物监测离子对和碰撞电压仅为参考值，不同仪器参数可能不同。

⑤ 有些样品可能存在基质效应，可通过制备系列基质对照品溶液消除基质效应。

四、报告内容

① 记录测定结果，计算槟榔中黄曲霉毒素的含量，将结果与药品标准对照，判断供试品是否符合规定。

② 完成检验原始记录和检验报告书。

五、评分标准及课后自测

见"考核评分工作手册"。

任务十一　特殊杂质检查

任务描述

本任务采用薄层色谱法（TLC 法）、高效液相色谱法（HPLC 法）及理化等方法对乌头碱、土大黄苷、猪去氧胆酸、士的宁、游离胆红素、山银花、焦袄康酸等中药制剂进行特殊杂质的检查。

知识要点

✦ 相关知识

特殊杂质指在某些药物制剂生产和贮运过程中，由于药物本身的性质、生产方式及工艺条件而可能引入的杂质。特殊杂质的检查一般是利用药品和杂质的理化性质及生理作用的差异，采用物理的、化学的、药理的、微生物的方法来进行。《中国药典》中特殊杂质的检查列在有关品种的检查项下。

一、乌头碱的检查

川乌、附子及草乌中含有多种生物碱，其生品结构中 C_8、C_{14} 上的羟基分别与乙酸、苯甲酸结合成双酯型（乌头碱型）生物碱，如乌头碱、美沙乌头碱等，这种双酯型生物碱亲酯性强，毒性大。炮制品在加工过程中双酯型生物碱易水解，依次生成毒性较小的单酯型生物碱和不带酯键的醇胺型生物碱。因此，乌头类药材炮制品的毒性均较其生品小。为保证用药安全，《中国药典》规定应进行酯型生物碱的检查。常用的检查方法有 TLC 法，此外也可采用 HPLC 法。检查方法见任务实施（祛风止痛片中乌头碱的限量检查）。

二、土大黄苷的检查

大黄为蓼科大黄属掌叶组植物，主要含有结合性蒽醌衍生物类、二苯乙烯类、鞣质及番泻苷A 类成分。伪品大黄如华北大黄、河套大黄为大黄属波叶组植物，以富含二苯乙烯苷类成分为特征，尤其含大量土大黄苷，不含或极少含番泻苷 A 类成分。土大黄苷在结构上为二苯乙烯的衍生物。《中国药典》（2020 年版）对大黄药材及其制剂规定需检查土大黄苷，其收载的方法有荧光分析法（如大黄浸膏）、TLC 法（如三黄片）、HPLC 法（如致康胶囊）。检查方法见任务实施（大黄浸膏中土大黄苷的检查）。

三、猪去氧胆酸的检查

牛黄为传统名贵中药材，为满足临床用药的需求，国家药品监督部门批准了牛黄的 3 个代用品，即人工牛黄、培植牛黄和体外培育牛黄，且规定"对于国家药品标准处方中含牛黄的临床急重病症用药品种和国家药品监督管理部门批准的含牛黄的新药，可以将处方中的牛黄以培植牛黄或体外培育牛黄替代牛黄等量投料使用，但不得以人工牛黄替代。"人工牛黄较培植牛黄、体外培育牛黄的差异性很大。研究表明，人工牛黄中含有猪去氧胆酸，而天然牛黄、培植牛黄和体外培育牛黄中不含猪去氧胆酸。故国家药品标准处方中含牛黄的临床急重病症用药品种及其剂型需要进行猪去氧胆酸的检查，以确保药品质量。《中国药典》（2020 年版）收载的进行猪去氧胆酸检查的制剂有安宫牛黄丸（散）、局方至宝散、牛黄清心丸（局方）、六应丸、梅花点舌丸。

四、士的宁的检查

士的宁又名番木鳖碱，是从马钱子中提取的一种吲哚生物碱，能选择性兴奋脊髓，增强骨骼肌的紧张度，临床用于轻瘫或弱视的治疗。中毒所致临床表现为面、颈部肌肉僵硬，瞳孔缩小之后扩大，惊厥，角弓反张，腱反射亢进，严重者因胸、腹、膈肌强直收缩和麻痹而死亡。士的宁中毒时的血浓度是 1mg/L。

《中国药典》（2020 年版）收载的需要进行士的宁检查的药物有风寒双离拐片、复方夏天无片、跌打镇痛膏。

五、游离胆红素的检查

牛黄是传统的名贵中药材，因药源稀缺，陆续出现了人工牛黄、培植牛黄和体外培育牛黄 3 种代用品。胆红素是牛黄及代用品中的第一大类成分，也是主要的药效成分，为一个直链四吡咯结构的化合物，属二烯胆素类成分，因为化学结构的特性，在空气中特别在光照条件下极其容易氧化。其抗氧化、抗炎、免疫调节等药理作用较突出，对脂质过氧化、细胞损伤的拮抗作用也较明显。

游离胆红素即未结合胆红素，在牛黄及代用品中含量较少，既能保护机体又具有神经毒性，其脂溶性较强，可通过血脑屏障，过量可能会对机体有毒副作用。由于制剂中无较好的方法控制游离胆红素的量，导致牛黄类制剂中存在游离胆红素代替牛黄类药材投料的现象，易造成该类药物的安全隐患。

《中国药典》（2020年版）收载的需要进行游离胆红素检查的制剂有牛黄抱龙丸、六应丸、西黄丸、局方至宝散、梅花点舌丸。

六、山银花的检查

《中国药典》从2005年版开始，将金银花与山银花分列。《中国药典》2005年版把2000年版及以前的金银花分列为金银花和山银花的主要原因是：中药材内含成分差别较大的多来源品种，按一物一名的原则逐步分列；从化学成分分析，忍冬有效成分以木犀草苷为主，其余品种含此成分甚少，且以含绿原酸为主，成分差异较大；虽然金银花和山银花都含有绿原酸，但作为药用成分的木犀草苷，金银花含量比较高，山银花含量很少；金银花是道地药材忍冬的干燥花蕾，为保护道地药材，故将忍冬作为金银花唯一植物来源，将其余品种一并列入山银花中。

《中国药典》（2020年版）收载的金银花为忍冬科植物忍冬的干燥花蕾或带初开的花。山银花为忍冬科植物灰毡毛忍冬、红腺忍冬、华南忍冬或黄褐毛忍冬的干燥花蕾或带初开的花。

《中国药典》（2020年版）收载的进行山银花检查的制剂有：双黄连胶囊、双黄连滴眼剂、连花清瘟片、连花清瘟胶囊、连花清瘟颗粒、银黄口服液、银翘片、银黄颗粒。

七、焦袂康酸的检查

焦袂康酸（又称3-羟基对吡喃酮）具有肝毒性，天然微量存在于植物灯盏细辛中，长期服用可能会对患者的肝脏有较大损伤。灯盏生脉胶囊以灯盏细辛为主要原料，是心血管疾病患者常用的药品，为避免焦袂康酸造成的肝损伤，因此《中国药典》（2020年版）一部灯盏生脉胶囊项下规定需要检查焦袂康酸，采用化学反应法进行检查。

📁 **任务实施**

祛风止痛片中乌头碱的限量检查

一、任务目的

学会乌头碱的限量检查方法。

二、任务内容

1. 任务准备

（1）仪器与试药

① 仪器：超声波提取器、分析天平（分度值0.1mg）、硅胶G薄层板、微升毛细管、层析缸、玻璃喷雾瓶、研钵、锥形瓶、量筒、分液漏斗、容量瓶。

② 试剂：乌头碱对照品、乙醚、氨水、无水乙醇、甲苯、乙酸乙酯、二乙胺。

③ 药品：祛风止痛片。

（2）操作条件

① 蒸干有机试剂时应在通风橱中进行操作。

② 硅胶G薄层板使用前活化处理。

2. 操作方法

祛风止痛片由老鹳草、槲寄生、续断、威灵仙、独活、制草乌、红花组成，其中制草乌中的乌头碱属于毒性成分，口服乌头碱0.2mg即可中毒、3～5mg可致死。《中国药典》（2020年版）

规定祛风止痛片需进行乌头碱的限量检查。

① 查阅《中国药典》（2020 年版）一部和四部相关内容，设计检验方案。

② 按检验要求取样，根据需要进行适宜处理。

③ 应符合《中国药典》（2020 年版）祛风止痛片的乌头碱的限量检查项下相关规定。

3. 操作步骤

（1）供试品溶液的制备　取祛风止痛片 36 片，除去糖衣，研细，置 250mL 锥形瓶中，加乙醚 100mL，再加氨试液 30mL，振摇 10min，超声处理 30min，放置过夜，分取乙醚液，挥干，残渣用无水乙醇溶解使成 2mL，作为供试品溶液。

（2）对照品溶液的制备　取乌头碱对照品，精密称定，加无水乙醇制成每 1mL 含 0.5mg 的溶液，作为对照品溶液。

（3）测定法　照薄层色谱法（通则 0502）试验，吸取供试品溶液 20μL、对照品溶液 5μL，分别点于同一硅胶 G 薄层板上，以甲苯-乙酸乙酯-二乙胺（14∶1∶1）为展开剂，展开，取出，晾干，喷以稀碘化铋钾试液。

4. 标准规定

供试品色谱中，在与对照品色谱相应的位置上，出现的斑点应小于对照品的斑点或不出现斑点。

三、注意事项

① 挥干乙醚液的操作须在通风橱中进行，不能接触明火。

② 薄层板使用前需进行活化，条件是 110℃、30min。

四、报告内容

① 记录测定结果，将结果与药品标准对照，判断供试品是否符合规定。

② 完成检验原始记录和检验报告书。

五、评分标准及课后自测

见"考核评分工作手册"。

大黄浸膏中土大黄苷的检查

一、任务目的

学会土大黄苷的限量检查方法。

二、任务内容

1. 任务准备

（1）仪器与试药

① 仪器：紫外光灯、分析天平（分度值 10mg）、微升毛细管、水浴锅、量筒、层析滤纸、培养皿。

② 试剂：甲醇、45％乙醇。

③ 药品：大黄浸膏。

（2）操作条件　紫外灯应放置在阴凉、干燥、无灰尘、无酸碱、无蒸汽的地方，仪器使用环境应清洁。长时间不用应拔下电源插头，并盖上防护罩。

2. 操作方法

大黄浸膏为由大黄经加工制成的浸膏。《中国药典》（2020 年版）规定大黄浸膏需进行土大黄苷的限量检查。

① 查阅《中国药典》（2020 年版）一部和四部相关内容，设计检验方案。

② 按检验要求取样，根据需要进行适宜处理。

③ 应符合《中国药典》（2020 年版）大黄浸膏中土大黄苷检查项下相关规定。

3. 操作步骤

（1）样品溶液的制备　取本品 1.0g，加甲醇 2mL，温浸 10min，放冷，取上清液，即得。

（2）测定法　取样品溶液 10μL 点于滤纸上，以 45% 乙醇展开，取出，晾干，放置 10min，置紫外灯（365nm）下观察。

4. 标准规定

不得显持久的亮紫色荧光。

三、注意事项

① 短波紫外线对人体有伤害，使用时应避免人体各部位（主要是手、眼）被紫外线照射。取、放样品时应关闭紫外灯或用镊子操作。

② 样品必须放在紫外灯下的黑暗背景环境中进行观察。

四、报告内容

① 记录测定结果，将结果与药品标准对照，判断供试品是否符合规定。

② 完成检验原始记录和检验报告书。

五、评分标准及课后自测

见"考核评分工作手册"。

目标检测

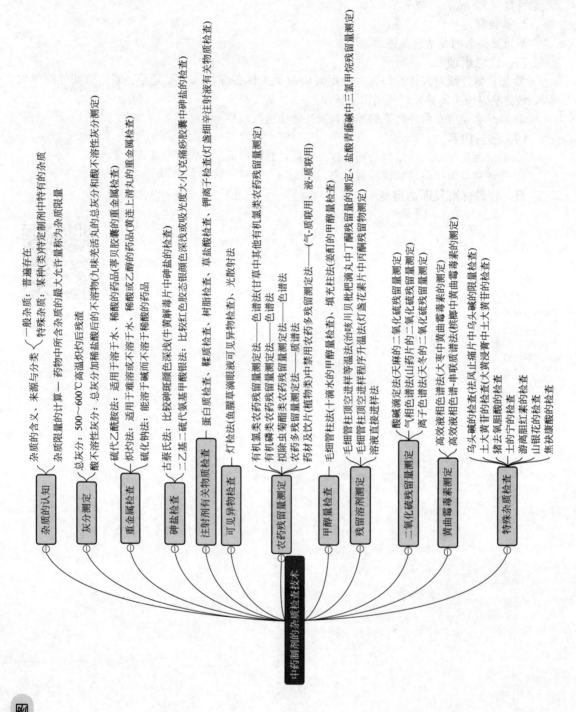

学习导图

中药制剂的杂质检查技术

杂质的认知
- 杂质的含义、来源与分类 一般杂质：普遍存在
  特殊杂质：某种类特定制剂中特有的杂质
- 杂质限量的计算——药物中所含杂质的最大允许量称为杂质限量

灰分测定
- 总灰分：500~600℃高温灼烧后残渣
- 酸不溶性灰分：总灰分加稀盐酸后的不溶物(九味羌活丸味羌活的总灰分和酸不溶性灰分测定)

重金属检查
- 硫代乙酰胺法：适用于溶于水、稀酸的药品(蓝贝母胶囊中的重金属检查)
- 炽灼法：适用于难溶或不溶于水、稀酸或乙醇的药品(黄连上清丸的重金属检查)
- 硫化钠法：能溶于碱而不溶于稀酸的药品

砷盐检查
- 古蔡氏法：比较砷斑颜色深浅(牛黄解毒片中砷盐的检查)
- 二乙基二硫代氨基甲酸银法：比较红色深浅或吸光度大小(克痛灷胶囊中砷盐的检查)

注射剂有关物质检查
- 蛋白质检查、鞣质检查、树脂检查、草酸盐检查、钾离子检查(灯盏细辛注射液有关物质检查)

可见异物检查
- 灯检法(鱼腥草滴眼液可见异物检查)、光散射法

农药残留量测定
- 有机氯类农药残留量测定法——色谱法(甘草中其他有机物类农药残留量测定)
- 有机磷类农药残留量测定法——色谱法
- 拟除虫菊酯类农药残留量测定法——色谱法
- 药材及饮片(植物类中禁用农药多残留量测定法——质谱法——(气-质联用、液-质联用)

甲醇量检查
- 毛细管柱法(十滴水的甲醇量检查)、填充柱法(美酊)的甲醇量检查

残留溶剂测定
- 毛细管柱顶空进样等温法(治咳川贝枇杷把滴丸中丁酮残留量的测定、盐酸青藤碱中三氯甲烷残留量的测定)
- 毛细管柱顶空进样程序升温法(克盏花素片中丙酮残留的测定)
- 溶液直接进样法

二氧化硫残留量测定
- 酸碱滴定法(天麻中的二氧化硫残留量测定)
- 气相色谱法(山药片中的二氧化硫残留量测定)
- 离子色谱法(天冬中的二氧化硫残留量测定)

黄曲霉素测定
- 高效液相色谱法(大枣中黄曲霉毒素的测定)
- 高效液相色谱-串联质谱法(槟榔中黄曲霉毒素的测定)

特殊杂质检查
- 乌头碱的检查(法风止痛片中乌头碱的限量的检查)
- 土大黄苷的检查(大黄浸膏中土大黄苷的检查)
- 猪去氧胆酸的检查
- 土的宁的检查
- 游离胆红素的检查
- 山银花的检查
- 焦没康酸的检查

中药制剂的卫生学检查技术

情境导入

2008 年 10 月 6 日，国家食品药品监督管理局接到报告，云南省一家医院 6 名患者使用了某制药厂生产的刺五加注射液出现严重不良反应。随后，国家食品药品监督管理局同原卫生部组成联合调查组，在云南、黑龙江两省地方政府及相关部门的配合下，对事件原因展开调查。

调查显示，该药厂生产的刺五加注射液部分药品在流通环节被雨水浸泡，使药品受到微生物污染，后被更换包装标签并销售。中国食品药品检定研究院、云南省食品药品检验所在被雨水浸泡药品的部分样品中检出多种细菌。

讨论：中药注射剂无菌检查的意义是什么？

PPT 课件

学习目标

1. 知识目标
① 掌握中药非无菌制剂微生物限度检查的分类及检验方法。
② 掌握中药无菌制剂无菌检查步骤与注意事项。
③ 掌握中药注射剂热原检查的操作步骤与注意事项。
④ 掌握中药细菌内毒素检查的操作步骤与注意事项。
2. 技能目标
能够依据药品标准，开展中药制剂的卫生学检查。
3. 思政与职业素养目标
① 培养无菌观念、质量观念和责任意识。
② 培养认真细致、严谨求实的药品质检岗位职业习惯。

为了保证药品的安全性和有效性，有必要对药品中污染的微生物进行检验和控制，其意义在于：药品受到微生物污染之后，会产生很多不良影响，主要有两个方面。一方面，药品中污染的微生物，特别是致病菌对人体健康有直接的威胁。例如，被铜绿假单胞菌污染的滴眼液会导致眼角膜受损伤的患者失明，污染了某些革兰阴性菌的油膏和乳剂会引起新生儿湿疹和呼吸道感染，被污染的口服混悬剂会造成化疗后免疫力降低的肿瘤患者的严重感染。另一方面，细菌死亡或自溶后，会释放致病物质，如革兰阴性菌死亡或自溶后释放出的内毒素。针对中药制剂可能被微生物污染的情况，依据药物剂型及给药方式，中药卫生学检查主要包括以下四个方面，即中药非无菌制剂的微生物限度检查、中药无菌制剂的无菌检查、热原检查及细菌内毒素检查。

任务一　微生物限度检查

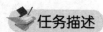

任务描述

开展基于微生物计数法与控制菌检查法的中药非无菌制剂微生物限度检查。

相关知识

知识要点

中药非无菌制剂微生物限度标准，根据给药途径和处方组成特点，包含需氧菌总数、霉菌和酵母菌总数的限度标准及控制菌项目标准。另外，对非无菌含药材原粉的中药制剂，单列微生物限度标准。

微生物计数法主要是根据规定的取样要求，制备样品供试液，使药品中可能存在的微生物分散到液体环境中。吸取规定量供试液，接种至适宜培养基中，置中等温度（20～40℃）下，按规定时间培养后观察、总计并记录琼脂上形成的菌落数（cfu）。控制菌检查法系用于在规定的试验条件下，检查供试品是否污染有特定的微生物的方法。

一、检验环境

检验环境是药品微生物检验的关键控制环节。《中国药典》（2020年版）通则9203"药品微生物实验室质量管理指导原则"中明确提到试验应在受控洁净环境下的局部洁净度不低于B级的单向流空气区域内进行，洁净室或生物安全实验室控制都应达到该要求。

无菌操作、环境或消毒措施均不能对样品中原有的污染微生物数量造成正向或反向的影响。因此，不同的实验室应结合实际样品的微生物污染情况选择适宜的检验环境满足保护样品、保护人员和保护检验环境的三个方面的需求。

二、供试品检验量

检验量，即一次试验所用的供试品量（g、mL或cm²）。一般应随机抽取不少于2个最小包装的供试品，混合，取规定量供试品进行检验。除另有规定外，一般供试品的检验量为10g或10mL；膜剂为100cm²；贵重药品、微量包装药品的检验量可以酌减。检验时，应从2个以上最小包装单位中抽取供试品，大蜜丸不得少于4丸，膜剂不得少于4片。

三、培养温度与观察时间

除另有规定外，需氧菌及控制菌培养温度为30～35℃，霉菌、酵母菌培养温度为20～25℃。

微生物计数法要求需氧菌培养3～5d，需氧菌细菌培养5～7d，最短培养时间是所有检验必须满足的基本要求。控制菌依据菌种的不同，观察时间有所不同。

四、微生物计数法

微生物计数法系用于能在有氧条件下生长的嗜温细菌和真菌的计数。与医药相关的细菌大多数是嗜温菌，其生长温度为20～40℃，真菌是一类重要的致病源，最常见的真菌病原体可以分为酵母菌、霉菌。《中国药典》（2020年版）以微生物的生理特点和生长特性为依据，将细菌数修订为需氧菌总数、霉菌和酵母菌总数。该法用于有氧条件下嗜温细菌和真菌的计数，并设置了需氧菌总数（total aerobic microbial count，TAMC）、酵母菌和霉菌总数（total yeasts and molds count，TYMC）两个检测项目。前者定义为生长在胰酪大豆胨琼脂培养基上和胰酪大豆胨液体培养基所有菌落，包括霉菌和酵母菌；后者一般指生长在沙氏葡萄糖琼脂培养基上的所有菌落，也包括细菌。检查方法包括平皿法、薄膜过滤法和最可能数法（most probable number method，

MPN法）。

微生物计数法设置培养基适用性检查和方法适用性试验（原称方法验证），对检验过程中的关键点进行控制，也是"计数方法"的重点内容。以下将从计数方法涉及的试验菌株、培养基与计数方法适用性检查、结果判断等几个方面进行介绍。

（一）实验菌株

为保证菌株的敏感度，各国药典都对菌株规定了不超过 5 次传代的要求。通则 9203 "药品微生物实验室质量管理指导原则"中对菌种的管理保藏、使用等环节都有相关说明。用于微生物计数的主要有 5 种菌株，分别为金黄色葡萄球菌、铜绿假单胞菌、枯草芽孢杆菌、白色念珠菌、黑曲霉。前三种属细菌，第四种属酵母菌，第五种属霉菌。

（二）培养基

用于微生物计数法，主要有胰酪大豆胨琼脂（TSA）、胰酪大豆胨液体（TSB）、沙氏葡萄糖琼脂（SDA）和玫瑰红钠琼脂四种培养基，此外，沙氏葡萄糖液体（SDB）和马铃薯葡萄糖琼脂培养基用于试验菌株的复苏。

（三）菌液制备

取金黄色葡萄球菌、铜绿假单胞菌、枯草芽孢杆菌、白色念珠菌的新鲜培养物，用 pH7.0 无菌氯化钠-蛋白胨缓冲液或 0.9% 无菌氯化钠溶液制成适宜浓度的菌悬液；取黑曲霉的新鲜培养物加入 3~5mL 含 0.05%（mL/mL）聚山梨酯 80 的 pH7.0 无菌氯化钠-蛋白胨缓冲液或 0.9% 无菌氯化钠溶液中，将孢子洗脱。然后，采用适宜的方法吸出孢子悬液至无菌试管内，用含 0.05%（mL/mL）聚山梨酯 80 的 pH7.0 无菌氯化钠-蛋白胨缓冲液或 0.9% 无菌氯化钠溶液制成适宜浓度的黑曲霉孢子悬液。

菌液制备后若在室温下放置，应在 2h 内使用；若保存在 2~8℃，可在 24h 内使用。黑曲霉孢子悬液可保存在 2~8℃，在验证过的贮存期内使用。

（四）培养基适用性检查

取上述金黄色葡萄球菌、铜绿假单胞菌、枯草芽孢杆菌菌液适量，分别接种至胰酪大豆胨琼脂、胰酪大豆胨液体培养基，培养时间不超过 3d，培养温度在 30~35℃，接种量不大于 100cfu。取上述白色念珠菌、黑曲霉菌液适量，分别接种至胰酪大豆胨琼脂和沙氏葡萄糖琼脂培养基。其中胰酪大豆胨琼脂培养基培养时间不超过 5d，培养温度在 30~35℃，接种量不大于 100cfu；沙氏葡萄糖琼脂培养基培养时间不超过 5d，培养温度在 20~25℃，接种量不大于 100cfu。

为确认试验条件是否符合要求，应进行阴性对照试验，阴性对照试验应无菌生长。

被检固体培养基上的菌落平均数与对照培养基上的菌落平均数的比值应在 0.5~2 范围内，且菌落形态大小应与对照培养基上的菌落一致；被检液体培养基管与对照培养基管比较，试验菌应生长良好。

（五）微生物计数方法适用性检查

1. 供试液制备

根据供试品的理化特性与生物学特性，采取适宜的方法制备供试液。供试液制备若需加温时，应均匀加热，且温度不应超过 45℃。供试液从制备至加入检验用培养基，不得超过 1h。常用的供试液制备方法如下。

（1）水溶性供试液制备 取供试品，用 pH 7.0 无菌氯化钠-蛋白胨缓冲液，或 pH 7.2 磷酸盐缓冲液，或胰酪大豆胨液体培养基溶解或稀释制成 1:10 供试液。若需要，可调节供试液 pH 为 6~8。必要时，用同一稀释液将供试液进一步 10 倍系列稀释。水溶性液体制剂也可用混合的供试品原液作为供试液。

（2）水不溶性非油脂类供试液制备　取供试品，用 pH7.0 无菌氯化钠-蛋白胨缓冲液，或 pH7.2 磷酸盐缓冲液，或胰酪大豆胨液体培养基制备成 1：10 供试液。分散力较差的供试品，可在稀释液中加入表面活性剂如 0.1％的聚山梨酯 80，使供试品分散均匀。若需要，调节供试液 pH 为 6～8。必要时，用同一稀释液将供试液进一步 10 倍系列稀释。

（3）油脂类供试液制备　取供试品，加入无菌十四烷酸异丙酯使溶解，或与最少量并能使供试品乳化的无菌聚山梨酯 80 或其他无抑菌性的无菌表面活性剂充分混匀。表面活性剂的温度一般不超过 40℃（特殊情况下，最多不超过 45℃），小心混合，若需要可在水浴中进行，然后加入预热的稀释液使成 1：10 供试液，保温，混合，并在最短时间内形成乳状液。必要时，用稀释液或含上述表面活性剂的稀释液进一步 10 倍系列稀释。

（4）需用特殊方法制备的供试液

① 膜剂供试品制备。取供试品，剪碎，加 pH7.0 无菌氯化钠-蛋白胨缓冲液，或 pH 7.2 磷酸盐缓冲液，或胰酪大豆胨液体培养基，浸泡，振摇，制成 1：10 的供试液。若需要，调节供试液 pH 至 6～8。必要时，用同一稀释液将供试液进一步 10 倍系列稀释。

② 气雾剂供试液制备。取供试品，置－20℃或其他适宜温度冷冻约 1h，取出，迅速消毒供试品开启部位或阀门，用无菌钢锥在该部位钻一小孔，放至室温，并轻轻转动容器，使抛射剂缓缓全部释出。供试品亦可采用其他适宜的方法取出。用无菌注射器从每一容器中吸出药液于无菌容器中混合，然后取样检查。

③ 贴剂、贴膏剂供试液制备。取供试品，去掉防粘层，将粘贴面朝上放置在无菌玻璃或塑料器皿上，在粘贴面上覆盖一层适宜的无菌多孔材料（如无菌纱布），避免贴膏剂粘贴在一起。将处理后的贴膏剂放入盛有适宜体积并含有表面活性剂（如聚山梨酯 80 或卵磷脂）稀释液的容器中，振荡至少 30min。必要时，用同一稀释液将供试液进一步 10 倍系列稀释。

2. 接种和稀释

按下列要求进行供试液的接种和稀释，制备微生物回收试验用供试液。所加菌液的体积应不超过供试液体积的 1％。为确认供试品中的微生物能被充分检出，首先应选择最低稀释级的供试液进行计数方法适用性试验。

（1）试验组　取上述制备好的供试液，加入试验菌液，混匀，使每 1mL 供试液或每张滤膜所滤过的供试液中含菌量不大于 100cfu。

（2）供试品对照组　取制备好的供试液，以稀释液代替菌液同试验组操作。

（3）菌液对照组　取不含中和剂及灭活剂的相应稀释液替代供试液，按试验组操作加入试验菌液并进行微生物回收试验。

若因供试品抗菌活性或溶解性较差的原因导致无法选择最低稀释级的供试液进行方法适用性试验时，应采用适宜的方法对供试液进行进一步的处理。如果供试品对微生物生长的抑制作用无法以其他方法消除，供试液可经过中和、稀释或薄膜过滤处理后再加入试验菌悬液进行方法适用性试验。

3. 抗菌活性的去除或灭活

供试液接种后，按下列计数回收规定的方法进行微生物计数。若试验组菌落数减去供试品对照组菌落数的值小于菌液对照组菌落数值的 50％，可采用下述方法消除供试品的抑菌活性。

① 增加稀释液或培养基体积。

② 加入适宜的中和剂或灭活剂。

③ 采用薄膜过滤法。

④ 上述几种方法的联合使用。

4. 供试品中微生物的计数回收

微生物计数回收方法主要有 3 种方法，即平皿法、薄膜过滤法和 MPN 法，其中 MPN 法的精密度和准确度不及薄膜过滤法和平皿计数法，仅在供试品需氧菌总数没有适宜计数方法的情况下使用，且不适用于霉菌计数。

（1）平皿法　平皿法包括倾注法和涂布法。每株试验菌每种培养基至少制备 2 个平皿，以算术平均值作为计数结果。

① 倾注法。取制备好的样品溶液 1mL，置直径 90mm 的无菌平皿中，注入 15～20mL 温度不超过 45℃熔化的胰酪大豆胨琼脂或沙氏葡萄糖琼脂培养基，混匀，凝固，倒置培养。若使用直径较大的平皿，培养基的用量应相应增加。按规定条件培养、计数。同法测定供试品对照组及菌液对照组。计算各组的平均菌落数。

② 涂布法。取 15～20mL 温度不超过 45℃的胰酪大豆胨琼脂或沙氏葡萄糖琼脂培养基，注入直径 90mm 的无菌平皿，凝固，制成平板，采用适宜的方法使培养基表面干燥。若使用直径较大的平皿，培养基用量也应相应增加。每一平板表面接种制备好的供试液不少于 0.1mL。按规定条件培养、计数。同法测定供试品对照组及菌液对照组。计算各试验组的平均菌落数。

（2）薄膜过滤法　该法所采用的滤膜孔径应不大于 $0.45\mu m$，直径一般为 50mm，若采用其他直径的滤膜，冲洗量应进行相应的调整。供试品及其溶剂应不影响滤膜材质对微生物的截留。滤器及滤膜使用前应采用适宜的方法灭菌。使用时，应保证滤膜在过滤前后的完整性。水溶性供试液过滤前先将少量的冲洗液过滤以润湿滤膜。油类供试品，其滤膜和滤器在使用前应充分干燥。为发挥滤膜的最大过滤效率，应注意保持供试品溶液及冲洗液覆盖整个滤膜表面。供试液经薄膜过滤后，若需要用冲洗液冲洗滤膜，每张滤膜每次冲洗量一般为 100mL。冲洗总量一般不超过 500mL，最多不得超过 1000mL，以避免滤膜上的微生物受损伤。

取制备好的供试液适量（一般取相当于 1g、1mL 或 $10cm^2$ 的供试品，若供试品中所含的菌数较多时，供试液可酌情减量），加至适量的稀释液中，混匀，过滤。用适量的冲洗液冲洗滤膜。

若测定需氧菌总数，转移滤膜菌面朝上贴于胰酪大豆胨琼脂培养基平板上；若测定霉菌和酵母总数，转移滤膜菌面朝上贴于沙氏葡萄糖琼脂培养基平板上。按规定条件培养、计数。每株试验菌每种培养基至少制备一张滤膜。同法制备供试品对照组及菌液对照组。

（3）MPN 法　MPN 法的精密度和准确度不及薄膜过滤法和平皿法，仅在供试品需氧菌总数没有适宜计数方法的情况下使用，本法不适用于霉菌计数。若使用 MPN 法，按下列步骤进行。

取照"微生物计数方法适用性检查"中"供试液的制备""接种和稀释"和"抗菌活性的去除或灭活"制备的供试液至少 3 个连续稀释级，每一稀释级取 3 份 1mL 分别接种至 3 管装有 9～10mL 胰酪大豆胨液体培养基中，同法测定菌液对照组菌数。必要时可在培养基中加入表面活性剂、中和剂或灭活剂。

接种管置 30～35℃下培养不超过 3d，逐日观察各管微生物生长情况。如果由于供试品的原因使得结果难以判断，可将该管培养物转种至胰酪大豆胨液体培养基或胰酪大豆胨琼脂培养基，在相同条件下培养 1～2d，观察是否有微生物生长。根据微生物生长的管数从表 5-1 中查被测供试品 1g、1mL 或 $10cm^2$ 中需氧菌总数的最可能数。

表 5-1

5. 结果判断

计数方法适用性试验中，采用平皿法或薄膜过滤法时，试验组菌落数减去供试品对照组菌落数的值与菌液对照组菌落数的比值应为 0.5～2；采用 MPN 法时，试验组菌数应在菌液对照组菌数的 95％置信限内。若各试验菌的回收试验均符合要求，照所用的供试液制备方法及微生物计数方法进行该供试品的需氧菌总数、霉菌和酵母菌总数计数。

（六）供试品检查

检查时，按计数方法适用性试验确定的方法进行供试品的需氧菌总数、霉菌与酵母菌总数测定。按计数方法的验证试验确认的程序进行供试液的制备，用相应稀释液稀释成 $1:10$、$1:10^2$、$1:10^3$ 等稀释级。

1. 平皿法

平皿法包括倾注和涂布法。除另有规定外，取规定量供试品，按方法适用性试验确认的方法进行供试液制备和菌数测定，每稀释级每种培养基至少制备 2 个平板。

（1）培养和计数　除另有规定外，胰酪大豆胨琼脂培养基平板在 $30\sim35℃$ 下培养 $3\sim5d$，沙氏葡萄糖琼脂培养基平板在 $20\sim25℃$ 下培养 $5\sim7d$，观察菌落生长情况，点计平板上生长的所有菌落数，计数并报告。菌落蔓延生长成片的平板不宜计数。点计菌落数后，计算各稀释级供试液的平均菌落数，按菌数报告规则报告菌数。若同稀释级两个平板的菌落数平均值不小于 15，则两个平板的菌落数不能相差 1 倍或以上。

（2）菌数报告规则　需氧菌总数测定宜选取平均菌落数小于 300cfu 的稀释级，霉菌和酵母菌总数测定宜选取平均菌落数小于 100cfu 的稀释级，作为菌数报告的依据。取最高的平均菌落数，计算 1g、1mL 或 $10cm^2$ 供试品中所含的微生物数，取两位有效数字报告。

如各稀释级的平板均无菌落生长，或仅最低稀释级的平板有菌落生长，但平均菌落数小于 1 时，以小于 1 乘以最低稀释倍数的值报告菌数。

2. 薄膜过滤法

除另有规定外，按计数方法适用性试验确认的方法进行供试液制备。

取相当于 1g、1mL 或 $10cm^2$ 供试品的供试液，若供试品所含的菌数较多时，可取适宜稀释级的供试液，照方法适用性试验确认的方法加至适量稀释液中，立即过滤，冲洗，冲洗后取出滤膜，菌面朝上贴于胰酪大豆胨琼脂培养基或沙氏葡萄糖琼脂培养基上培养。

（1）培养和计数　培养条件和计数方法同平皿法，每张滤膜上的菌落数应不超过 100cfu。

（2）菌数报告规则　以相当于 1g、1mL 或 $10cm^2$ 供试品的菌落数报告菌数；若滤膜上无菌落生长，以小于 1 报告菌数（每张滤膜过滤 1g、1mL 或 $10cm^2$ 供试品），或小于 1 乘以最低稀释倍数的值报告菌数。

3. MPN 法

取规定量供试品，按方法适用性试验确认的方法进行供试液制备和供试品接种，所有试验管在 $30\sim35℃$ 培养 $3\sim5d$，如果需要确认是否有微生物生长，按方法适用性试验确定的方法进行。记录每一稀释级微生物生长的管数，从表 5-1 中查每 1g、1mL 或 $10cm^2$ 供试品中需氧菌总数的最可能数。

4. 结果判断

需氧菌总数是指胰酪大豆胨琼脂培养基上生长的总菌落数（包括真菌菌落数）；霉菌和酵母菌总数是指沙氏葡萄糖琼脂培养基上生长的总菌落数（包括细菌菌落数）。若因沙氏葡萄糖琼脂培养基上生长的细菌使霉菌和酵母菌的计数结果不符合微生物限度要求，可使用含抗生素（如氯霉素、庆大霉素）的沙氏葡萄糖琼脂培养基或其他选择性培养基（如玫瑰红钠琼脂培养基）进行霉菌和酵母菌总数测定。使用选择性培养基时，应进行培养基适用性检查。若采用 MPN 法，测定结果为需氧菌总数。

各品种项下规定的微生物限度标准解释如下。

① 10^1 cfu：可接受的最大菌数为 20；

② 10^2 cfu：可接受的最大菌数为 200；

③ 10^3 cfu：可接受的最大菌数为 2000，依此类推。

若供试品的需氧菌总数、霉菌和酵母菌总数的检查结果均符合该品种项下的规定，判供试品符合规定；若其中任何一项不符合该品种项下的规定，判供试品不符合规定。

五、控制菌检查法

控制菌检查法系用于在规定的试验条件下，检查供试品中是否存在特定的微生物，包括金黄色葡萄球菌、铜绿假单胞菌、大肠埃希菌、乙型副伤寒沙门菌、白色念珠菌及生孢梭菌等检查项目。控制菌检查法是药品微生物限度检查的重要组成部分，是控制药品安全性的重要指标之一。同药品微生物的计数检查，开展控制菌检查工作之前，需对检验用培养基的性能以及控制菌的检查方法适用性等予以确认。

（一）培养基适用性检查

控制菌培养基适用性检查需要对培养基促生长能力、抑制能力和指示特性进行检查确认，通过适用性检查明确控制菌检查用培养基的基本要求，如培养时间、接种量等。

1. 液体培养基促生长能力检查

分别接种不大于 100cfu 的试验菌于被检培养基和对照培养基中，在相应控制菌检查法规定的培养温度及不大于规定的最短培养时间下培养，与对照培养基管比较，被检培养基管试验菌应生长良好。

2. 固体培养基促生长能力检查

用涂布法分别接种不大于 100cfu 的试验菌于被检培养基和对照培养基平板上，在相应控制菌检查法规定的培养温度及不大于规定的最短培养时间下培养，被检培养基与对照培养基上生长的菌落大小、形态特征应一致。

3. 培养基抑制能力检查

接种不少于 100cfu 的试验菌于被检培养基和对照培养基中，在相应控制菌检查法规定的培养温度及不小于规定的最长培养时间下培养，试验菌应不得生长。

4. 培养基指示特性检查

用涂布法分别接种不大于 100cfu 的试验菌于被检培养基和对照培养基平板上，在相应控制菌检查法规定的培养温度及不大于规定的最短培养时间下培养，被检培养基上试验菌生长的菌落大小、形态特征、指示剂反应情况等应与对照培养基一致。

（二）控制菌检查方法适用性试验

1. 供试液制备

同"微生物计数方法适用性检查"项下供试液制备方法。

2. 试验菌

根据各品种项下微生物限度标准中规定检查的控制菌选择相应试验菌株，确认耐胆盐革兰阴性菌检查方法时，采用大肠埃希菌和铜绿假单胞菌为试验菌。

3. 适用性试验

按控制菌检查法取规定量供试液及不大于 100cfu 的试验菌接入规定的培养基中；采用薄膜过滤法时，取规定量供试液，过滤，冲洗，在最后一次冲洗液中加入试验菌，过滤后，注入规定的培养基或取出滤膜接入规定的培养基中。依相应的控制菌检查方法，在规定的温度和最短时间下培养，应能检出所加试验菌相应的反应特征。

4. 结果判断

上述试验若检出试验菌，按此供试液制备法和控制菌检查方法进行供试品检查；若未检出试验菌，应消除供试品的抑菌活性，并重新进行方法适用性试验。

（三）供试品检查

供试品的控制菌检查按经方法适用性试验确认的方法进行。

阳性对照试验方法同供试品的控制菌检查，对照菌的加量应不大于 100cfu。阳性对照试验应检出相应的控制菌。

阴性对照试验以稀释剂代替供试液照相应控制菌检查法检查，阴性对照试验应无菌生长。

1. 耐胆盐革兰阴性菌的检查

该检查分为"定性试验"和"定量试验"两部分内容，若标准规定为"不得检出耐胆盐革兰阴性菌"，则选择"定性试验"检验；若标准规定为"胆盐革兰阴性菌应小于 10^n cfu/g（mL）"，则选择"定量试验"检验。

（1）供试液制备与预培养 供试品制备成 1∶10 供试液后，用胰酪大豆胨液体培养基，在 20～25℃下预培养不超过 2h。预培养使细菌复苏但不增殖，再进行选择性增菌，最后通过紫红胆盐葡萄糖琼脂培养基（VRBC）筛选耐胆盐革兰阴性菌。

（2）定性试验 除另有规定外，取相当于 1g 或 1mL 上述预培养物接种至适宜体积肠道菌增菌液体培养基（EE）中，30～35℃培养 24～48h 后，划线接种于紫红胆盐葡萄糖琼脂培养基平板上，30～35℃培养 18～24h。如果平板上无菌落生长，判供试品未检出耐胆盐革兰阴性菌。

（3）定量试验

① 选择和分离培养。取相当于 0.1g、0.01g 和 0.001g（或 0.1mL、0.01mL 和 0.001mL）供试品的预培养物或其稀释液分别接种至适宜体积的肠道菌增菌液体培养基中，30～35℃培养 24～48h。上述培养物分别划线接种于紫红胆盐葡萄糖琼脂培养基平板上，30～35℃培养 18～24h，见图 5-1。

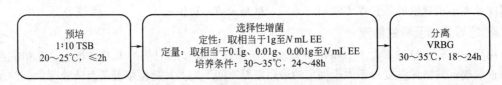

图 5-1 耐胆盐革兰阴性菌检验流程

② 结果判断。若紫红胆盐葡萄糖琼脂培养基平板上有菌落生长，则对应培养管为阳性，否则为阴性。根据各培养管检查结果，从表 5-2 中查 1g 或 1mL 供试品中含有耐胆盐革兰阴性菌的可能菌数。

表 5-2 耐胆盐革兰阴性菌的可能菌数（N）

各供试品量的检出结果			可能的菌数 N（cfu/g 或 mL）
0.1g 或 0.1mL	0.01g 或 0.01mL	0.001g 或 0.001mL	
+	+	+	$N > 10^3$
+	+	−	$10^2 < N < 10^3$
+	−	−	$10 < N < 10^2$
−	−	−	$N < 10$

2. 大肠埃希菌的检查

大肠埃希菌是肠杆菌目肠杆菌科埃希菌属的微生物，作为哺乳动物肠道常见的寄生菌，反映样品是否被粪便污染的指标菌。

选择麦康凯液体（MacB）作为选择性增菌培养基，向其中添加结晶紫后得到麦康凯琼脂（MaeA），进一步增强了其选择性。麦康凯液体培养温度为42～44℃，是区分大肠埃希菌和其他大肠菌群的关键条件。在整个增菌培养、选择性增菌、分离过程中，通过阳性对照实现对检验过程进行控制。

（1）供试液制备和增菌培养　取供试品制成1:10供试液，取相当于1g或1mL供试品的供试液，接种至适宜体积的胰酪大豆胨液体培养基中，混匀，30～35℃培养18～24h。

（2）选择和分离培养　取上述培养物1mL接种至100mL麦康凯液体培养基中，42～44℃培养24～48h。取麦康凯液体培养物划线接种于麦康凯琼脂培养基平板上，30～35℃培养18～72h，见图5-2。

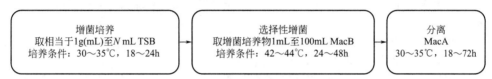

图5-2　大肠埃希菌检验流程

（3）结果判断　若麦康凯琼脂培养基平板上有菌落生长，应进行分离、纯化及适宜的鉴定试验，确证是否为大肠埃希菌；若麦康凯琼脂培养基平板上没有菌落生长，或虽有菌落生长但鉴定结果为阴性，判供试品未检出大肠埃希菌。

3. 沙门菌的检查

（1）供试液制备和增菌培养　取10g或10mL供试品直接或处理后接种至适宜体积（经方法适用性试验确定）的胰酪大豆胨液体培养基中，混匀，30～35℃培养18～24h。

（2）选择和分离培养　取上述培养物0.1mL接种至10mLRV沙门增菌液体培养基中，30～35℃培养18～24h。取少量RV沙门菌增菌液体培养物划线接种于木糖赖氨酸脱氧胆酸盐琼脂培养基平板上，30～35℃培养18～48h。

沙门菌在木糖赖氨酸脱氧胆酸盐琼脂培养基（XLD）平板上生长良好，菌落为淡红色或无色、透明或半透明、中心有或无黑色。用接种针挑选疑似菌落于三糖铁琼脂培养基（TSI）高层斜面上进行斜面和高层穿刺接种，培养18～24h，见图5-3。

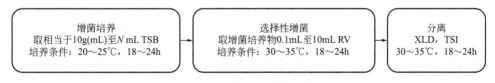

图5-3　沙门菌检验流程

（3）结果判断　若木糖赖氨酸脱氧胆酸盐琼脂培养基平板上有疑似菌落生长，且三糖铁琼脂培养基的斜面为红色、底层为黄色，或斜面黄色、底层黄色或黑色，应进一步进行适宜的鉴定试验，确证是否为沙门菌。如果平板上没有菌落生长，或虽有菌落生长但鉴定结果为阴性，或三糖铁琼脂培养基的斜面未见红色、底层未见黄色；或斜面黄色、底层未见黄色或黑色，判供试品未检出沙门菌。

4. 铜绿假单胞菌的检查

（1）供试液制备和增菌培养　取供试品制成1:10供试液，取相当于1g或1mL供试品的供试液，接种至适宜体积的胰酪大豆胨液体培养基中，混匀，在30～35℃下，培养18～24h。

（2）选择和分离培养　取上述培养物划线接种于溴化十六烷基三甲铵琼脂培养基平板上，30～35℃培养18～72h。取上述平板上生长的菌落进行氧化酶试验。

（3）氧化酶试验　将洁净滤纸片置于平皿内，用无菌玻棒取上述平板上生长的菌落涂于滤纸片上，滴加新配制的1％二盐酸 N,N-二甲基对苯二胺试液，在30s内若培养物呈粉红色并逐渐变为紫红色为氧化酶试验阳性，否则为阴性。

（4）结果判断　若溴化十六烷基三甲铵琼脂培养基平板上有菌落生长，且氧化酶试验阳性，应进一步进行适宜的鉴定试验，确证是否为铜绿假单胞菌。如果平板上没有菌落生长，或虽有菌落生长但鉴定结果为阴性，或氧化酶试验阴性，判供试品未检出铜绿假单胞菌。

5. 金黄色葡萄球菌的检查

（1）供试液制备和增菌培养　取供试品制成1∶10供试液，取相当于1g或1mL供试品的供试液，接种至适宜体积的胰酪大豆胨液体培养基中，混匀。30～35℃培养18～24h。

（2）选择和分离培养　取上述培养物划线接种于甘露醇氯化钠琼脂培养基平板上，30～35℃培养18～72h。

（3）结果判断　若甘露醇氯化钠琼脂培养基平板上有黄色菌落或外周有黄色环的白色菌落生长，应进行分离、纯化及适宜的鉴定试验，确证是否为金黄色葡萄球菌；若平板上没有与上述形态特征相符或疑似的菌落生长，或虽有相符或疑似的菌落生长但鉴定结果为阴性，判供试品未检出金黄色葡萄球菌。

6. 梭菌的检查

（1）供试液制备和增菌培养　取供试品制成1∶10供试液，取相当于1g或1mL供试品的供试液2份，其中1份置80℃下保温10min后迅速冷却。

（2）增菌和选择培养　将上述2份供试液分别接种至适宜体积的梭菌增菌培养基中，置厌氧条件下30～35℃培养48h。取上述每一培养物少量，分别涂抹接种于哥伦比亚琼脂培养基平板上，置厌氧条件下30～35℃培养48～72h。

（3）过氧化氢酶试验　取上述平板上生长的菌落，置洁净玻片上，滴加3％过氧化氢试液，若菌落表面有气泡产生，为过氧化氢酶试验阳性，否则为阴性。

（4）结果判断　若哥伦比亚琼脂培养基平板上有厌氧杆菌生长（有或无芽孢），且过氧化氢酶反应阴性的，应进一步进行适宜的鉴定试验，确证是否为梭菌；如果哥伦比亚琼脂培养基平板上没有厌氧杆菌生长，或虽有相符或疑似的菌落生长但鉴定结果为阴性，或过氧化氢酶反应阳性，判供试品未检出梭菌。

7. 白色念珠菌的检查

（1）供试液制备和增菌培养　取供试品制成1∶10供试液，取相当于1g或1mL供试品的供试液，接种至适宜体积的沙氏葡萄糖液体培养基中，混匀，30～35℃，培养3～5d。

（2）选择和分离　取上述预培养物划线接种于沙氏葡萄糖琼脂培养基平板上，30～35℃培养24～48h。

白色念珠菌在沙氏葡萄糖琼脂培养基上生长的菌落呈乳白色，偶见淡黄色，表面光滑有浓酵母气味，培养时间稍久则菌落增大、颜色变深、质地变硬或有皱褶。挑取疑似菌落接种至念珠菌显色培养基平板上，培养24～48h（必要时延长至72h），或采用其他适宜方法进一步鉴定。

（3）结果判断　若沙氏葡萄糖琼脂培养基平板上有疑似菌落生长，且疑似菌在念珠菌显色培养基平板上生长的菌落呈阳性反应，应进一步进行适宜的鉴定试验，确证是否为白色念珠菌；若沙氏葡萄糖琼脂培养基平板上没有菌落生长，或虽有菌落生长但鉴定结果为阴性，或疑似菌在念珠菌显色培养基平板上生长的菌落呈阴性反应，判供试品未检出白色念珠菌。

六、微生物限度检查标准

为了保证药品的安全性和有效性，有必要对药品中污染的微生物进行检验和控制。微生物限度标准是指基于每单位质量、体积、面积或最小包装中微生物的有无或判定某一产品的可接受性。依据给药途径和药品的状态分类，需氧菌总数、霉菌和酵母菌总数的限度标准及控制菌项目标准，见表 5-3 与表 5-4。

表 5-3

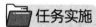任务实施

小儿感冒颗粒微生物限度检查

一、任务目的

① 掌握小儿感冒颗粒微生物限度检查-计数法适用性试验的方法与步骤。

② 掌握小儿感冒颗粒微生物限度检查-控制菌检查法的适用性试验的方法

表 5-4

与步骤。

二、任务内容

1. 任务准备

① 仪器：生化培养箱、生物安全柜、电子分析天平、漩涡混合器、水浴箱、立式压力蒸汽灭菌器、摇床、超净工作台。

② 稀释剂与培养基：pH7.0 氯化钠蛋白胨缓冲液、0.9％无菌氯化钠溶液、胰酪大豆胨琼脂培养基、沙氏葡萄糖琼脂培养基、麦康凯液体培养基、麦康凯琼脂培养基。

③ 菌种：金黄色葡萄球菌、大肠埃希菌、枯草芽孢杆菌、铜绿假单胞菌、白色念珠菌和黑曲霉等。

④ 药品：小儿感冒颗粒。

2. 操作方法

小儿感冒颗粒是由广藿香、菊花、连翘等十味中药制成的颗粒剂，依据《中国药典》（2020年版）四部通则 0104 "颗粒剂"项下要求，需进行微生物限度检查。

① 参照《中国药典》（2020 年版）有关微生物限度检查方法，设计实验方案。

② 按实验方案完成菌液与供试品的制备。

③ 开展微生物计数法与控制菌检查法的适用性试验。

3. 操作步骤

（1）菌液制备　接种铜绿假单胞菌、金黄色葡萄球菌、枯草芽孢杆菌的新鲜培养物至胰酪大豆胨琼脂培养基中或胰酪大豆胨液体培养基上，培养温度 30～35℃，培养 18～24h；接种白色念珠菌的新鲜培养物至沙氏葡萄糖琼脂或沙氏葡萄糖液体培养基上，培养温度 20～25℃，培养 2～3d。上述培养物用 pH7.0 氯化钠-蛋白胨缓冲液制成适宜浓度的菌悬液。

接种黑曲霉的新鲜培养物至沙氏葡萄糖琼脂培养基上，培养温度 20～25℃，培养 5～7d，加入 3～5mL 含 0.05％（mL/mL）聚山梨酯 80 的 pH7.0 氯化钠-蛋白胨缓冲液制成适宜浓度的孢子悬液。

大肠埃希菌接种至胰酪大豆胨液体培养基中，置于 30～35℃培养箱内培养 18～24h，用 pH7.0 氯化钠-蛋白胨缓冲液制成适宜浓度的菌悬液，用于供控制菌使用。

菌悬液制备后，若在室温下放置应在 2h 内使用，若保存在 2～8℃的菌悬液可以在 24h 内使用。黑曲霉菌的孢子悬液保存在 2～8℃，在验证过的贮存期内使用。

（2）需氧菌、霉菌和酵母菌计数方法适用性试验

① 供试液制备。称取供试品 10g，用胰酪大豆胨液体培养基稀释至 100mL，制成 1∶10 供试液。

② 试验组。吸取1：10的供试液9.9mL，共5份，每份中加入0.1mL的试验菌悬液后摇匀。

③ 菌液对照品。吸取稀释液胰酪大豆胨液体培养基9.9mL，共5份，每份中加入与试验组相同的菌悬液后摇匀。

试验组和菌液对照组摇匀后，分别从所有试验菌试管中吸取1mL注入直径90mm的平皿中，倾注胰酪大豆胨固体培养基；另分别吸取白色念珠菌1mL注入直径90mm的平皿中，倾注沙氏葡萄糖琼脂培养基；平行2份。

④ 供试品对照。吸取1：10的供试液1mL注入直径90mm的平皿中，平行4份，其中两个平皿中注入胰酪大豆胨琼脂培养基，另两个注入沙氏葡萄糖琼脂培养基，摇匀。

将以上平皿分别置30～35℃或20～25℃下培养，需氧菌培养不超过3d，真菌培养不超过5d，在3d和5d分别进行计数。结果见表5-5与表5-6。

（3）控制菌检查的方法适用性试验

① 试验组。取1：10供试液10mL和大肠埃希菌菌液1mL加入100mL胰酪大豆胨液体培养基中，混匀，30～35℃培养18～24h；取上述培养物1mL接种至100mL麦康凯液体培养基中，42～44℃培养24～48h；取麦康凯液体培养物划线接种于麦康凯琼脂培养基平板上，30～35℃培养18～72h，结果见表5-7。

② 阳性对照组。大肠埃希菌菌液1mL加入100mL胰酪大豆胨液体培养基中，其他同试验组。

③ 阴性对照组。取100mL胰酪大豆胨液体培养基，30～35℃培养18～24h；其他同试验组。

三、注意事项

① 做试验菌的回收率试验时，加入菌量不大于100cfu为宜。加菌量过多，如薄膜法，菌落拥挤，则不好计数；加菌量过少，则误差较大。

② 菌落计数，一般将平板置菌落计数器上或从平板的背面直接以肉眼点计，以透射光衬以暗色背景，仔细观察。勿漏计细小的琼脂层内和平皿边缘生长的菌落。必要时用放大镜或用低倍显微镜直接观察，或挑取可疑物涂片镜检。

③ 若平板上有2个或2个以上菌落重叠，肉眼可辨别时仍以2个或2个以上菌落计数；若平板生长有链状或片状、云雾状菌落，菌落间无明显界限，一条链、片作为一个菌落计，但若链、片上出现性状不同的可辨菌落时，应分别计数。若有生长蔓延得较大的片状菌落或花斑样菌落，其外缘有若干性状相似的单个菌落，一般不宜作为计数用。

④ 菌落报告规则，需氧菌总数测定宜选取平均菌落数小于300cfu的稀释级，霉菌和酵母菌总数测定宜选取平均菌落数小于100cfu的稀释级，作为菌数报告的依据。若同稀释级两个平板的菌落数平均值小于15，则两个平板的菌落数不能相差1倍或以上。

⑤ 取最高的平均菌落数，计算1g、1mL或10cm²供试品中所含的微生物数，取两位有效数字报告。

⑥ 如各稀释级的平板均无菌落生长，或仅最低稀释级的平板有菌落生长，但平均菌落数小于1时，以小于1乘以最低稀释倍数的数值报告菌数。

表5-5 需氧菌总数计数方法适用性检查结果

菌种	菌液对照组		试验组稀释度（1：10）		比值（0.5～2）	
	3d	5d	3d	5d	3d	5d
金黄色葡萄球菌		/		/		/
铜绿假单胞菌		/		/		/
枯草芽孢杆菌		/		/		/
白色念珠菌						

菌种	菌液对照组		试验组稀释度(1:10)		比值(0.5～2)	
	3d	5d	3d	5d	3d	5d
黑曲霉						

阳性对照组:
胰酪大豆胨琼脂培养基:( )cfu/平皿 1,( )cfu/平皿 2

阴性对照组:
胰酪大豆胨琼脂培养基:( )cfu/平皿 1,( )cfu/平皿 2

合格标准:在需氧菌、霉菌及酵母菌计数的三次独立平行试验中,试验组菌落数减去供试品对照组菌落数的值与菌液对照组菌落数的比值应为 0.5～2

表 5-6 霉菌和酵母菌总数计数方法适用性检查结果

菌种	菌液对照组		试验组稀释度(1:10)		比值(0.5～2)	
	3d	5d	3d	5d	3d	5d
白色念珠菌						
黑曲霉						

供试品对照组:
沙氏葡萄糖琼脂培养基:( )cfu/平皿 1,( )cfu/平皿 2

阴性对照组:
沙氏葡萄糖琼脂培养基:( )cfu/平皿 1,( )cfu/平皿 2

合格标准:在控制菌检查的试验中试验组应检出试验菌,阳性对照组应检出试验菌,阴性对照组不得检出试验菌

表 5-7 大肠埃希菌方法适用性检查结果

组别	皿号	麦康凯液体培养基	麦康凯琼脂培养基	检验结果
试验组	1			
	2			
阳性对照组	1			
	2			
阴性对照组	1			
	2			

四、报告内容
① 记录过程。
② 完成检验原始记录和检验报告书。

五、评分标准及课后自测
见"考核评分工作手册"。

任务二 无菌检查

中药制剂无菌检查法是针对无菌工艺产品和最终灭菌产品的无菌性而建立的检查法。无菌的中药产品包括各类中药注射剂、中药眼科用制剂以及用于手术、严重烧伤、严重创伤等用品。中药的微生物污染可能是不均匀的,特别是当微生物污染率较低时,有限的检验数量、检验量,也

导致了无菌检查法的局限性，从而限制了无菌检查结果对整批产品无菌性的评价。因此，产品的无菌性不能仅依赖于最终的无菌检查，还取决于生产过程中采用良好的无菌保证体系、经验证合格的灭菌工艺和严格的药品生产质量管理规范（GMP）管理，并严格执行产品在贮存、运输、使用等环节中的防污染措施才能得以保证。

知识要点

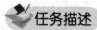 **任务描述**

采用薄膜过滤法、直接接种法进行中药无菌制剂的无菌检查。

相关知识

随着人们对微生物分类的认识和对中药产品中微生物污染特点的分析以及检测水平的不断发展，无菌检查的方法也在逐步地完善。无菌检查结果的可靠性与实验环境、培养基及其质量、培养条件、方法的适用性、检验数量、结果判断、复试等因素密切相关。目前的无菌检查，主要是基于微生物的培养，获得无菌检查的结果，并发展出薄膜过滤与直接接种的无菌检查方法。

薄膜过滤法原理：将规定量的供试品或供试液通过薄膜过滤处理，使产品中可能存在的微生物在过滤时被阻留、富集在微孔滤膜上，然后接种适宜的培养基，使滤膜上阻留的微生物得以生长繁殖到肉眼能观察到的状态而被检出；有抑菌性的供试品通过薄膜过滤后，用适当的冲洗液冲洗滤膜、滤器充分消除残留的抑菌成分，使滤膜上阻留的微生物得以生长繁殖到肉眼能观察到的状态而被检出。

直接接种法原理：将规定量的供试品直接接种到适宜的培养基中培养，使供试品中可能存在的微生物得以生长繁殖到肉眼能观察到的状态而被检出。

一、无菌检查实验设施、环境要求

中药无菌检查的环境应达到无菌检查的要求，全程应严格遵守无菌操作。具体的无菌检查实验设施环境在《中国药典》（2020 年版）通则 9203 "药品微生物实验室质量管理指导原则"中给出的意见是：无菌检查应在隔离器系统或 B 级背景下的 A 级单向流洁净区域中进行。单向流空气区、工作台面及环境应定期按医药工业洁净室（区）悬浮粒子、浮游菌和沉降菌的测试方法，进行洁净度确认。

二、无菌检查法的培养体系

无菌检查法的培养体系包括方法所规定的培养基、培养温度和培养时间。

（一）培养基

培养基是由人工配制的含天然或合成或化学成分的供微生物生长、繁殖、鉴定或保持其活力的营养物质。

1. 培养基主要成分的性质与作用

蛋白胨：是蛋白质经蛋白酶（胃蛋白酶或胰蛋白酶）、酸或碱水解后的多种产物，如肽、氨基酸等，主要作为微生物生长所需要的氮源。

糖类：常用葡萄糖与麦芽糖，作为微生物生长所需要的碳源和能源。

促生长因素：肌酸、嘌呤类、尿酸、谷酰胺及乳酸、肌醇和 B 族维生素等。

无机盐类：钠、钾、镁、铁等的盐类。它们的作用主要有三方面，分别为构成菌体、酶的组成或维持酶的活性及调节渗透压等。

2. 培养基分类

培养基按形态可分为：液体培养基、半固体培养基及固体培养基。液体培养基为一种或多种营养成分组成的水溶液（如蛋白胨水、营养肉汤等）。半固体培养基、固体培养基为含有不同浓度固化物（如琼脂、明胶等）的液体培养基。

《中国药典》无菌检查法培养基以硫乙醇酸盐流体（FTG）培养基和胰酪大豆胨液体（TSB）培养基为主。硫乙醇酸盐流体培养基是厌氧菌检查的首选培养基，同时也可用于需氧菌检查；胰酪大豆胨液体培养基适用于真菌和需氧菌检查。产品中可能存在的需氧菌无论被接种到其中哪个培养基中都能被检出。

（二）培养温度

温度是影响微生物生长的非常重要的因素。主要表现在以下几方面：影响酶活性，适当温度促进微生物生长；能够影响细胞膜的通透性，从而影响营养物质的吸收和代谢产物的分泌；影响营养物质的溶解，最终影响生长。根据微生物适宜培养温度，可分为嗜热型微生物，适宜生长的温度为50～60℃；嗜温型微生物，适宜生长的温度为20～40℃；嗜冷型需氧菌，适宜生长的温度为5～20℃。绝大多数与医学相关的微生物属于嗜温型，所以无菌检查法中选择的标准菌株也基本属于嗜温型条件致病菌。

硫乙醇酸盐流体培养基的培养温度为30～35℃和20～25℃，一般中药制剂接种的硫乙醇酸盐流体培养基置30～35℃下培养。胰酪大豆胨液体培养基的培养温度为20～25℃。

（三）培养时间

《中国药典》无菌检查法的培养时间从2005年版开始，从最初规定的7d修订为14d。这是因为许多实验室在检验实践中观察到有些样品经培养7d时无菌生长，而在随后的若干天逐渐发现有菌生长，有些甚至到第13、14d才能观察到有菌生长。因此，无菌检查培养时间有必要延长至14d。

检验中也可发现有些供试品可与培养基发生反应或产生结晶的现象而难以判断结果。如果培养14d后仍不能从外观上判断有无微生物生长，可取该培养液适量（约1mL）转种至同种新鲜培养基中，再培养3d观察结果。如果不是微生物，培养基将保持澄清；如果是微生物，那么在经过第一阶段14d的培养恢复生长后，当被再次接种到同种新鲜培养基中，继续培养3d的时间应能满足微生物大量生长繁殖至被观察到的程度。如培养基发生混浊，确定为微生物生长。

三、培养基适用性检查

培养基的适用性检查又称为培养基的促生长试验，是确定培养基质量及保证实验结果正确的前提。

培养基的适用性检查包括无菌性检查和灵敏度检查两个方面。

（一）无菌性检查

分别从初始、最终配制和灭菌后的培养基中随机抽取规定量，置规定的温度培养14d，均应无菌生长。

（二）灵敏度检查

灵敏度检查选用有代表性的微生物菌株，用0.9%无菌氯化钠溶液将各菌的新鲜培养物稀释成小于100cfu/mL的菌悬液，分别接种到培养基中，培养后与不接种菌液的空白对照管比较，各加菌的培养基管均应生长良好。其意义在于证明培养基的营养度能够保证被接种的污染微生物生长繁殖至被检出。

为保证试验用菌株的生物学特性，防止过多次的传代造成菌种的变异或污染。规定菌株传代次数不得超过5代（从菌种保存中心获得的冷冻干燥菌种为第0代）。原则上每个制备批的培养基都必须经过适用性检查后才能使用。

四、无菌检查方法的适用性试验

方法适用性是将仪器确认、电子系统分析方法、操作、样品特性等因素作为一个整体的系统来评价控制分析条件的诸多因素的影响，使被检样品的检测活动能够达到预期目标。方法适用性试验原理系采用规定的各类代表微生物，按无菌检查法的方法对供试品的检验方法和检验条件作验证试验。如各试验菌都能生长，确认所采用的方法适用于该供试品的无菌检查。

（一）方法适用性试验用菌

试验菌种主要有大肠埃希菌、金黄色葡萄球菌、枯草芽孢杆菌、生孢梭菌、白色念珠菌、黑曲霉。为保证试验用菌株的生物学特性，所用菌株传代次数不得超过5代（从菌种保存中心获得的冷冻干燥菌种为第0代）。

（二）方法适用性试验供试品用量

方法适用性试验的供试品用量可以是指接种到培养基中所需的检验量的总量（g/mL），而不一定非取满足供试品的检验数量（支或瓶）。

（三）方法适用性试验思路和设计

确定供试品是否具有抑菌活性可通过查找药物手册等资料证明供试品是否有抑菌活性，或在含供试品检验量的培养基管中分别加入小于100cfu的各试验菌，如加菌的供试品管培养后出现明显的活菌生长且与不含供试品的对照管相同，表明该供试品无抑菌活性。对无抑菌活性的供试品可按不加改进的供试品检查方法检验。如加菌的供试品管经培养5d后，任一容器中的试验菌生长微弱、缓慢或不生长，则表明该供试品有抑菌活性。对具有抑菌活性的供试品，设计和选择适宜的消除抑菌活性的方法，如薄膜过滤法、中和法、培养基稀释法或几种方法联合使用。

1. 薄膜过滤法

取每种培养基规定接种的供试品总量按薄膜过滤法过滤，冲洗，在最后一次的冲洗液中加入小于100cfu的试验菌，过滤。加硫乙醇酸盐流体培养基或胰酪大豆胨液体培养基至滤筒内。另取一装有同体积培养基的容器，加入等量试验菌，作为对照。置规定温度下培养，培养时间不得超过5d，各试验菌同法操作。

2. 直接接种法

取符合直接接种法培养基用量要求的硫乙醇酸盐流体培养基6管，分别接入小于100cfu的金黄色葡萄球菌、大肠埃希菌、生孢梭菌各2管；取符合直接接种法培养基用量要求的胰酪大豆胨液体培养基6管，分别接入小于100cfu的枯草芽孢杆菌、白色念珠菌、黑曲霉各2管。其中1管接入每支培养基规定的供试品接种量，另1管作为对照，置规定的温度下培养，培养时间不得超过5d。

3. 结果判断

与对照管比较，如含供试品各容器中的试验菌均生长良好，则说明供试品的该检验量在该检验条件下无抑菌作用或其抑菌作用可以忽略不计，照此检查方法和检查条件进行供试品的无菌检查。如含供试品的任一容器中的试验菌生长微弱、缓慢或不生长，则说明供试品的该检验量在该检验条件下有抑菌作用，应采用增加冲洗量、增加培养基的用量、使用中和剂或灭活剂、更换滤膜品种等方法，消除供试品的抑菌作用，并重新进行方法适用性试验。

4. 适用性结果报告和资料

汇总实验过程所有资料、原始记录及结果，形成方法适用性报告并归档保存，同时，按适用性试验结果所得方法和所用条件形成产品无菌检查的标准操作规程（SOP）。

五、供试品的无菌检查

（一）无菌检查的检验数量、检验量

检验数量是指一次试验所用供试品最小包装容器的数量（支/瓶），成品每亚批均应进行无菌检查。

检验量是指供试品每个最小包装接种至每份培养基的最小量。若每支（瓶）供试品的装量按规定足够接种两种培养基，则应分别接种硫乙醇酸盐流体培养基和胰酪大豆胨液体培养基。采用薄膜过滤法时，只要供试品特性允许，应将所有容器内的内容物全部过滤。

对某产品进行无菌检查前，首先应根据检验性质确定产品需要的检验数量，检验量的一般要求，见表5-8。

表 5-8　中药无菌制剂最少检验数量

供试品	批产量 N/个	接种每种培养基的最少检验数量
小容量注射剂（≤100mL）	≤100	10%或4个（取较多者）
	100<N≤500	10个
	>500	2%或20个（取较少者）
大容量注射剂		2%或10个（取较少者）
眼用及其他非注射产品	≤200	5%或2个（取较多者）
	>200	10个

需要注意的是以上的样品量并不包括阳性样品的数量，阳性对照用供试品数量，薄膜过滤法应增加1/2的检验数量。

（二）供试品检验方法

供试品所采用的检查方法和检验条件应与方法适用性试验确定的方法相同。

1. 薄膜过滤法

只要供试品性状允许，应首选薄膜过滤法，一般应采用封闭式薄膜过滤器。因封闭式薄膜过滤器能有效降低无菌操作中取样、溶解、稀释、过滤、冲洗、接入培养基和培养过程等环节被污染的风险。封闭式薄膜过滤集菌培养器有分别适用于小针剂、大输液、粉针剂、安瓿瓶、软袋等包装形式的型号。此外，根据供试品及其溶剂的特性确定选择何种滤膜材质，如硝酸纤维素滤膜适用于水溶液、油性溶液和低醇溶液供试品，乙酸纤维素滤膜适用于高醇溶液等。

供试液经薄膜过滤后，若需要用冲洗液冲洗滤膜，每张滤膜每次冲洗量一般为100mL，总冲洗量一般不超过500mL，最高不得超过1000mL，以避免滤膜上的微生物受损伤。

（1）水溶性固体供试品　水溶性供试品取规定量，直接过滤，或混合至含不少于100mL适宜稀释液的无菌容器中，混匀，立即过滤。如供试品具有抑菌作用，须用冲洗液冲洗滤膜，冲洗次数一般不少于三次，所用的冲洗量、冲洗方法同方法适用性试验。一般样品冲洗后，1份滤器中加入100mL硫乙醇酸盐流体培养基，1份滤器中加入100mL胰酪大豆胨液体培养基。

（2）水溶性固体和半固体供试品　取规定量，加适宜的稀释液溶解或按标签说明复溶，然后照水溶性液体供试品项下的方法操作。

（3）非水溶性供试品　取规定量，直接过滤；或混合溶于适量含聚山梨酯80或其他适宜乳化剂的稀释液中，充分混合，立即过滤。用含0.1%～1%聚山梨酯80的冲洗液冲洗滤膜至少3次，加入含或不含聚山梨酯80的培养基。接种培养基照水溶性液体供试品项下的方法操作。

2. 直接接种法

直接接种法受接种量、接种物体积和培养基容器体积的限制，特别是当供试品中含菌量很少

时，能取到污染菌的概率更小而易导致检验结果的假阴性。因此，只有经多种方法处理后仍无法采用薄膜过滤法的供试品，才采用直接接种法。

取规定量供试品分别等量接种至硫乙醇酸盐流体培养基和胰酪大豆胨液体培养基中。除另有规定外，每个容器中培养基的用量应符合接种的供试品体积不得大于培养基体积的 10%，同时，硫乙醇酸盐流体培养基每管装量不少于 15mL，胰酪大豆胨液体培养基每管装量不少于 10mL。供试品检查时，培养基的用量和高度同方法适用性试验。

（1）混悬液等非澄清水溶性液体供试品　取规定量，等量接种至各管培养基中。

（2）固体供试品　取规定量，直接等量接种至各管培养基中。或加入适宜的溶剂溶解，或按标签说明复溶，取规定量等量接种至各管培养基中。

（3）非水溶性供试品　取规定量，混合，加入适量的聚山梨酯 80 或其他适宜的乳化剂及稀释剂使其乳化，等量接种至各管培养基中。或直接等量接种至含聚山梨酯 80 或其他适宜乳化剂的各管培养基中。

（三）阳性对照试验和阴性对照试验

无菌检查规定阳性对照试验呈阳性（＋）、阴性对照试验呈阴性（－）是实验结果成立的前提。

1. 阳性对照试验

阳性对照试验的作用相当于一次现时的、小规模的培养基灵敏度检查和方法适用性试验，如阳性对照菌生长良好，说明所用培养基的营养度及采取的检查方法和检验条件能够满足污染菌的生长，方法是有效的。如阳性对照菌不生长或生长缓慢，则说明培养基的营养度或供试品的抑菌活性尚未消除或所加的阳性菌液存有问题，检验无效。

应根据供试品特性选择阳性对照菌：无抑菌作用及抗革兰阳性菌为主的供试品，以金黄色葡萄球菌为对照菌；抗革兰阴性菌为主的供试品以大肠埃希菌为对照菌；抗厌氧菌的供试品，以生孢梭菌为对照菌；抗真菌的供试品，以白色念珠菌为对照菌。阳性对照试验的菌液制备同方法适用性试验，加菌量小于 100cfu，供试品用量同供试品无菌检查时每份培养基接种的样品量。阳性对照管培养不超过 5d，应生长良好。

2. 阴性对照试验

阴性对照试验的作用是证明整个实验系统的无菌保证。如阴性对照有菌生长，则证明实验系统的无菌性有问题，检验无效。

供试品无菌检查时，应取相应溶剂和稀释液、冲洗液同法操作，作为阴性对照。阴性对照不得有菌生长。

（四）培养及观察

将上述接种供试品后的培养基容器分别按各培养基规定的温度培养不少于 14d；培养期间应定期观察并记录是否有菌生长。培养期间应逐日观察并记录是否有菌生长。如在加入供试品后或在培养过程中，培养基出现混浊，培养 14d 后，不能从外观上判断有无微生物生长，可取该培养液适量（不少于 1mL）转种至同种新鲜培养基中，将原始培养物和新接种的培养基继续培养不少于 4d，观察接种的同种新鲜培养基是否再出现混浊；或取培养液涂片，染色，镜检，判断是否有菌。

（五）结果判断及重试的规定

无菌检查结果判断中应重视分析和排除可能出现的假阳性和假阴性。

若供试品管均澄清，或虽显混浊但经确证无菌生长，判供试品符合规定；若供试品管中任何一管显混浊并确证有菌生长，判供试品不符合规定，除非能充分证明试验结果无效，即生长的微生物非供试品所有。

只有符合下列至少一个条件时，方可判断实验结果无效。

① 无菌检查试验所用的设备及环境的微生物监控结果不符合无菌检查法的要求。

② 回顾无菌试验过程，发现有可能引起微生物污染的因素。

③ 在阴性对照中观察到微生物生长。

④ 供试品管中生长的微生物经鉴定后，确证是因无菌试验中所使用的物品和（或）无菌操作技术不当引起的。

试验若经评估确认无效后，应重试。重试时，重新取同量供试品，依法检查，若无菌生长，判供试品符合规定；若有菌生长，判供试品不符合规定。

任务实施

灯盏细辛注射液的无菌检查

一、任务目的

（1）掌握中药注射剂无菌检查的方法与步骤。

（2）能进行灯盏细辛注射液的无菌检查的适用性试验。

二、任务内容

1. 任务准备

① 仪器：集菌仪与一次性全封闭集菌培养器（图 5-4）、隔水式恒温培养箱、生化培养箱、

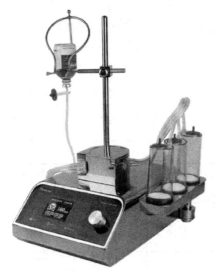

图 5-4 集菌仪与一次性全封闭集菌培养器

霉菌培养箱、脉动真空灭菌柜、电热恒温鼓风干燥箱、双人单面超净工作台、生物安全柜。

② 方法适用性试验用菌株：采用以下 6 种菌株：金黄色葡萄球菌、大肠埃希菌、枯草芽孢杆菌、生孢梭菌、白色念珠菌及黑曲霉。

③ 培养基及冲洗液：硫乙醇酸盐流体培养基、胰酪大豆胨液体培养基、胰酪大豆胨琼脂培养基、沙氏葡萄糖琼脂培养基、沙氏葡萄糖液体培养基、pH7.0 氯化钠蛋白胨缓冲液。

④ 药品：灯盏细辛注射液。

2. 操作方法

灯盏细辛注射液为灯盏细辛制成的注射剂，具有活血祛瘀、通络止痛的功效。按照《中国药典》（2020 年版）四部通则 0102 "注射剂" 项下规定，需进行无菌检查。

① 参照《中国药典》（2020 年版）有关无菌检查法，设计检验方案。

② 按检验方案完成菌液与供试品的制备。

③ 开展灯盏细辛注射液检查的适用性试验。

3. 操作步骤

（1）菌液制备

① 金黄色葡萄球菌、枯草芽孢杆菌、大肠埃希菌的斜面培养物接种至胰酪大豆胨液体培养基中，30℃～35℃培养 18～24h；取上述培养物用 pH7.0 氯化钠蛋白胨缓冲液制成小于 100cfu/mL 的菌悬液。

② 接种生孢梭菌的新鲜培养物至硫乙醇酸盐流体培养基中，30～35℃培养 18～24h，取其培养物用 pH7.0 氯化钠蛋白胨缓冲液制成小于 100cfu/mL 的菌悬液。

③ 白色念珠菌斜面接种至沙氏葡萄糖琼脂培养基中，20～25℃培养 24～48h，取其培养物用

pH7.0 氯化钠蛋白胨缓冲液制成小于 100cfu/mL 的菌悬液。

④ 种黑曲霉的新鲜培养物至沙氏葡萄糖琼脂斜面培养基上，20～25℃培养 5～7d，加 3～5mL 含 0.05％（mL/mL）聚山梨酯 80 的 pH7.0 氯化钠蛋白胨缓冲液，将孢子洗脱制成小于 100cfu/mL 的孢子混悬液。

菌悬液若在室温下放置，应在 2h 内使用；若保存在 2～8℃可在 24h 内使用。黑曲霉孢子悬液可保存在 2～8℃，在验证过的贮存期内使用。

（2）适用性检查

① 试验组。按照《中国药典》四部通则 1101"无菌检查法"中薄膜过滤法进行过滤，取每批供试品 30 支，即抽取 20mL/支供试品注入培养器内，全部供试品抽取后，抽取少量冲洗液冲洗管路，然后将滤器中的样品过滤至尽；pH7.0 无菌氯化钠-蛋白胨缓冲液 300mL 按不少于 3 次平均分配进行冲洗，冲洗完成后，分别灌注硫乙醇酸盐流体培养基和胰酪大豆胨液体培养基，吸取上述制备好的菌液 1mL 分别接种至各自培养基中。

② 阳性对照组。方法同试验组，加各试验菌液，不加供试品。

③ 阴性对照组。冲洗方法同试验组，不加各试验菌液与供试品。

将上述培养基置于规定温度下培养，培养 3～5d，并逐日观察。试验结果见表 5-9 和表 5-10。

表 5-9 硫乙醇酸盐流体培养基

菌种名称 \ 培养时间		1d	2d	3d
金黄色葡萄球菌	试验组			
生孢梭菌	试验组			
大肠埃希菌	试验组			
枯草芽孢杆菌	试验组			
阳性对照组				
阴性对照组				

注：无菌生长记为"＋"；有菌生长且生长良好记为"＋"；有菌生长但生长较差记为"差"。

表 5-10 胰酪大豆胨液体培养基

菌种名称 \ 培养时间		1d	2d	3d	4d	5d
黑曲霉菌	试验组					
白色念珠菌	试验组					
供试品对照组						
阴性对照组						

注：无菌生长记为"－"；有菌生长且生长良好记为"＋"；有菌生长但生长较差记为"差"。

与对照管比较，如试验组中的试验菌均生长良好，则供试品的该检验量在该检验条件下无抑菌作用或其抑菌作用可以忽略不计，照此检查法和检查条件进行供试品的无菌检查。如任一试验组中微生物生长微弱、缓慢或不生长，则供试品的该检验量在该检验条件下有抑菌作用。

三、注意事项

① 用来配制培养基用水，应符合药典规定，并定期监控其质量。配制培养基用水的电导率在 25℃时不应超过 25μS/cm（相当于电阻率≥0.4MΩ·cm），除非另有规定，水的微生物污染不应超过 100cfu/mL。

② 无菌检查适用性试验中将试验菌加入到样品中以代表样品中污染的微生物，但是由于样品可能存在的抑菌作用，试验菌有可能被杀灭。因此，采用薄膜过滤法时应将供试菌液加入到最后一次冲洗液中；如采用直接接种法时应将供试菌液直接加到含供试品的培养基中。

③ 无菌检查适用性试验中，为减少滤器滤膜对供试品抑菌成分的吸附，应先将供试品稀释（稀释液一般不少于 100mL），再用冲洗液湿润滤膜后过滤，这样也可减少冲洗次数和冲洗总量，防止冲洗太多影响污染微生物的存活。

④ 供试品阳性对照试验菌液制备方法同适用性试验，加菌量应小于 100cfu，阳性对照培养72h 应生长良好。

四、报告内容

① 记录过程。

② 完成检验原始记录和检验报告书。

五、评分标准及课后自测

见"考核评分工作手册"。

任务三　热原检查

任务描述

本任务是将一定剂量的供试品，静脉注入家兔体内，在规定时间内，观察家兔体温升高的情况，以判定供试品中所含热原的限度是否符合规定。

相关知识

知识要点

一、概述

热原是指被注射进入人体或动物体内后，能导致体温升高的一类物质总称。热原检查法系将一定剂量的供试品，静脉注入家兔体内，在规定时间内，观察家兔体温升高的情况，以判定供试品中所含热原的限度是否符合规定的方法。

热原检查是为了防止污染了热原的注射剂品种，在临床应用时可能产生热原反应而造成严重的不良后果。能够直接导致体温升高的物质称为外源性热原，由其产生的体内致热物质称为内源性热原。外源性热原物质进入人体，作用到单核细胞系统，刺激其分泌内源性致热原，如白细胞介素-1（IL-1）、干扰素（INF）及肿瘤坏死因子（TNF）等，作用于大脑体温调节中枢，使体温调定点上调，产热增加、散热减少，导致人体发热。当热原注入人体内后，通常在 0.5~2h 内发生寒战、发热、头痛、恶心及呕吐等一系列临床症状，体温可能上升至 40℃ 左右，严重时会出现昏迷、休克、甚至死亡等严重危害人体健康的反应。

中药注射剂中可能存在的外源性热原主要来自革兰阴性菌死亡或自溶后释放出的内毒素。由于热原广泛存在于自来水、灰尘、各类管道和器皿中，因此将热原列入中药注射剂的质控项目，对于保障临床用药安全极为重要。

二、检测技术与方法

（一）基本原理

当含有热原的中药注射剂静脉注入人体后，15min 左右即可引起体温升高，1~2h 升温可达到高峰；家兔对热原的反应与人类似，记录家兔静脉给药后 0~3h 体温，以判定供试品是否符合规定。

（二）实验环境

用于检查热原的家兔饲养室和实验室均应符合《实验动物 环境及设施》（GB 14925—2010）中的相关规定。实验室和饲养室的温度相差不得大于 3℃，且应控制在 17～25℃，在试验全部过程中，实验室温度变化不得大于 3℃。

（三）热原检查的适用性试验

热原检查首先应对供试品进行适用性研究，获取其不影响家兔正常体温、无毒性反应及无解热作用的剂量。

1. 供试用家兔

供试用的家兔应健康合格，体重 1.7kg 以上，雌兔应无孕。预测体温前 7d 应用同一饲料饲养，在此期间内，体重应不减轻，精神、食欲、排泄等不得有异常现象。未曾用于热原检查的家兔，或供试品判定为符合规定，但组内升温达 0.6℃ 的家兔，或 3 周内未曾使用的家兔，均应在检查供试品前 7d 内预测体温，进行挑选。挑选试验的条件与检查供试品时相同，仅不注射药液，每隔 30min 测量体温 1 次，共测 8 次，8 次体温均在 38.0～39.6℃，且最高与最低体温相差不超过 0.4℃ 的家兔，方可供热原检查用。用于热原检查后的家兔，如供试品判定为符合规定，至少应休息 48h 方可再供热原检查用，其中升温达 0.6℃ 的家兔应休息 2 周以上。如供试品判定为不符合规定，则组内全部家兔不再使用。

2. 试验前的准备

热原检查前 1～2d，供试用家兔应尽可能处于同一温度的环境中，在试验前至少 1h 开始停止给食并置于宽松适宜的装置中，直至试验完毕。测量家兔体温应使用精密度为 ±0.1℃ 的测温装置。测温探头或肛温计插入肛门的深度和时间各家兔应相同，深度一般约 6cm，时间不得少于 1.5min，每隔 30min 测量体温 1 次，一般测量 2 次，两次体温之差不得超过 0.2℃，以此两次体温的平均值作为该家兔的正常体温。当日使用的家兔，正常体温应在 38.0～39.6℃，且同组各家兔间正常体温之差不得超过 1.0℃。

3. 设定限值的设计

热原检查限值根据临床 1h 内最大用药剂量计算，热原检查限值可参照临床剂量计算，一般为人用每千克体重每小时最大供试品剂量的 3～5 倍，供试品注射体积每千克体重一般不少于 0.5mL，不超过 10mL。热原限值剂量应不影响正常体温。如有干扰或影响，可在品种项下增加稀释浓度、调节 pH 和渗透压或缓慢注射等来排除干扰。

4. 适用性试验分组

① 限值剂量的供试品组（成人剂量的 3～5 倍设置 3 组）。

② 5EU/kg 或 10EU/kg 内毒素组。

③ 含 5EU/kg 或 10EU/kg 内毒素的供试品组。

适用性试验判定：供试品组符合规定，内毒素组、含内毒素的供试品组不符合规定，表明该品种可建立热原检查项。

（四）热原检查

取适用的家兔 3 只，测定其正常体温后 15min 以内，自耳静脉缓缓注入规定剂量并温热至约 38℃ 的供试品溶液，然后每隔 30min 按前法测量其体温 1 次，共测 6 次，以 6 次体温中最高的一次减去正常体温，即为该家兔体温的升高温度（℃）。如 3 只家兔中有 1 只体温升高 0.6℃ 或高于 0.6℃，或 3 只家兔体温升高的总和达 1.3℃ 或高于 1.3℃，应另取 5 只家兔复试，检查方法同上。

（五）结果判断

在初试的 3 只家兔中，体温升高均低于 0.6℃，并且 3 只家兔体温升高总和低于 1.3℃；或在复试的 5 只家兔中，体温升高 0.6℃ 或高于 0.6℃ 的家兔不超过 1 只，并且初试、复试合并 8 只家兔的体温升高总和为 3.5℃ 或低于 3.5℃，均判定供试品的热原检查符合规定。

在初试的 3 只家兔中，体温升高 0.6℃ 或高于 0.6℃ 的家兔超过 1 只；或在复试的 5 只家兔中，体温升高 0.6℃ 或高于 0.6℃ 的家兔超过 1 只；或在初试、复试合并 8 只家兔的体温升高总和超过 3.5℃，均判定供试品的热原检查不符合规定。

当家兔升温为负值时，均以 0℃ 计。

📁 **任务实施**

清开灵注射液的热原检查

一、任务目的

① 掌握中药注射剂热原检查的基本原理、实验步骤及评价方法。

② 能进行清开灵注射液的热原检查。

二、任务内容

1. 任务准备

① 仪器：标准型洁净工作台、自动旋涡混合器、智能热原测定仪、分析天平、电热干燥箱（0～300℃）、恒温水浴箱（37～100℃）等。

② 试药：清开灵注射液、氯化钠注射液、细菌内毒素标准品（中国食品药品检定研究院，规格 9000EU/支，临用时用氯化钠注射液配成 2EU/mL、3.3EU/mL 溶液）、细菌内毒素检查用水等。

③ 器具：家兔固定盒、注射器、针头、金属直镊、注射器盒、时钟、75%酒精棉球、手术镊等。

④ 实验动物：家兔（新西兰）为普通级，质量 1.7kg 以上，雌雄各半。新兔购入后，在相同环境下饲养 7d 以上，选择符合热原检查要求的家兔进行试验。饲养条件为在温度 17～25℃、相对湿度 40%～70%下饲养。正式实验前 1h 开始禁食、禁水，实验过程中不进食、进水。

2. 操作方法

清开灵注射液是由胆酸、珍珠母、栀子等八味中药制成的中药注射剂，具有清热解毒、化痰通络、醒神开窍的功效。依据《中国药典》（2020 年版）四部通则 1142 "热原检查法"进行热原检查。

① 查阅《中国药典》（2020 年版）一部、四部相关内容，设计检验方案。

② 注射剂量按家兔体重：5mL/kg。

③ 按检验方案，完成注射液热原检查及报告撰写。

3. 操作步骤

（1）正常体温的测定　测温时间不得少于 1.5min，每隔 30min 测量体温 1 次，测量 2 次，两次体温之差不得超过 0.2℃，以此两次体温的平均值作为该兔的正常体温。

（2）注射　注射前先用 75%酒精棉球轻擦家兔耳静脉的注射部位，从耳尖端静脉进针。注射完毕，拔出针头时，用 75%酒精棉球按压针孔数秒钟，止血，注射时间一般每只家兔不超过 3min。

（3）测定　每批供试品用家兔 3 只，在测定正常体温后 15min 内自耳静脉缓缓注入规定剂量并温热至 38℃ 的供试品溶液，然后每隔 30min 测量其体温 1 次，共测 6 次，以 6 次体温中最高的一次减去正常体温，即为该兔体温的升高温度（℃）。

如 3 只家兔中有 1 只体温升高 0.6℃ 或 0.6℃ 以上，或 3 只家兔体温升高的总和达 1.3℃ 或高于 1.3℃，应另取 5 只家兔复试，检查方法同上。

（4）温差计算　注射药液后，以 6 次测得体温中最高的一次减去正常体温，为该兔体温的升高度数。结果记录至表 5-11 中。

表 5-11　清开灵注射液热原检查结果

批号	兔编号	雌雄	体重	剂量	初温	升温	总和	结论
	1		kg	5mL	℃	℃		
	2		kg	5mL	℃	℃	℃	
	3		kg	5mL	℃	℃		

三、注意事项

① 用于热原实验的家兔应购自具有动物生产许可证的供应商，且每批动物具有质量合格证。

② 直接接触供试品的器具应无菌、无热原；或采用有效的方法除菌除热原，例如干热灭菌 250℃，30min 以上。

③ 需要使用但品种项下未写明溶解或稀释用溶剂的名称和浓度时，溶剂可选择灭菌注射用水或 0.9％氯化钠注射液。

四、报告内容

① 记录检验过程。

② 完成检验原始记录和检验报告书。

五、评分标准及课后自测

见"考核评分工作手册"。

任务四　细菌内毒素检查

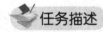 **任务描述**

本任务采用凝胶法和光度测定法检查中药注射剂的细菌内毒素是否符合规定。

知识要点

相关知识

一、概述

细菌内毒素是革兰阴性菌细胞壁上的脂多糖类物质，它具有高致热性，在临床上会引起热原反应。由于细菌内毒素是自然界中最主要且最不易被灭活的热原物质，因此细菌内毒素的检测方法被各国药典所收载，作为注射剂安全性质量控制指标之一。

细菌内毒素检查法系利用鲎试剂来检测或量化由革兰阴性菌产生的细菌内毒素，以判断供试品中细菌内毒素的限量是否符合规定的一种方法。

细菌内毒素检查分为凝胶法和光度测定法。其中凝胶法包括凝胶限度试验和凝胶半定量试验，光度测定法包括浊度法和显色基质法。浊度法包括终点浊度法和动态浊度法，显色基质法包括终点显色法和动态显色法。在我国，凝胶法试验使用最为普遍，当测定结果有争议时，除另有规定外，以凝胶限度试验结果为准。

二、检测技术与方法

（一）基本原理

鲎试剂是鲎血液细胞提取物的冻干品，主要包含 4 种成分，分别是 C 因子、B 因子、凝固酶原和凝固蛋白原。细菌内毒素检查法主要依靠细菌内毒素可以活化其中的 C 因子，使鲎试剂发生一系列的酶联反应，最终形成凝胶（凝胶法、浊度法）或使凝固酶活化某些外加的显色剂（显色法）的原理，来检测细菌内毒素的量。细菌内毒素的活性单位有 2 种表达方式，即 EU（endotoxin unit）和 IU（international unit）。在中国、日本和美国等国家使用 EU，欧洲地区使用 IU。在活性量值上，1EU＝1IU，计算时可以互换。

（二）实验用器皿处理

试验所用的器皿需经处理，以去除可能存在的外源性内毒素。常用的方法是干热灭菌法（250℃、至少 30min）。若使用塑料器械，如微孔板与微量加样器配套的吸头等，应选用标明无内毒素并且对试验无干扰的器械。试验操作过程应防止微生物污染。

（三）供试品溶液的制备

某些供试品需进行复溶、稀释或在水溶性溶液中浸提制成供试品溶液。一般要求供试品溶液和鲎试剂混合后溶液的 pH 为 6.0～8.0。对于过酸、过碱或本身有缓冲能力的供试品，需调节被测溶液（或其稀释液）的 pH，可使用酸、碱溶液或鲎试剂生产厂家推荐的适宜的缓冲液调节pH。酸或碱溶液须用细菌内毒素检查用水在已去除内毒素的容器中配制。缓冲液必须经过验证不含内毒素和干扰因子。

（四）细菌内毒素限值的确定

中药注射剂细菌内毒素限值（L），按式（5-1）计算。

$$L = K/M \tag{5-1}$$

式中　L——供试品的细菌内毒素限值，EU/mL、EU/mg；

　　　K——人每千克体重每小时最大可接受的内毒素剂量，EU/（kg·h），中药注射剂 $K＝5$EU/（kg·h）；

　　　M——人每千克体重每小时的最大供试品剂量，mL/（kg·h）、mg/（kg·h）、U/（kg·h），人均体重按 60kg 计算，人体表面积按 1.62m^2 计算。注射时间若不足 1h，按 1h 计算。供试品 1m^2 剂量乘以 0.027 即可转换为每千克体重剂量（M）。

（五）确定最大有效稀释倍数（MVD）

最大有效稀释倍数是指在试验中供试品溶液被允许达到稀释的最大倍数，在不超过此稀释倍数的浓度下进行内毒素限值的检测。用式（5-2）来确定 MVD。

$$MVD = cL/\lambda \tag{5-2}$$

式中　L——供试品的细菌内毒素限值。

　　　c——供试品溶液的浓度，当 L 以 EU/mL 表示时，则 c 等于 1.0mL/mL；当 L 以 EU/mg 或 EU/U 表示时，c 的单位需为 mg/mL 或 U/mL。

　　　　如需计算在 MVD 时的供试品浓度，即最小有效稀释浓度，可使用公式 $c＝\lambda/L$。

　　　λ——凝胶法中鲎试剂的标示灵敏度（EU/mL），或是光度测定法中所使用的标准曲线上最低的内毒素浓度。

（六）凝胶法

凝胶法的检查方法分为凝胶限度试验和凝胶半定量试验。其中限度试验为定性试验，即只能判断供试品中含内毒素的量是小于（阴性）还是大于等于（阳性）某值。半定量试验是通过将供试品进行一系列的对倍稀释，然后根据在何浓度出现阳性值，再通过计算得到一个大致的浓度值。在供试品检查之前，需要对鲎试剂的灵敏度进行复核，同时需对供试品有无干扰情况进行检查。

1. 鲎试剂灵敏度复核试验

鲎试剂产生凝集的内毒素的最低浓度即为鲎试剂的标示灵敏度，用 EU/mL 表示。当使用新批号的鲎试剂或试验条件发生了任何可能影响检验结果的改变时，应进行鲎试剂灵敏度复核试验。

（1）细菌内毒素标准溶液的制备　取细菌内毒素标准品一支，轻弹瓶壁，使粉末落入底部，然后用砂轮在瓶颈上部轻轻划痕，用 75% 酒精棉球擦拭后启开，启开过程应防止玻璃屑落入瓶内。按照标准品说明书，加入规定量的细菌内毒素检查用水溶解其内容物，用封口膜将瓶口封严，置旋涡混合器上混合 15min。根据鲎试剂灵敏度的标示值（λ），然后制成 2λ、λ、0.5λ 和 0.25λ 四个浓度的内毒素标准品，每稀释一步均应在旋涡混合器上混匀 30s。

（2）待复核鲎试剂的制备　取规格为 0.1mL/支的鲎试剂 18 支，轻弹瓶壁，使粉末落入底部，然后用砂轮在瓶颈上部轻轻划痕，用 75% 酒精棉球擦拭后启开，启开过程应防止玻璃屑落入瓶内。每支加入 0.1mL 检查用水溶解，轻轻转动瓶壁，使内容物充分溶解，避免产生气泡。若待复核的鲎试剂的规格不是 0.1mL/支时，取若干支其标示量加入检查用水复溶，充分溶解后将鲎试剂溶液混合在一起，然后每 0.1mL 分装到 10mm×75mm 凝集管中，制备 18 管备用。

将已充分溶解的待复核鲎试剂 18 支（管）放在试管架上，分别加入 0.1mL 2λ、λ、0.5λ 和 0.25λ 四个浓度的内毒素标准品溶液各 4 支（管），另外 2 支（管）加入 0.1mL 细菌内毒素检查用水作为阴性对照。加样结束后将鲎试剂用封口膜封口，轻轻转动混匀，垂直放入 37℃±1℃ 的恒温箱中，保温 60min±2min。

（3）结果观察　将试管从恒温箱中轻轻取出，缓缓倒转 180 度，若管内形成凝胶，并且凝胶不变形、不从管壁滑脱者为阳性；未形成凝胶或凝胶不坚实、变形并从管壁滑脱者为阴性。保温和拿取试管过程应避免受到振动造成假阴性结果。

（4）结果计算　当最大浓度 2λ 管均为阳性，最低浓度 0.25λ 管均为阴性，阴性对照管为阴性，试验方为有效。按式（5-3）计算反应终点浓度的几何平均值，即为鲎试剂灵敏度的测定值（λ_c）。

$$\lambda_c = \text{antilg}\left(\sum X/4\right) \tag{5-3}$$

式中，X 为反应终点浓度的对数值（lg），反应终点浓度是指系列递减的内毒素浓度中最后一个呈阳性结果的浓度。

当 λc 在 0.5～2.0λ（包括 0.5λ 和 2.0λ）时，方可用于细菌内毒素检查，并以标示灵敏度 λ 为该批鲎试剂的灵敏度。

2. 干扰试验

细菌内毒素检查法中的干扰作用是指供试品溶液中含有的某些成分会对细菌内毒素与鲎试剂的反应产生一定的影响，而出现假阴性或假阳性结果。一般将导致假阴性结果的干扰现象称为抑制干扰，导致假阳性结果的干扰现象称为增强干扰。

（1）干扰试验溶液制备　按表 5-12 制备溶液 A、B、C、D，使用的供试品溶液应为未检验出内毒素且不超过最大有效稀释倍数（MVD）的溶液，按鲎试剂灵敏度复核试验项下操作。

表 5-12　凝胶法干扰试验溶液的制备

编号	内毒素浓度/被加入内毒素的溶液	稀释用液	稀释倍数	所含内毒素的浓度	平行管数
A	无/供试品溶液	—	—	—	2

续表

编号	内毒素浓度/被加入内毒素的溶液	稀释用液	稀释倍数	所含内毒素的浓度	平行管数
B	2λ/供试品溶液	供试品溶液	1 2 4 8	2λ 1λ 0.5λ 0.25λ	4 4 4 4
C	2λ/检查用水	检查用水	1 2 4 8	2λ 1λ 0.5λ 0.25λ	2 2 2 2
D	无/检查用水	—	—	—	2

注：A 为供试品溶液；B 为干扰试验系列；C 为鲎试剂标示灵敏度的对照系列；D 为阴性对照。

（2）结果判断　只有当溶液 A 和阴性对照溶液 D 的所有平行管都为阴性，并且系列溶液 C 的结果在鲎试剂灵敏度符合试验要求时，试验方为有效。

按式（5-4）、式（5-5）计算系列溶液 C 和 B 的反应终点浓度的几何平均值（E_s 和 E_t）。

$$E_s = \text{antilg}\ (\sum X_s / 4) \tag{5-4}$$

$$E_t = \text{antilg}\ (\sum X_t / 4) \tag{5-5}$$

式中，X_s、X_t 分别为系列溶液 C 和溶液 B 的反应终点浓度的对数值（lg）。

当 E_s 在 $0.5 \sim 2\lambda$（包括 0.5λ 和 2λ）及 E_t 在 $0.5E_s \sim 2E_s$（包括 $0.5E_s$ 和 $2E_s$）时，认为供试品在该浓度下无干扰作用。若供试品溶液在小于 MVD 的稀释倍数下对试验有干扰，应将进行不超过 MVD 的进一步稀释，再重复干扰试验。

3. 干扰的排除

大部分的干扰作用都可以通过使用细菌内毒素检查用水稀释供试品的方法排除。当有些干扰作用仅使用稀释法不能排除时，可采用其他方法消除干扰因素，然后再进行试验。常出现的干扰和排除干扰的方法见表 5-13。

表 5-13　常见干扰因素及排除方法

干扰因素	干扰作用类型	排除方法
供试品溶液本身为强酸、强碱，或本身具有偏酸偏碱的缓冲作用	抑制	将供试品的 pH 调节至 $6.0 \sim 8.0$
含有螯合剂（如 EDTA）	抑制	添加适量 Ca^{2+}、Mg^{2+}
含有某些抗凝因子	抑制	将供试品适当加热，使抗凝因子失活
含葡聚糖类物质	增强	使用抗增强液或特异性鲎试剂
含有干扰作用的小分子（分子量小于 10000），如高浓度盐、糖或辅料等	抑制或增强	选择适当的超滤设备，滤除有干扰作用的小分子

将有干扰作用的样品进行稀释或其他方法处理后，须进行验证是否已排除了干扰作用，不会出现假阴性或假阳性结果。

4. 检查法

（1）凝胶限量试验　按表 5-14 制备溶液 A、B、C 和 D。使用稀释倍数为 MVD 并且已经排除干扰的供试品溶液来制备溶液 A 和 B。按鲎试剂灵敏度复核试验项下操作。

表 5-14　凝胶限量试验溶液的制备

编号	内毒素浓度/配制内毒素的溶液	平行管数
A	无/供试品溶液	2
B	2λ/供试品溶液	2
C	2λ/检查用水	2
D	无/检查用水	2

注：A 为供试品溶液；B 为供试品阳性对照；C 为阳性对照；D 为阴性对照。

结果判断：保温 60min±2min 后观察结果。若阴性对照溶液 D 的所有平行管均为阴性，供试品阳性对照溶液 B 的平行管均为阳性，阳性对照溶液 C 的平行管均为阳性，试验有效。

若溶液 A 的两个平行管均为阴性，判供试品符合规定；若溶液 A 的两个平行管均为阳性，判供试品不符合规定。若溶液 A 的两个平行管中的一管为阳性，另一管为阴性，需进行复试。复试时，溶液 A 需做 4 支平行管，若所有平行管均为阴性，判供试品符合规定；否则判供试品不符合规定。

若供试品的稀释倍数小于 MVD 而溶液 A 结果出现不符合规定时，可将供试品稀释至 MVD 重新实验，再对结果进行判断。

（2）凝胶半定量试验　本方法系通过确定反应终点浓度来量化供试品中内毒素的含量。按表 5-15 制备溶液 A、B、C 和 D。按鲎试剂灵敏度复核试验项下操作。

表 5-15　凝胶半定量试验溶液的制备

编号	内毒素浓度/被加入内毒素的溶液	稀释用液	稀释倍数	所含内毒素的浓度	平行管数
A	无/供试品溶液	检查用水	1	—	2
			2	—	2
			4	—	2
			8	—	2
B	2λ/供试品溶液		1	2λ	2
C	2λ/检查用水	检查用水	1	2λ	2
			2	1λ	2
			4	0.5λ	2
			8	0.25λ	2
D	无/检查用水	—	—	—	2

注：A 为不超过 MVD 并且通过干扰试验的供试品溶液。从通过干扰试验的稀释倍数开始用检查用水稀释至 1 倍、2 倍、4 倍和 8 倍，最后的稀释倍数不得超过 MVD。

B 为含 2λ 浓度标准内毒素的溶液 A（供试品阳性对照）。

C 为鲎试剂标示灵敏度的对照系列。

D 为阴性对照。

结果判断：若阴性对照溶液 D 的平行管均为阴性，供试品阳性对照溶液 B 的平行管均为阳性，系列溶液 C 的反应终点浓度的几何平均值在 0.5～2λ，试验有效。

系列溶液 A 中每一系列平行管的终点稀释倍数乘以 λ，为每个系列的反应终点浓度，所有平行管反应终点浓度的几何平均值即为供试品溶液的内毒素浓度［按公式 $c_E = \mathrm{antilg}\,(\sum X/2)$］。如果检验的是经稀释的供试品，则将终点浓度乘以供试品进行半定量试验的初始稀释倍数，即得到每一系列内毒素浓度 c。

如试验中供试品溶液的所有平行管均为阴性，应记为内毒素浓度小于 λ（如果检验的是稀释过的供试品，则记为小于 λ 乘以供试品进行半定量试验的初始稀释倍数）。如果供试品溶液的所有平行管均为阳性，应记为内毒素的浓度大于或等于最大的稀释倍数乘以 λ。

若内毒素浓度小于规定的限值，判供试品符合规定。若内毒素浓度大于或等于规定的限值，判供试品不符合规定。

（七）光度测定法

光度测定法分为浊度法和显色基质法。

浊度法系利用检测鲎试剂与内毒素反应过程中浊度变化而测定内毒素含量的方法。根据检测原理，可分为终点浊度法和动态浊度法。终点浊度法是依据反应混合物中的内毒素浓度和其在孵育终止时的浊度（吸光度或透光率）之间存在着量化关系来测定内毒素含量的方法。动态浊度法是检测反应混合物的浊度到达某一预先设定的吸光度或透光率所需要的反应时间，或是检测浊度增加速度的方法。

显色基质法系利用检测鲎试剂与内毒素反应过程中产生的凝固酶使特殊底物释放出呈色团的多少而测定内毒素含量的方法。根据检测原理，分为终点显色法和动态显色法。终点显色法是依据反应混合物中的内毒素浓度和其在孵育终止时释放出的呈色团的量之间存在的量化关系来测定内毒素含量的方法。动态显色法是检测反应混合物的吸光度或透光率达到某一预先设定的检测值所需要的反应时间，或检测值增加速度的方法。

为保证浊度和显色试验的有效性，应预先进行标准曲线的可靠性试验以及供试品的干扰试验。

1. 仪器的设置

在实验开始前，应针对不同的方法，配置相应的测定仪器，如设定反应时间、反应温度（一般为 $37℃\pm1℃$）及检测波长等相关系数。

供试品和鲎试剂的分装加样量、供试品和鲎试剂的比例以及保温时间等，需参照所用仪器和试剂的有关说明进行。

2. 标准曲线的可靠性试验

当使用新批号的鲎试剂或试验条件有任何可能会影响检验结果的改变时，需进行标准曲线的可靠性试验。

（1）细菌内毒素标准溶液的制备　用检查用水将一支内毒素标准品溶解稀释，并制成至少 3 个浓度的稀释液（相邻浓度间稀释倍数不得大于 10），如 $10EU/mL$、$1EU/mL$、$0.1EU/mL$ 或 $0.5EU/mL$、$0.25EU/mL$、$0.125EU/mL$、$0.0625EU/mL$、$0.03EU/mL$，但最低浓度不得低于所用鲎试剂的标示检测限。稀释操作方法同凝胶法。

（2）鲎试剂的准备　要求内毒素标准系列中每一浓度至少做 3 支平行管，并要求同时做 2 支阴性对照。由于凝胶法鲎试剂和光度测定法鲎试剂在工艺上有所不同，因此在进行光度法检测时需使用专用鲎试剂而不能用凝胶法鲎试剂代替。光度法鲎试剂都为 $0.5mL$ 以上装量，在溶解后需将所有鲎试剂混合在一起，备用。

（3）加样　将内毒素标准溶液和阴性对照按仪器要求的体积分装到仪器配置的反应容器中，如小试管或微孔板。再加入要求体积的鲎试剂，轻轻混匀，避免产生气泡，然后将反应容器放入光度测定仪中进行反应。

（4）结果判断　当阴性对照的吸光度或透光率小于标准曲线最低点的检测值或反应时间大于标准曲线最低点的反应时间，将全部数据进行线性回归分析。

根据线性回归分析，标准曲线的相关系数 (r) 的绝对值应大于或等于 0.980，试验方为有效。否则须重新试验。

3. 干扰试验

干扰试验的目的同凝胶法干扰试验。当鲎试剂、供试品的来源、配方、生产工艺改变或试验环境中发生了任何有可能影响试验结果的变化时，须重新进行干扰试验。

选择标准曲线中点或一个靠近中点的内毒素浓度（设为 λ_m），作为供试品干扰试验中添加的内毒素浓度。按表 5-16 制备溶液 A、B、C 和 D。

表 5-16　光度测定法干扰试验溶液的制备

编号	内毒素浓度	被加入内毒素的溶液	平行管数
A	无	供试品溶液	至少 2
B	标准曲线的中点(或附近点)的浓度(设为 λ_m)	供试品溶液	至少 2
C	至少 3 个浓度(最低一点设定为 λ)	检查用水	每一浓度至少 2
D	无	检查用水	至少 2

注：A 为稀释倍数不超过 MVD 的供试品溶液。

B 为加入了标准曲线中点或靠近中点的一个已知内毒素浓度的，且与溶液 A 有相同稀释倍数的供试品溶液。

C 为如"标准曲线的可靠性试验"项下描述的，用于制备标准曲线的标准内毒素溶液。

D 为阴性对照。

按所得线性回归方程分别计算出供试品溶液和含标准内毒素的供试品溶液的内毒素含量 c_t 和 c_a，再按式（5-6）计算该试验条件下的回收率（R）。

$$R = (c_a - c_t) / \lambda_m \times 100\% \tag{5-6}$$

当内毒素的回收率在 50%～200%，则认为在此试验条件下供试品溶液不存在干扰作用。

当内毒素的回收率不在指定的范围内，须按"凝胶法干扰试验"中的方法去除干扰因素，并重复干扰试验来验证处理的有效性。

4. 检查法

按"光度测定法的干扰试验"中的操作步骤进行检测。使用系列溶液 C 生成的标准曲线来计算溶液 A 的每一个平行管的内毒素浓度。

试验必须符合以下三个条件方为有效。

① 系列溶液 C 的结果要符合"标准曲线的可靠性试验"中的要求。

② 用溶液 B 中的内毒素浓度减去溶液 A 中的内毒素浓度后，计算出的内毒素的回收率为 50%～200%。

③ 阴性对照吸光度小于或透光率大于标准曲线最低点的检测值或反应时间大于标准曲线最低点的反应时间。

5. 结果判断

若供试品溶液所有平行管的平均内毒素浓度乘以稀释倍数后，小于规定的内毒素限值，判定供试品符合规定。若大于或等于规定的内毒素限值，判定供试品不符合规定。

注：本检查法中，"管"的意思包括其他任何反应容器，如微孔板中的孔。

📁 **任务实施**

止喘灵注射液细菌内毒素的检查

一、任务目的

① 掌握中药注射剂细菌内毒素检查（凝胶法）的基本原理、实验步骤及评价方法。

② 能采用凝胶法，完成止喘灵注射液细菌内毒素限值的检查。

二、任务内容

1. 任务准备

① 仪器：标准型洁净工作台、自动旋涡混合器、智能恒温加热仪、分析天平、电热干燥箱 0～300℃等。

② 试剂：细菌内毒素工作标准品（规格：60EU/支，中国食品药品检定研究院）、细菌内毒素检查用水（BET 水，规格：5mL，中国食品药品检定研究院）、鲎试剂（标示灵敏度为 0.25EU/mL，凝胶法）。

③ 药品：止喘灵注射液。

2. 操作方法

止喘灵注射液是由麻黄、洋金花、苦杏仁、连翘四味中药制成的注射剂，具有宣肺平喘、祛痰止咳的功效。细菌内毒素检查主要依据《中国药典》（2020 年版）四部 1143 "细菌内毒素检查法"、止喘灵注射液的质量标准及其药品说明书。

① 查阅《中国药典》（2020 年版）四部相关内容及止喘灵注射液质量标准，设计检验方案。

② 依据止喘灵注射液药品说明书，确定细菌内毒素限值。

③ 依次完成适用性试验及样品检测。

3. 操作步骤

（1）内毒素限值（L）的确定　根据公式 $L=K/M$，注射剂 $K=5$EU/kg·h。

M 为人用每千克体重每小时的最大供试品剂量，根据说明书，止喘灵注射液最大剂量为 2mL，人均体重按 60kg 计算，$M=2$mL/60kg。1h=0.0667mL/kg·h，则 $L=150$EU/mL。本品的限值设为每 1mL 止喘灵注射液中含内毒素应小于 150EU。

（2）确定最大有效稀释倍数 MVD　根据公式 MVD$=cL/\lambda$。

其中 c 为供试品溶液的浓度，依据药典规定，$c=1.0$mL/mL，$L=150$EU/mL，鲎试剂灵敏度为 0.25EU/mL，计算出 MVD$=cL/\lambda=600$。

（3）鲎试剂灵敏度复核试验　根据鲎试剂灵敏度的标示值（λ），用 BET 水将细菌内毒素溶解，在旋涡混合器上混匀 15min，然后制成 2.0λ、1.0λ、0.5λ、0.25λ 四个浓度的内毒素标准溶液，每稀释一步均应在旋涡混合器上混匀 30s。每一个浓度平行做 4 管，同时用 BET 水做 2 支阴性对照管。鲎试剂灵敏度均符合规定。

（4）干扰预试验　将供试品用 BET 水分别稀释 10、50、100、200、300 倍作为供试品系列（NPC），同时每一稀释度下均制备含有 2λ 浓度细菌内毒素的溶液作为供试品阳性对照系列（PPC），每一稀释度作 2 支。BET 水作为阴性对照（NC），加入 2λ 浓度的内毒素标准溶液作为阳性对照（PC），实验结果记录至表 5-17。

表 5-17　止喘灵注射液干扰预试验实验结果

细菌内毒素编号	注射液编号	稀释倍数						PC	NC
		系列	10	50	100	200	300		
1	1	NPC	——	——	——	——	——	++	——
		PPC						++	——
	2	NPC	——	——	——	——	——	++	——
		PPC						++	——
	3	NPC	——	——	——	——	——	++	——
		PPC						++	——

（5）正式干扰试验　根据干扰预试验结果，按"干扰试验"的方法进行试验，具体见表 5-12。取 1 批止喘灵注射液用 BET 水稀释至适宜的倍数，用该稀释液和 BET 水分别稀释内毒素工作标准品，配制成细菌内毒素浓度为 0.5EU/mL、0.25EU/mL、0.125EU/mL、0.0625EU/mL 的系列溶液。每个浓度平行测定 4 管，分别与鲎试剂反应，供试品溶液和 BET 水做阴性对照，进行干扰试验，按公式 $E_s=$antilg（$\sum X_s/4$）和 $E_t=$antilg（$\sum X_t/4$），计算各系列反应终点内毒素浓

度的绝对值（E_s、E_t 分别为用 BET 水、供试品溶液制成的细菌内毒素标准溶液反应终点浓度的几何平均值）。若 E_s 均在 $0.5\sim2.0\lambda$ 范围内，且 E_t 在 $0.5\sim2.0E_s$ 范围内，则止喘灵注射液经预试倍数稀释后对鲎试剂与细菌内毒素之间的凝集反应无干扰作用。

（6）检查法

① 凝胶限量试验。按表 5-18 制备溶液 A、B、C 和 D。使用稀释倍数为 MVD 并且已经排除干扰的供试品溶液来制备溶液 A 和 B。按鲎试剂灵敏度复核试验项下操作。

表 5-18　止喘灵注射液凝胶限量试验溶液的制备

编号	内毒素浓度/配制内毒素的溶液	平行管数
A	无/供试品溶液	2
B	2λ/供试品溶液	2
C	2λ/检查用水	2
D	无/检查用水	2

注：A 为供试品溶液；B 为供试品阳性对照；C 为阳性对照；D 为阴性对照。

保温 $60\min\pm2\min$ 后观察结果。若阴性对照溶液 D 的所有平行管都为阴性，供试品阳性对照溶液 B 的平行管均为阳性，阳性对照溶液 C 的平行管均为阳性，试验有效。

若溶液 A 的两个平行管均为阴性，判供试品符合规定；若溶液 A 的两个平行管均为阳性，判供试品不符合规定。若溶液 A 的两个平行管中的一管为阳性，另一管为阴性，需进行复试。复试时，溶液 A 需做 4 支平行管，若所有平行管均为阴性，判供试品符合规定；否则判供试品不符合规定。

② 凝胶半定量试验。本方法系通过反应终点浓度来量化供试品中内毒素的含量。按表 5-19 制备溶液 A、B、C 和 D。按鲎试剂灵敏度复核试验项下操作。

若阴性对照溶液 D 的平行管均为阴性，供试品阳性对照溶液 B 的平行管均为阳性，系列溶液 C 的反应终点浓度的几何平均值在 $0.5\sim2\lambda$ 之间，试验有效。

表 5-19　止喘灵注射液凝胶半定量试验溶液的制备

编号	内毒素浓度/配制内毒素的溶液	稀释用液	稀释倍数	所含内毒素的浓度	平行管数
A	无/供试品溶液	检查用水	1	—	2
			2	—	2
			4	—	2
			8	—	2
B	2λ/供试品溶液	检查用水	1	2λ	2
C	2λ/检查用水	检查用水	1	2λ	2
			2	λ	2
			4	0.5λ	2
			8	0.25λ	2
D	无/检查用水	—	—	—	2

注：A 为不超过 MVD 并且通过干扰试验的供试品溶液。从通过干扰试验的稀释倍数开始用检查用水稀释至 1 倍、2 倍、4 倍和 8 倍，最后的稀释倍数不得超过 MVD。

B 为含 2λ 浓度标准内毒素的溶液 A（供试品阳性对照）。

C 为鲎试剂标示灵敏度的对照系列。

D 为阴性对照。

系列溶液 A 中的每一系列平行管的终点稀释倍数乘以 λ，为每个系列的反应终点浓度，所有平行管反应终点浓度的几何平均值即为供试品溶液的内毒素浓度［按公式 $c_E=\mathrm{antilg}(\sum X/2)$］。如果检验时采用的是供试品的稀释液，则计算原始溶液内毒素浓度时要将结果乘以稀释倍数。

如试验中供试品溶液的所有平行管均为阴性，应记为内毒素浓度小于 λ（如果检验的是稀释过的供试品，则记为小于 λ 乘以供试品进行半定量试验的初始稀释倍数）。如果供试品溶液的所有平行管均为阳性，应记为内毒素的浓度大于或等于最大的稀释倍数乘以 λ。

若内毒素浓度小于规定的限值，判供试品符合规定。若内毒素浓度大于或等于规定的限值，判供试品不符合规定。

三、注意事项

（1）在使用规格大于 0.1mL 装量的鲎试剂时，为避免鲎试剂之间活性差异带来的影响，应将鲎试剂复溶后混合，再分装到 10mm×75mm 的玻璃小试管（凝胶法）或仪器配套的反应容器（光度法）中使用。

（2）溶解鲎试剂及混匀供试品和鲎试剂时，不要剧烈振荡，避免产生气泡。

（3）由于凝集反应是不可逆的，所以在反应过程中及观察结果时应注意不要使试管受到振动，以免使凝胶破碎产生假阴性结果。

（4）鲎试剂是海洋动物鲎（包括东方鲎和美洲鲎）血液提取物的冻干品。凝胶法鲎试剂在首次使用时要先进行鲎试剂的灵敏度复核，光度法鲎试剂在首次使用时要先进行标准曲线可靠性试验，结果符合药典规定后，方可用于后续试验。

（5）玻璃器皿的清洗，将玻璃器皿放入铬酸洗液或其他热原灭活剂或清洗液中充分浸泡，然后取出将洗液控干，用自来水将残留洗液彻底洗净，再用蒸馏水反复冲洗三遍以上，控干后放入适宜的密闭金属容器中或用锡箔纸包好后再放入金属容器内，放置入烤箱。

（6）玻璃器皿表面外源性内毒素的去除：玻璃器皿置烤箱后，将烤箱调至 250℃，待烤箱温度升至设定的温度后开始计时，干烤 30min 以上。

（7）若使用塑料器械，如微孔板和与微量加样器配套的吸头等，应选用标明无内毒素并且对试验无干扰的器械。

四、报告内容

（1）记录过程。

（2）完成检验原始记录和检验报告书。

五、评分标准及课后自测

见"考核评分工作手册"。

目标检测

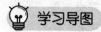 学习导图

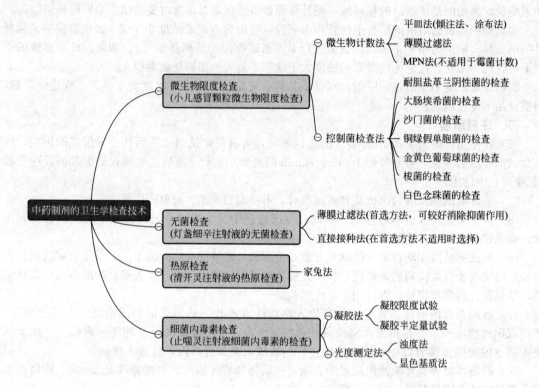

中药制剂的含量测定技术

情境导入

2019 年 12 月 17 日，国家药品监督管理局发布江西省 2019 年第 5 期药品监督抽检信息公告。在不合格药品通告中，在江西某大药房连锁有限公司一店抽检的样品，通化某药业有限责任公司所生产的复方丹参片（批号 170305），规格为薄膜衣小片，每片重 0.32g（相当于饮片 0.6g），经抚州市药检所检验，结果为含量测定——三七项不符合规定。

PPT 课件

江西省药品监督管理局已责成相关部门对检验不符合规定的药品采取查封、扣押、暂停销售、召回等必要的控制措施，依据相关法律法规对生产企业和被抽样单位进行查处。

试回答中药制剂含量测定的意义是什么？

学习目标

1. 知识目标
熟悉常见中药制剂的含量测定方法。
掌握中药制剂含量测定的操作要点及注意事项。
2. 技能目标
会依据标准对常见的中药制剂进行含量测定。
3. 思政与职业素养目标
(1) 培养实事求是、严肃认真的科学态度，严谨的科学作风。
(2) 培养以质量为本、精益求精、有法必依、坚持原则的职业品德和工作作风。

含量测定是中药制剂质量控制的重要指标。中药制剂的含量测定是指用适当的化学方法或仪器分析方法对制剂中某种（些）有效成分或特征性成分进行定量分析，并以测定结果是否符合药品标准的规定来判断药品的优劣。

《中国药典》（2020 年版）一部收载中药 2711 种，大部分的品种有含量测定指标，对于处方中含有化学药的中药制剂，必须进行含量测定，部分中药制剂进行了多味药多成分的检测。《中国药典》（2020 年版）一部收载的中药制剂含量测定方法汇总情况见表 6-1。

表 6-1 《中国药典》（2020 年版）一部收载的中药制剂含量测定方法汇总表

类别	分析方法	品种数量
仪器分析法	高效液相色谱法	1406
	气相色谱法	73
	薄层色谱扫描法	18
	紫外-可见分光光度法	24
	原子吸收分光光度法	3

续表

类别	分析方法	品种数量
化学分析法	容量分析法	35
	氮测定法	22
	挥发油测定法	5
	重量分析法	3
	鞣质测定法	1

中药制剂中生物活性成分的含量与其质量优劣、安全性和有效性都有直接关系。因此,一般应根据中药制剂的功能主治或活性试验结果优先选择相应的有效成分或特征性成分作为含量测定的指标;避免选择无专属性的指标成分或低活性的成分,同时应首选样品中原本含有的成分,避免选用水解成分作为测定指标。当单一成分不能反映该中药制剂的整体活性时,应采用多成分或多组分的检测方法。目前,用于中药制剂含量测定的方法主要有化学分析法、光谱法、色谱法、生物活性测定法以及联用技术等。

任务一 紫外-可见分光光度法测定含量

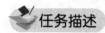 **任务描述**

中药制剂中的某些成分在紫外-可见光区具有电磁辐射的特征吸收,可用于含量测定。本任务采用对照品比较法、吸收系数法和标准曲线法三种紫外-可见分光光度法测定中药制剂的含量。

知识要点

相关知识

紫外-可见分光光度法(ultraviolet and visible spectrophotometry, UV-Vis)是依据制剂中相关物质分子在波长190~800nm的紫外-可见光区具有电磁辐射的特征吸收,用于鉴别、杂质检查和定量测定的方法。该法灵敏度高、准确度好、操作简便,但不具备分离功能,故常用于总成分的测定。

一、基本原理

紫外-可见分光光度法定量分析的依据是朗伯-比尔定律,其关系如式(6-1)。

$$A = \lg \frac{1}{T} = ECL \tag{6-1}$$

式中,A 为吸光度;T 为透光率;E 为吸收系数,常用的表示方法是 $E_{1cm}^{1\%}$,其物理意义为当溶液浓度为 1% (g/mL)、液层厚度为1cm时的吸光度值;C 为 100mL 溶液中所含被测物质的重量(按干燥品或无水物计算),g;L 为液层厚度,cm。

二、定量分析方法

对于制剂的含量测定,一般包括对照品比较法、吸收系数法和标准曲线法三种。

1. 对照品比较法

在同样条件下分别配制供试品溶液和对照品溶液,对照品溶液中所含被测成分的量应为供试品溶液中被测成分规定量的 $100\% \pm 10\%$,所用溶剂也应完全一致,在规定的波长处测定供试品溶液和对照品溶液的吸光度后，按式(6-2)计算供试品中被测溶液的浓度。

$$c_X = (A_X / A_R) \times c_R \tag{6-2}$$

式中，c_X——供试品溶液的浓度；

A_X——供试品溶液的吸光度；

c_R——对照品溶液的浓度；

A_R——对照品溶液的吸光度。

《中国药典》（2020 年版）规定，黄杨宁片中环维黄杨星 D、灯盏细辛注射液中总咖啡酸酯等的含量测定均采用对照品比较法。测定方法见任务实施（黄杨宁片中环维黄杨星 D 的含量测定）。

2. 吸收系数法

该法依据朗伯-比尔定律，在规定的波长处测定供试品溶液吸光度（A），再根据被测成分在规定条件下的吸收系数（$E_{1cm}^{1\%}$）计算含量。本法的优点是简单方便，不需要对照品；缺点是如果杂质在测定波长处有吸收，会导致测定误差，使结果偏高。用本法测定时，吸收系数（$E_{1cm}^{1\%}$）通常应大于 100，并注意仪器的校正和检定。

《中国药典》（2020 年版）规定，紫草中羟基萘醌总色素、岩白菜素等的含量测定均采用吸收系数法。

3. 标准曲线法

配制一系列不同浓度的对照品溶液（5～7 份），选择合适的参比溶液，分别测定各份标准溶液的吸光度，然后以吸光度为纵坐标，浓度为横坐标绘制标准曲线（或工作曲线），在相同的条件下测定供试品溶液的吸光度，再根据供试品的吸光度在标准曲线上查得其相应的浓度，并求出其含量。在做精密测量时，用对照品溶液的浓度与相应的吸光度进行线性回归，求出回归方程（相关系数 $r \geqslant 0.999$）代替标准曲线，将供试品溶液的吸光度代入回归方程，直接算出供试品溶液的浓度，以尽量消除偶然误差。

$$A = a + bc \tag{6-3}$$

式中，A——供试品溶液的吸光度；

c——供试品溶液的浓度；

a——截距；

b——斜率。

供试品本身在紫外-可见光区没有强吸收，或在紫外光区虽有吸收但为了避免干扰或提高灵敏度，可加入适当的显色剂，使反应产物的最大吸收移至可见光区，这种测定方法又称为比色法。用比色法测定时，由于显色时影响显色深浅的因素较多，应取供试品与对照品或标准品同时操作。本法适用于批量供试品的分析，当仪器和测定条件固定时，标准曲线可多次使用，但特别需要注意的是，供试品溶液的吸光度应在标准曲线的线性范围内。

《中国药典》（2020 年版）规定，独一味胶囊中总黄酮、猴头健胃灵片中酸性羧甲基纤维素酶活力、风湿骨痛胶囊中乌头总生物碱等的含量测定均采用标准曲线法。测定方法见任务实施（小儿七星茶口服液中总黄酮的含量测定）。

三、检验流程

1. 溶液的制备

应按各品种项下规定的方法配制溶液。除各药品标准已有注明者外，一般供试品溶液的吸光度读数，以在 0.3～0.7 为宜。当溶液的 pH 对测定结果有影响时，应将供试品溶液和对照品溶液的 pH 调成一致。

2. 吸光度的测定

以 T6 新世纪紫外可见分光光度计为例。

（1）开机自检　打开仪器主机电源，仪器开始初始化；约 3min 时间初始化完成。初始化完成后，仪器进入主菜单界面。

（2）进入光度测量界面　按"ENTER"键，进入光度测量界面。

（3）进入样品测量界面　按"START/STOP"键进入样品测定界面。

（4）设置测量波长　按"GOTO λ"键，输入测量的波长，按"ENTER"键确认，仪器将自动调整波长。

（5）进入参数设定界面　按"SET"键进入参数设定界面，按"▼"键使光标移动到"试样设定"，按"ENTER"键确认，进入设定界面。

（6）设定使用样品池个数　按"▼"键使光标移动到"使用样池数"，按"ENTER"键循环选择需要使用的样品池个数。

（7）样品测量　按"RETURN"键返回到参数设定界面，再按"RETURN"键返回到光度测量界面。在 1 号样品池内放入空白溶液，2 号池内放入待测样品。关闭好样品池盖后按"ZE-RO"键进行空白校正，再按"START/STOP"键进行样品测量。

如果需要测量下一个样品，取出比色皿，更换为下一个测量的样品，按"START/STOP"键即可读数。如果需要更换波长，可以直接按"GOTO λ"键，调整波长。如果每次使用的比色皿数量是固定个数，下一次使用仪器时可以跳过第五、六步骤直接进入样品测量。

注意：更换波长后必须重新按"ZERO"进行空白校正。

（8）结束测量　测量完成后记录数据，退出程序或关闭仪器后测量数据将消失。确保已从样品池中取出所有比色皿，清洗干净以便下一次使用。按"RETURN"键直到返回到仪器主菜单界面后再关闭仪器电源。登记仪器使用记录。

不同型号的紫外-可见分光光度计操作方法与要求亦有所不同，使用前应详细阅读使用说明书。

3. 记录

除按一般药品检验记录的要求进行记录外，应注明仪器型号、检查溶剂是否符合要求的数据、吸收池的配对情况、供试品与对照品的称量及溶解和稀释情况，核对供试品溶液的最大吸收峰波长是否正确，记录狭缝宽度、测定波长及其吸光度值（或附仪器自动打印记录）、计算式及结果。必要时应记录仪器的波长校正情况。

4. 含量计算

根据测试结果，依据计算公式，计算出中药制剂中某个组分或某些组分的含量。

📁 **任务实施**

黄杨宁片中环维黄杨星 D 的含量测定

一、任务目的

（1）掌握紫外-可见分光光度法测定中药制剂含量的原理及判断标准。

（2）掌握对照品比较法测定中药制剂含量的操作方法。

二、任务内容

1. 任务准备

（1）仪器与试药

① 仪器：分析天平（分度值 0.1mg）、紫外-可见分光光度计（含比色皿）。

② 试剂：纯化水。

③ 药品：黄杨宁片。

（2）操作条件

① 实验室环境要求

a. 环境温湿度。仪器应安放在干燥的房间内，使用温度为 5～35℃，相对湿度不超过 85%，应控制在 45%～65%，无冷凝。

b. 无强光干扰及磁场干扰。室内照明不宜太强，且避免直射日光的照射。仪器应尽量远离高强度的磁场、电场及发生高频波的电器设备，防电磁干扰。

c. 防止腐蚀性气体。避免在有硫化氢、二氧化硫以及各种酸雾等腐蚀性气体的场所使用，以免侵蚀仪器的各部件。

② 电源要求。一般使用 50Hz、220V±10% 交流电压，线电压漂移必须在 10% 正常电压范围内，使用交流稳压电源，以加强仪器的抗干扰性能，并必须装有良好的接地线。

2. 操作方法

黄杨宁片是环维黄杨星 D 加辅料制备而成的片剂，《中国药典》（2020 年版）采用紫外-可见分光光度法测定其含量。

① 查阅《中国药典》（2020 年版）一部，设计检验方案。

② 按检验要求取样，根据需要进行适宜处理。

③ 应符合《中国药典》（2020 年版）黄杨宁片含量测定项下相关规定。

3. 操作步骤

（1）对照品溶液的制备　取环维黄杨星 D 对照品约 25mg，精密称定，置 250mL 量瓶中，加甲醇 70mL 使溶解，用 0.05mol/L 磷酸二氢钠缓冲液稀释至刻度，摇匀，精密量取 10mL，置 100mL 量瓶中，用 0.05mol/L 磷酸二氢钠缓冲液稀释至刻度，摇匀，即得（每 1mL 含环维黄杨星 D 10μg）。

（2）供试品溶液的制备　取本品 20 片，精密称定，研细，精密称取适量（约相当于环维黄杨星 D 0.5mg），置 50mL 量瓶中，加 0.05mol/L 磷酸二氢钠缓冲液至近刻度，80℃ 水浴温浸 1.5h 后取出，冷却至室温，加 0.05mol/L 磷酸二氢钠缓冲液至刻度，摇匀，离心 6min（转速为 3000r/min），取上清液，即得。

（3）测定　精密量取对照品溶液与供试品溶液各 5mL，分别置分液漏斗中，各精密加入溴麝香草酚蓝溶液 5mL，摇匀，立即分别精密加入三氯甲烷 10mL，振摇 2min，静置 1.5h，分取三氯甲烷层，置含 0.5g 无水硫酸钠的具塞试管中，振摇，静置，取上清液，照紫外-可见分光光度法（通则 0401），在 410nm 的波长处分别测定吸光度，计算，即得。

（4）结果计算

$$含量 = \frac{A_X \times c_R \times V \times \overline{m}}{A_R \times m \times m_{标}} \times 100\% \tag{6-4}$$

式中　A_X——供试品溶液的吸光度；

c_R——对照品溶液的浓度，μg/mL；

A_R——对照品溶液的吸光度；

V——供试品溶液的体积，mL；

$\overline{m}$——黄杨宁片的平均片重，g；

m——供试品取样量，g；

$m_{标}$——黄杨宁片的标示量。

4. 标准规定

本品每片含环维黄杨星 D（$C_{26}H_{46}N_2O$），应为标示量的 90.0%～110.0%。

三、注意事项

① 除另有规定外，应以配制供试品溶液的同批溶剂为空白对照，采用 1cm 的石英吸收池，在规定的吸收峰波长±2nm 以内测试几个点的吸光度，或由仪器在规定波长附近自动扫描测定，

以核对供试品的吸收峰波长位置是否正确。除另有规定外，吸收峰波长应在该品种项下规定的波长±2nm 以内，并以最大吸收波长作为测定波长。

② 由于吸收池和溶剂本身可能有空白吸收，因此测定供试品的吸光度后应减去空白读数，或由仪器自动扣除空白读数后再计算含量。

③ 溴麝香草酚蓝溶液的配制：取溴麝香草酚蓝 18mg，置 250mL 量瓶中，加甲醇 5mL 使溶解，加 0.05mol/L 磷酸二氢钠缓冲液至刻度，摇匀，即得。

四、报告内容

① 记录结果，计算环维黄杨星 D 的含量，并将其与药品标准对照，判断其是否符合规定。

② 完成检验原始记录和检验报告书。

五、评分标准及课后自测

见"考核评分工作手册"。

小儿七星茶口服液中总黄酮的含量测定

一、任务目的

① 掌握紫外-可见分光光度法测定中药制剂含量的原理及判断标准。

② 掌握标准曲线法测定中药制剂含量的操作方法。

二、任务内容

1. 任务准备

(1) 仪器与试药

① 仪器：分析天平（分度值 0.1mg）、紫外可见分光光度计（含比色皿）、容量瓶（25mL，50mL）等。

② 试剂：70%乙醇、5%亚硝酸钠溶液、10%硝酸铝溶液、氢氧化钠试液。

③ 药品：小儿七星茶口服液。

(2) 操作条件

① 实验室环境要求

a. 环境温湿度。仪器应安放在干燥的房间内，使用温度为 5~35℃，相对湿度不超过 85%，应控制在 45%~65%，无冷凝。

b. 无强光干扰及磁场干扰。室内照明不宜太强，且避免直射日光的照射。仪器应尽量远离高强度的磁场、电场及发生高频波的电器设备，防电磁干扰。

c. 防止腐蚀性气体。避免在有硫化氢、二氧化硫以及各种酸雾等腐蚀性气体的场所使用，以免侵蚀仪器的各部件。

② 电源要求。一般使用 50Hz、220V±10%交流电压，线电压漂移必须在 10%正常电压范围内，使用交流稳压电源，以加强仪器的抗干扰性能，并必须装有良好的接地线。

2. 操作方法

小儿七星茶口服液由薏苡仁、稻芽、山楂等七味中药经提取制备而成。《中国药典》（2020年版）采用紫外-可见分光光度法测定其总黄酮的含量。

① 查阅《中国药典》（2020 年版）一部，设计检验方案。

② 按检验要求取样，根据需要进行适宜处理。

③ 应符合《中国药典》（2020 年版）小儿七星茶口服液含量测定项下相关规定。

3. 操作步骤

(1) 对照品溶液的制备　取芦丁对照品 50mg，精密称定，置 25mL 量瓶中，加 70%乙醇 20mL，置水浴上微热使溶解，放冷，加 70%乙醇至刻度，摇匀。精密量取 5mL，置 50mL 量瓶中，加水至刻度，摇匀，即得（每 1mL 含芦丁 0.2mg）。

(2) 标准曲线的制备　精密量取对照品溶液 1.0mL、2.0mL、3.0mL、4.0mL、5.0mL 和 6.0mL，分别置 25mL 量瓶中，各加水至 6.0mL，加 5%亚硝酸钠溶液 1mL，混匀，放置 6min，加 10% 硝酸铝溶液 1mL，混匀，放置 6min，加氢氧化钠试液 10mL，再加水至刻度，摇匀，放置 15min，以相应的试剂为空白，照紫外-可见分光光度法（通则 0401），在 505nm 波长处测定吸光度，以吸光度为纵坐标，对照品浓度为横坐标，绘制标准曲线（参考图见图 6-1）。

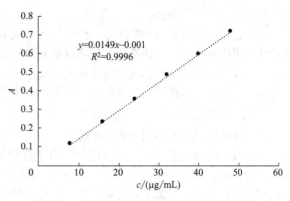

图 6-1 小儿七星茶口服液标准曲线参考图

（3）测定 取装量项下的本品，混匀，精密量取 5mL，置 50mL 量瓶中，加水至刻度，摇匀。精密量取 2mL，置 25mL 量瓶中，照标准曲线制备项下的方法，自"加水至 6.0mL"起依法测定吸光度，从标准曲线上读出供试品溶液中芦丁的量，计算，即得。

（4）含量计算

$$含量 = \frac{c_X \times D \times 10^{-3}}{V_X} \tag{6-5}$$

式中 c_X——标准曲线上读出的供试品溶液的浓度，$\mu g/mL$；

D——供试品稀释倍数；

V_X——供试品的取样量，mL。

4. 标准规定

本品每 1mL 含总黄酮以芦丁（$C_{27}H_{30}O_{16}$）计，不得少于 3.0mg。

三、注意事项

① 试验中加亚硝酸钠溶液和硝酸铝溶液后要摇匀，并按规定时间充分放置，否则反应不完全会影响测量结果。

② 由于供试品溶被显色后稳定性较差，故需立即上机测定。

四、报告内容

① 记录结果，依据标准曲线计算总黄酮的含量，并将其与药品标准对照，判断是否符合规定。

② 完成检验原始记录和检验报告书。

五、评分标准及课后自测

见"考核评分工作手册"。

任务二 薄层色谱扫描法测定含量

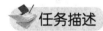 **任务描述**

对薄层色谱斑点扫描得到的图谱及积分数据，可用于中药制剂的定量分析，本任务采用薄层色谱扫描法测定中药制剂的含量。

知识要点

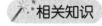 **相关知识**

一、概述

薄层色谱扫描法系指用一定波长的光照射在薄层板上，对薄层色谱中可吸收紫外光或可见光的斑点，或经激发后能发射出荧光的斑点进行扫描，将扫描得到的图谱及积分数据用于中药制剂的定性和定量分析的方法。

薄层色谱扫描法具有设备简单、操作方便、成本低、对样品的预处理要求不高等优点。但具有易受外界因素影响、方法准确度较高效液相色谱法和气相色谱法低等问题，但目前随着制板、点样、展开等操作的仪器化及仪器性能的改进，该法检测的灵敏度、结果的精密度与准确度均大大提高。薄层色谱扫描法根据测定方法的不同分为薄层吸收扫描法和薄层荧光扫描法。

1. 薄层吸收扫描法

薄层吸收扫描法系指用一定强度的单色光照射薄层板上的斑点，通过直接测定斑点反射光的强度或透过光的强度进行定量的方法。适用于有紫外-可见吸收或经色谱前后衍生可产生吸收的样品组分分析，可采用反射法或透射法测定。透射法是测定光透过供试品斑点后的吸收情况进行定量的方法；反射法是测定供试品斑点对光的反射情况进行定量的方法。以氘灯和钨灯为光源在 $190 \sim 800nm$ 进行测定。在透射法中，由于普通玻璃板对 $330nm$ 以下的紫外光有吸收，薄层厚薄及均匀程度对测定有影响，故以反射法应用最为普遍。

测光方法有单波长扫描和双波长扫描两种。如采用双波长扫描，应选用待测斑点无吸收或最小吸收的波长为参比波长，供试品色谱图中待测斑点的比移值（R_f 值）、光谱扫描得到的吸收光谱图或测得的光谱最大吸收和最小吸收应与对照标准溶液相符，以保证测定结果的准确性。根据扫描时光斑轨迹的不同，可采取线性扫描和锯齿扫描两种方式，在吸收测定法中，最常采用锯齿扫描方式。

2. 薄层荧光扫描法

薄层荧光扫描法系指用一定强度的激发光照射薄层板上的斑点，通过直接测定斑点所发射的荧光强度而进行定量的方法。适合于本身具有荧光或经适当处理后能产生荧光的物质的测定。一般采用反射法、线性扫描的方式进行测定。其灵敏度比薄层吸收扫描法高 $1 \sim 3$ 个数量级，专属性强，但适用范围较窄，对于在紫外区有吸收而无荧光的物质，可用荧光猝灭法或荧光衍生化反应扩大应用范围。

在试验中，当点样的样品量很少时（$ECL \leqslant 0.05$），斑点中组分的浓度与荧光强度呈线性关系，可按式(6-6)进行计算。

$$F = 2.3K'I_0EcL \quad \text{或} \quad F = Kc \tag{6-6}$$

式中　F——荧光物质的荧光强度；

$\quad K'$——常数；

$\quad I_0$——入射光强度；

$\quad E$——吸收系数；

$\quad c$——待测组分的浓度；

$\quad L$——薄层厚度；

$\quad K$——$2.3K'I_0EL$ 之积。

测定时，优先选择紫外区最大吸收波长作为激发波长 λ_{ex}，发射波长则通过扫描斑点荧光发射光谱，选择较强的荧光峰的波长作为测定波长 λ_{em}，并应注意避免拉曼光的干扰，计算时可用斑点荧光强度的积分值（峰面积）代替荧光强度 F，斑点中待测组分的含量代替浓度 C 进行计算。

在实际工作中，由于薄层板是由许多细小的吸附剂颗粒组成的半透明物体，当光照射到薄层板上时，除被吸收外，还会产生投射、反射及散射等现象，导致待测组分的吸光度与物质的浓度及液层厚度之间不呈现线性关系，给定量分析带来难度。常采用的解决方法有三种。

（1）直接使用曲线的线性关系定量分析　可利用低浓度范围内，薄层板上斑点的供试品量与测定值之间的线性关系进行定量分析，此法操作简便，使用没有线化功能的仪器。但由于线性范围较窄，在应用上较为受限制。

（2）采用 Kubelka-Munk 方程定量分析 Kubelka 和 Munk 分析了光照到薄层板上的行为，推导出简化的方程，应用到扫描仪上，如 CS 系列 TLCS 仪。此类仪器使用 Kubelka-Munk 方程将曲线校正为直线，然后使用校正后的直线定量。

在实际测量时，通常先进行空白薄层板的扫描，将扫描结果作为基准，测定斑点的相对透光率或反射率，计算薄层板上待测组分斑点的吸收度及含量。

（3）采用非线性方程定量分析 利用计算机求出非线性方程，然后将待测组分的测量值输入，由计算机根据方程式求出浓度。

二、定量分析方法

薄层扫描法的定量分析有外标法和内标法两种，《中国药典》（2020 年版）一部收载的品种仅采用外标法。

外标法系指将一定量的对照品溶液和供试品溶液分别点于同一块薄层板上，展开，显色，定位，上机扫描对照品斑点和待测组分斑点，测得相应的吸光度或荧光强度的积分值，根据所得数据计算待测成分的含量。外标法操作简便、但要求点样量的准确度高。根据对照品标准曲线的差异，分为外标一点法和外标两点法。《中国药典》（2020 年版）收载的品种中，除马钱子散等以外，绝大多数品种采用外标两点法。

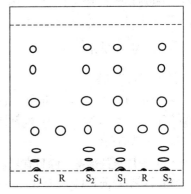

图 6-2　外标一点法点样示意图
S_1 和 S_2—供试品；R—对照品

1. 外标一点法

当标准曲线通过原点，只需要点样一种浓度的对照品溶液，与供试品溶液交叉点样（见图 6-2），同板展开，扫描，计算待测组分含量。

$$c = F_1 A \qquad (6\text{-}7)$$

式中　c——待测组分浓度或质量；

　　A——待测组分峰面积；

　　F_1——直线斜率或比例常数。

可推导为：

$$c_X = c_R \times \frac{A_X}{A_R} \qquad (6\text{-}8)$$

式中，c_X——供试品溶液的浓度或质量；

　　A_X——供试品溶液的吸光度积分值；

　　c_R——对照品溶液的浓度或质量；

　　A_R——对照品溶液的吸光度积分值。

2. 外标两点法

当标准曲线不通过原点，则需要至少点样两种不同浓度的对照品溶液（或相同浓度的对照品溶液采用不同点样量），与供试品溶液交叉点样（图 6-3），同板展开，扫描，计算含量。

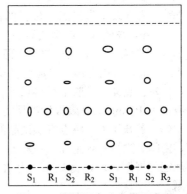

图 6-3　外标两点法点样示意图
S_1 和 S_2—供试品；R_1 和 R_2—对照品

$$c = F_1 A + F_2 \qquad (6\text{-}9)$$

式中，c、A、F_1 同式(6-7)；F_2 为纵坐标的截距；F_1 和 F_2 可通过仪器自动计算，或通过解方程组求得。

3. 系统适用性试验

为保证定量分析的准确性，还需按各品种项下要求对实验条件进行系统适用性试验，即用供试品和标准物质对实验条件进行试验和调整，应符合规定的要求。

（1）灵敏度　系指供试品溶液中被测物质能被检出的最低浓度或最低量。一般采用已知浓度的供试品溶液或对照标准溶液，与稀释若干倍的自身对照标准溶液在规定的色谱条件下，在同一薄层板上点样、展开、检视，后者显清晰可辨斑点的浓度或量。

（2）分离度（或称分离效能）　当薄层色谱扫描法用于限量检查和含量测定时，要求定量峰与相邻峰之间有较好的分离度，分离度（R）的计算公式如下。

$$R = 2(d_2 - d_1)/(W_1 + W_2) \tag{6-10}$$

式中　d_2——相邻两峰中后一峰与原点的距离；

　　　d_1——相邻两峰中前一峰与原点的距离；

W_1 和 W——相邻两峰各自的峰宽。

（3）相对标准偏差　薄层扫描含量测定时，同一供试品溶液在同一薄层板上平行点样的待测成分的峰面积测量值的相对标准偏差应不大于 5.0%；需显色后测定的或者异板的相对标准偏差应不大于 10.0%。

三、检验流程

1. 溶液的准备

按《中国药典》（2020 年版）一部各品种项下的规定制备试液与试药、配制对照品溶液、供试品溶液、展开剂等。其中，外标两点法可配制一种或两种浓度的对照品溶液。

2. 扫描前操作

（1）薄层板的准备　除另有规定外，含量测定应使用市售薄层板。取合适规格的薄层板，检视合格后，临用前，110℃活化 30min，置干燥器中备用。聚酰胺薄膜不需活化。铝基片薄层板、塑料薄层板可根据需要剪裁，但需注意剪裁后的薄层板底边的固定相层不得有破损。如在存放期间被空气中杂质污染，使用前可用三氯甲烷、甲醇或两者的混合溶剂在展开缸中上行展开预洗，晾干，110℃活化 30min，置干燥器中备用。

（2）点样要求　除另有规定外，在洁净干燥的环境中，用专用毛细管或配合相应的半自动、自动点样器械点样于薄层板上。在距离薄板一端 1.5～2cm 处用铅笔轻轻划出一条直线，作为点样基线，并在线上做出点样位置的记号。样点一般为圆点状或窄细的条带状，点样基线距底边 10～15mm，高效板一般基线离底边 8～10mm。圆点状直径一般不大于 4mm，高效板一般不大于 2mm。接触点样时注意勿损伤薄层表面。条带状宽度一般为 5～10mm，高效板条带宽度一般为 4～8mm，可用专用半自动或自动点样器械喷雾法点样。若样品溶液的浓度较稀，可反复点几次，但每次点样后须吹干后再点下一次。点间距离可视斑点扩散情况以相邻斑点互不干扰为宜，一般不少于 8mm，高效板供试品间隔不少于 5mm。

（3）展开要求　将点好供试品的薄层板放入展开缸中，浸入展开剂的深度为距原点 5mm 为宜，密闭。除另有规定外，一般上行展开 8～15cm，高效薄层板上行展开 5～8cm。溶剂前沿达到规定的展距，取出薄层板，并在前沿做好标记，晾干，硬板可烘干或使用电吹风吹干，待检测。

展开前如需要溶剂蒸汽预平衡，可在展开缸中加入适量的展开剂，密闭，一般保持 15～30min。溶剂蒸汽预平衡后，应迅速放入点样好的薄层板，立即密闭，展开。如需使展开缸达到溶剂蒸汽饱和的状态，则须在展开缸的内壁贴与展开缸高、宽同样大小的滤纸，一端浸入展开剂中，密闭一定时间，使溶剂蒸汽达到饱和再如法展开。

必要时，可进行二次展开或双向展开，进行第二次展开前，应使薄层板残留的展开剂完全挥干。

3. 上机扫描

除另有规定外，按药品标准中各品种项下的规定，结合测光方式、扫描波长、扫描方式等参数的选择，根据薄层扫描仪的结构特点和使用说明。以使用CS-9301PC薄层扫描仪，采用双波长吸收扫描为例。

（1）开机自检　先开主机再开灯源，完成自检后打开电脑，点击工作站软件连接主机。

（2）控制参数设置　点击"scanner"（扫描仪），选择"parameter"（扫描仪参数），在弹出的菜单中，点击"change"（改变），选择"control parameter"（控制参数），弹出控制参数对话框，勾选合适的控制参数。如："reflection"（反射）、"single"（单路径扫描）、"at start"（在开始扫描点设零）、"zigzag"（锯齿扫描）、"dual"（双波长）。

（3）设置平台和光斑参数　点击"stage and beam parameters"（平台及光斑参数）。设置"reference wave"（参比波长）和"sample wave"（样品波长）；"beam size"（光斑尺寸）为0.4×0.4，设定光斑的"swing width"（摆幅）。

（4）设置信号处理参数　单击"single processing parameters"（信号处理参数），选择背景扣除参数及线性拟合器参数（硅胶板一般勾选SX3）。

（5）设置自动列参数　放进待扫描的薄层板（注意薄层板放置的方向，必须沿展开方向进行扫描），固定，移动薄层板，调整光斑在薄层板上的位置，记录合适的start X、start Y和end Y的参数，将所记录的各数据输入"autolane parameter"（自动列参数）中。

（6）扫描　在各个参数设置完成后点"OK"，在主画面中点击"start"，开始执行扫描，扫描结束后，在弹出的对话框中先进行文件名更改，再保存文件。

（7）寻峰　在主菜单中点击"peak"，进入"fine peak"（寻峰），调出文件，会弹出峰列表，设置样品参数，记录扫描得到的各斑点吸光度的积分值，单击"print"，进入"plot out"，进行格式排版后，打印。

（8）关机　先退出工作站软件再关主机。填写仪器使用记录。

4. 记录

记录中应包括室温、湿度、薄层板所用的吸附剂、供试品的预处理、供试液与对照液的配制及点样量、展开剂、展开距离、显色剂、色谱示意图；必要时，还需要计算 R_f 值；薄层扫描仪的型号、扫描方式、供试品和对照品的称量值（平行试验各2份）、薄层色谱扫描图、峰面积积分值、工作曲线、回归方程和相关系数及测定结果计算等。

5. 含量计算

根据测试结果，依据计算公式，计算出中药制剂中某个组分或某些组分的含量。

📁 **任务实施**

马钱子散中士的宁的含量测定

一、任务目的

① 掌握薄层扫描法测定中药制剂含量的原理及判断标准。

② 掌握薄层扫描法测定中药制剂含量的操作方法。

二、任务内容

1. 任务准备

（1）仪器与试药

① 仪器：分析天平（分度值0.1mg）、定量点样器、薄层扫描仪（或薄层色谱光密度计）、硅胶 GF_{254} 薄层板。

② 试剂：纯化水。

③ 药品：马钱子散。

（2）操作条件　室温 10～30℃，相对湿度小于 65%；室内不应有影响检定的强电场、强磁场和强烈气流；供电电源电压（220±22）V，（50±1）Hz。

2. 操作方法

马钱子散是由制马钱子、地龙制备成的散剂，《中国药典》（2020 年版）采用薄层色谱扫描法测定马钱子中的士的宁含量。

① 查阅《中国药典》（2020 年版）一部，设计检验方案。

② 按检验要求取样，根据需要进行适宜处理。

③ 应符合《中国药典》（2020 年版）马钱子散含量测定项下相关规定。

3. 操作步骤

（1）对照品溶液的制备　精密称取士的宁对照品约 25mg，置 25mL 量瓶中，加三氯甲烷溶解并稀释至刻度，制成每 1mL 含 1mg 的溶液，作为对照品溶液。

（2）供试品溶液的制备　取装量差异项下的本品 10 袋，混合均匀，取本品约 0.5g，精密称定，置具塞锥形瓶中，精密加入三氯甲烷 20mL，浓氨试液 1mL，轻轻摇匀，称定重量后，于室温放置 24h，再称定重量，用三氯甲烷补足减失的重量，充分振摇，滤过，滤液作为供试品溶液。

（3）展开剂的制备　分别量取甲苯、丙酮、乙醇和浓氨试液，按照甲苯-丙酮-乙醇-浓氨试液（16：12：1：4）的比例混合均匀，取上层溶液作为展开剂。

（4）薄层板的准备　取规格为 10cm×10cm 的市售高效 GF_{254} 薄层板，检视合格后，110℃活化 30min，置干燥器中备用。

（5）点样　用定量点样器，分别吸取供试品溶液 8μL 和对照品溶液 4μL，交叉点于同一硅胶 GF_{254} 薄层板上。

（6）展开　取展开剂 20mL，倒入展开缸内，放入已点样的薄层板，密闭，当展开至规定距离（约 7cm）时，取出，晾干。

（7）扫描　照薄层色谱扫描法进行扫描，波长 $\lambda_s=257nm$，$\lambda_R=300nm$，测量供试品与对照品吸光度积分值。

（8）结果计算

$$含量 = \frac{c_R \times A_X \times V \times \overline{m}}{A_R \times m_S} \tag{6-11}$$

式中　c_R——对照品溶液的浓度（或质量）；

$\quad\quad A_X$——供试品溶液的吸光度积分值；

$\quad\quad V$——供试品溶液的体积，mL；

$\quad\quad \overline{m}$——供试品每袋的平均重量，g；

$\quad\quad A_R$——对照品溶液的吸光度积分值；

$\quad\quad m_S$——供试品的取样量，g。

4. 标准规定

本品每袋含马钱子以士的宁计（$C_{21}H_{22}N_2O_2$）应为 7.2～8.8mg。

三、注意事项

① 薄层色谱扫描法的定量测定应保证供试品斑点的量在线性范围内，必要时可适当调整供试品溶液的点样量。

② 试验中的点样、展开、显色等步骤，均应该按照要求规范操作，否则会影响薄层扫描结果的准确度和重现性。

四、报告内容

① 记录结果，计算士的宁的含量，并将其与药品标准对照，判断是否符合规定。

② 完成检验原始记录和检验报告书。

五、评分标准及课后自测

见"考核评分工作手册"。

任务三　高效液相色谱法测定含量

任务描述

高效液相色谱法为中药制剂定量分析最常用的方法之一。本任务采用高效液相色谱法测定中药制剂的含量。

知识要点

相关知识

高效液相色谱法（high performance liquid chromatography，HPLC）系采用高压输液泵将规定的流动相泵入装有填充剂的色谱柱，对供试品进行分离测定的色谱方法。注入的待测液，由流动相带入色谱柱内，各组分在柱内被分离，并进入检测器检测，由积分仪或数据处理系统记录和处理色谱信号。

本法具有分离效能高、灵敏度高、选择性好、分析速度快、应用广泛等特点，已成为中药制剂定量分析最常用的方法之一。

一、概述

高效液相色谱仪一般由贮液器、高压输液泵、进样器、色谱柱、积分仪或数据处理系统构成，其中高压输液泵、色谱柱和检测器是仪器的基础部件（图6-4）。贮液器用于贮存流动相，流动相经过过滤后，由高压输液泵输入色谱柱中。样品经进样器注入色谱柱，随着流动相不断地流经色谱柱而被分离。流出的组分进入检测器，检测器将检测出的信号输入记录仪或化学工作站，进行数据的记录和处理。

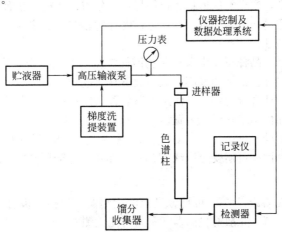

图6-4　高效液相色谱仪结构示意图

1. 色谱柱

色谱柱由柱管和固定相组成，目前高效液相色谱使用的标准柱型是内径3.9～4.6mm，柱长10～25cm的不锈钢柱（图6-5），填充剂粒径为3～10μm。

（1）反相色谱柱　是以键合非极性基团的载体为填充剂填充而成的色谱柱。常见的载体有硅胶、聚合物复合硅胶和聚合物等，常用的填充剂有十八烷基硅烷键合硅胶、辛基硅烷键合硅胶和苯基键合硅胶等。

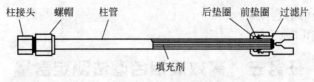

柱接头　螺帽　柱管　　　　　　后垫圈　前垫圈　过滤片

填充剂

图 6-5　色谱柱示意图

十八烷基硅烷键合硅胶适合分离各种非极性或弱极性的物质。辛基硅烷键合硅胶和苯基键合相硅胶的性能与十八烷基键合相相似，不过极性稍强，通常作为十八烷基键合相的补充，用于弱极性物质的分析。

（2）正相色谱柱　是用硅胶填充剂或键合极性基团的硅胶填充而成的色谱柱。常见的填充剂有硅胶、氨基键合硅胶和氰基键合硅胶等。氨基键合硅胶和氰基键合硅胶也可用作反相色谱。

氰基键合硅胶通常用于极性和中极性物质的分析。氨基键合硅胶极性较强，性能与氰基键合相类似，常用于极性物质的分离。也可作正相色谱或弱阳离子交换剂使用。

（3）离子交换色谱柱　是用离子交换填充剂填充而成的色谱柱，有阳离子交换色谱柱和阴离子交换色谱柱。

常见的离子交换填充剂分为离子交换树脂和键合型离子交换剂两类。在高效液相色谱法中，由于这种离子交换树脂有膨胀性、不耐压、传质阻抗大等缺点，基本上已不使用。键合型离子交换剂是以薄壳玻璃珠或微粒硅胶为基体，在其表面化学键合上所需的离子交换基团而生成。因此可分为键合薄壳型和键合微粒担体型。这两种类型的离子交换剂又可分为阴离子型和阳离子型两类。如进一步按离子交换功能团酸碱性划分，可分为强酸性、强碱性、弱酸性和弱碱性四种类型。由于强酸性和强碱性离子交换剂的稳定性更好些，pH 适用范围更宽些，因此在高效液相色谱法中使用广泛。

（4）手性分离色谱柱　是用手性填充剂填充而成的色谱柱。现在，还未有十八烷基键合硅胶柱的普遍适用的手性柱，不同化学性质的异构体选择不同类型的手性分离色谱柱。

色谱柱的内径与长度，填充剂的形状、粒径与粒径分布、孔径、表面积，键合基团的表面覆盖度，载体表面基团残留量，填充的致密与均匀程度等均影响色谱柱的性能，应根据被分离物质的性质来选择合适的色谱柱。

温度会影响分离效果，品种正文中未指明色谱柱温度时系指室温，应注意室温变化的影响。为改善分离效果可适当提高色谱柱的温度，但一般不宜超过 60℃。

如果色谱分析方法对柱温有规定，可使用恒温装置来控制温度。常见类型有：水浴式恒温装置、电加热式恒温装置和恒温箱式恒温装置。

残余硅羟基未封闭的硅胶色谱柱，流动相 pH 一般应为 2～8。残余硅羟基已封闭的硅胶、聚合物复合硅胶或聚合物色谱柱可耐受更广泛 pH 的流动相，适合于 pH 小于 2 或大于 8 的流动相。

2. 检测器

高效液相色谱仪的检测器有紫外-可见分光光度检测器，包括二极管阵列检测器，其他常见的检测器有荧光检测器、蒸发光散射检测器、示差折光检测器、电化学检测器和质谱检测器等。

（1）紫外检测器（ultraviolet-visible detector，UVD）　紫外检测器是高效液相色谱法中应用最广泛的检测器，具有响应快、噪声低、灵敏度高、线性范围宽、对温度和流速变化不敏感、可用于梯度洗脱等优点，最低检出限可达 $10^{-7} \sim 10^{-12}$ g，但只能用于可见-紫外区有吸收物质的检测。分为以下三种类型。

① 固定波长检测器：以低压汞灯为光源，是光源波长固定的光度计，一般波长为 254nm，由低压汞灯作发射源。由于波长不能调节，适用范围窄，已基本淘汰。

② 可变波长检测器：光源为氘灯和钨灯，可根据需要选择波长。一般选择被测物质的最大吸收波长为检测波长，可使检测的灵敏度增加。

③ 光电二极管阵列检测器：光电二极管阵列检测器（如图 6-6），在晶体硅胶上紧密排列一系列光电二极管，每个光电二极管完成对应光谱上 1nm 波长范围的光谱测量。

（2）荧光检测器（fluorescence detector，FLD） 荧光检测器的灵敏度高于紫外检测器，选择性好，检出限可达 10^{-10} g/mL，但只适用于检测产生荧光或经衍生化后能产生荧光的物质。主要用于氨基酸、多环芳烃、维生素、甾体化合物及酶等生物活性物质的分析，尤其适合于微量组分和体内药物分析。

（3）蒸发光散射检测器（evaporative light scattering detector，ELSD） 蒸发光散射检测器为一种通用型检测器，适用于挥发性低于流动相的各种固体物质的检测。常用于没有特征紫外吸收或紫外吸收很弱的待测物，无需衍生化而直接测定，避免了衍生带来的误差。对组分复杂的样品，还可以进行梯度洗脱，且基线平稳。

（4）示差折光检测器（refractive index detector，RID） 示差折光检测器是一种通用型浓度检测器，受流动相组成、温度的影响较大，不适合梯度洗脱。主要用于无紫外吸收化合物的分析检测。检测器对大多数物质检测的灵敏度较低，但对某些少数物质（如糖类）有较高的灵敏度，操作方便、稳定性好。

（5）电化学检测器（electrochemical detector，ECD） 化学检测器主要包括极谱检测器、库仑检测器、安培检测器和电导检测器等。前三种统称为伏安检测器，适合于具有氧化还原活性化合物的检测。电导检测器主要用于离子型化合物的检测。安培检测器的应用最广泛，检出限可达 10^{-12} g/mL，适合于痕量组分的分析。

（6）质谱检测器（mass spectrum detector，MSD） 经高效液相色谱仪分离出的组分，在离子源中发生电离，生成不同荷质比的带电荷的离子，经加速电场的作用，形成离子束，进入质量分析器，在电场和磁场的综合作用下，按照质荷比的大小依次被收集，并记录成色谱图，可用于测定组分的结构、药物代谢分析和微量痕量组分的定量分析。具有选择性好、灵敏度高的优点，但仪器设备较为昂贵。

紫外-可见分光光度检测器、荧光检测器、电化学检测器为选择性检测器，其响应值不仅与被测物质的量有关，还与其结构有关；蒸发光散射检测器和示差折光检测器为通用检测器，对所有物质均有响应，结构相似的物质在蒸发光散射检测器的响应值几乎仅与被测物质的量有关。

紫外-可见分光光度检测器、荧光检测器、电化学检测器和示差折光检测器的响应值与被测物质的量在一定范围内呈线性关系，但蒸发光散射检测器的响应值与被测物质的量通常呈指数关系，一般需经对数转换。

3. 流动相

流动相可选用单一溶剂，也可选用混合溶剂。当固定相一定时，流动相的种类、配比能严重影响色谱的分离效果，因此流动相的选择非常重要。

对于优良的流动相要求是：黏度小、与检测器兼容性好、不与固定相发生化学反应、对样品有适宜溶解度、易纯化和安全（毒性低）等。

常用溶剂按极性由大至小排列如下：水、甲酰胺、乙腈、甲醇、乙醇、丙醇、丙酮、1,4-二氧杂环己烷、四氢呋喃、甲乙酮、正丁醇、乙酸乙酯、乙醚、异丙醚、二氯甲烷、三氯甲烷、溴乙烷、苯、氯丙烷、甲苯、四氯化碳、二硫化碳、环己烷、己烷、庚烷、石油醚。

为了获得适宜的流动相极性，高效液相色谱法常采用混合溶剂作流动相，根据各自所起的作用，分为底剂和洗脱剂两种。前者决定基本的分离，后者调节样品组分的滞留时间并对某几个组分具有选择性的分离作用。

反相色谱系统的流动相常用甲醇-水系统和乙腈-水系统，用紫外末端波长检测时，宜选用乙腈-水系统。流动相中应尽可能不用缓冲盐，如需用时，应尽可能使用低浓度缓冲盐。用十八烷基硅烷键合硅胶色谱柱时，流动相中有机溶剂一般不低于 5%，否则易导致柱效下降、色谱系统不稳定。

正相色谱系统的流动相常用两种或两种以上的有机溶剂，如二氯甲烷和正己烷等。

不同的检测器，对流动相的要求不同。紫外-可见分光光度检测器所用流动相应符合紫外-可见分光光度法项下对溶剂的要求；采用低波长检测时，还应考虑有机溶剂的截止使用波长，并选用色谱级有机溶剂。蒸发光散射检测器和质谱检测器不得使用含不挥发性盐等流动相。

二、定量分析方法

高效液相色谱法的定量分析方法包括外标法、内标法、加校正因子的主成分自身对照法、不加校正因子的主成分自身对照法、面积归一化法，《中国药典》（2020 年版）一部收载的中药制剂大多采用外标法测定含量。

外标法的具体操作如下：按各品种项下的具体规定，精密称（量）取对照品和供试品，配制成溶液，分别精密取一定量，进样，记录色谱图，测量对照品溶液和供试品溶液中待测物质的峰面积（或峰高），按式（6-12）计算：

$$c_X = c_R \times \frac{A_X}{A_R} \tag{6-12}$$

式中，c_X——供试品溶液的浓度；

A_X——供试品溶液的峰面积（或峰高）；

c_R——对照品溶液的浓度；

A_R——对照品溶液的峰面积（或峰高）。

使用外标法进行定量分析时，要求进样必须准确，否则易导致较大的误差。在实际操作中，以手动进样器定量环或自动进样器进样为宜。

三、检验流程

1. 溶液的准备

按《中国药典》（2020 年版）一部各品种项下的规定的试液与试药，配制对照品溶液、供试品溶液、流动相等。

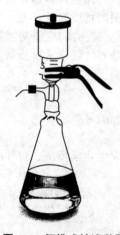

图 6-6 便携式抽滤装置

（1）流动相 对于流动相中的溶剂，均要求为色谱级或优级纯，水应为二次蒸馏水。对不是色谱级的试剂（如自行配制的缓冲盐溶液）要进行过滤，一般用 $0.45\mu m$ 的滤膜抽滤（如图 6-6），水性溶剂使用水相滤膜，其他使用有机相滤膜。

如果高效液相色谱仪未配置在线脱气设备，流动相在使用前还应进行脱气处理，常采用超声波脱气法。即将盛装流动相的贮液瓶置于超声波清洗仪中，以水作为介质进行超声脱气的方法。对于 500mL 的流动相，超声 20～30min 即可除去流动相中的气体。注意切勿将贮液瓶放置于超声波清洗槽的底部或与四壁接触，以免破裂。

（2）对照品溶液和供试品溶液的配制 对照品溶液和供试品溶液的配制所选用的溶剂应尽量用流动相，以免在分析的过程中，样品析出而影响分离，堵塞色谱柱。若不能选用流动相，一般对于反相色谱法，选择极性比流动相大的溶剂；对于正相色谱法，选择极性比流动相小的溶剂。配制好的样液，也可使用 $0.45\mu m$ 的滤膜进行过滤。

2. 系统适用性试验

为保证定量分析的准确性，需对色谱条件和仪器设备性能进行测试，以保证符合《中国药典》各品种项下的规定。必要时，可对色谱系统进行适当调整，以符合要求。色谱系统的适用性试验通常包括理论板数、分离度、灵敏度、拖尾因子和重复性五个参数。

（1）色谱柱的理论板数（n） 用于评价色谱柱的分离效能。在规定的色谱条件下，注入供试品溶液或各品种项下规定的内标物质溶液，记录色谱图，量出供试品主成分色谱峰或内标物质色谱峰的保留时间 t_R 和峰宽（W）或半高峰宽（$W_{h/2}$），按式(6-13)计算理论板数。

$$n = 16(t_R/W)^2 \text{ 或 } n = 5.54(t_R/W_{h/2})^2 \tag{6-13}$$

式中，t_R、W、$W_{h/2}$ 可用时间或长度计，但应取相同单位。

（2）分离度（R）用于评价待测物质与被分离物质之间的分离程度，是衡量色谱系统分离效能的关键指标。可以通过测定待测物质与已知杂质的分离度，也可以通过测定待测物质与某一指标性成分（内标物质或其他难分离物质）的分离度，或将供试品或对照品用适当的方法降解，通过测定待测物质与某一降解产物的分离度，对色谱系统分离效能进行评价与调整。

无论是定性鉴别还是定量测定，均要求待测物质色谱峰与内标物质色谱峰或特定的杂质对照色谱峰及其他色谱峰之间有较好的分离度。除另有规定外，待测物质色谱峰与相邻色谱峰之间的分离度应大于 1.5。分离度按式(6-14)计算。

$$R = \frac{2 \times (t_{R_2} - t_{R_1})}{W_1 + W_2} \text{ 或 } R = \frac{2 \times (t_{R_2} - t_{R_1})}{1.70 \times (W_{1,h/2} + W_{2,h/2})} \tag{6-14}$$

式中
t_{R_2}——相邻两色谱峰中后一峰的保留时间；
t_{R_1}——相邻两色谱峰中前一峰的保留时间；
W_1、W_2 及 $W_{1,h/2}$、$W_{2,h/2}$——分别表示此相邻两色谱峰的峰宽及半峰宽（见图 6-7）。

当对测定结果有异议时，色谱柱的理论板数（n）和分离度（R）均以峰宽（W）的计算结果为准。

（3）灵敏度 用于评价色谱系统检测微量物质的能力，通常以信噪比（S/N）来表示。通过测定一系列不同浓度的供试品或对照品溶液的信噪比来进行评价。定量测定时，信噪比应不小于10；定性测定时，信噪比应不小于3。系统适用性试验中可以设置灵敏度实验溶液来评价色谱系统的检测能力。

（4）拖尾因子（T）用于评价色谱峰的对称性，确保分离效果和测量精密度。拖尾因子计算公式如下：

$$T = \frac{W_{0.05h}}{2d_1} \tag{6-15}$$

式中 $W_{0.05h}$ 为 5% 峰高处的峰宽；d_1 为峰顶在 5% 峰高处横坐标平行线的投影点至峰前沿与此平行线交点的距离（如图 6-8）。

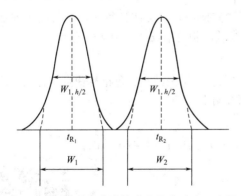

图 6-7 相邻两色谱峰的峰宽及半峰宽示意图

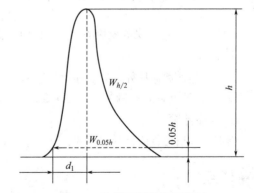

图 6-8 拖尾因子计算示意图

以峰高作定量参数时，除另有规定外，T 值应为 0.95～1.05。

以峰面积作定量参数时，一般的峰拖尾或前伸不会影响峰面积积分，但严重拖尾会影响基线和色谱峰起止的判断和峰面积积分的准确性，此时应在品种正文项下对拖尾因子作出规定。

（5）重复性 用于评价色谱系统连续进样时响应值的重复性能。采用外标法时，通常取各品种项下的对照品溶液，连续进样 5 次，除另有规定外，其峰面积测量值的相对标准偏差应不大于 2.0%；采用内标法时，通常配制相当于 80%、100% 和 120% 的对照品溶液，加入规定量的内标溶液，配成 3 种不同浓度的溶液，分别至少进样 2 次，计算平均校正因子，其相对标准偏差应不大于 2.0%。

3. 高效液相色谱仪的操作

以安捷伦 1200 型高效液相色谱仪为例。

（1）开机　打开计算机，进入操作系统。打开安捷伦 1200 型高效液相色谱仪各模块的电源，待自检完成后，点击电脑桌面上的工作站图标，进入工作站界面。正式进样分析前 30min 左右开启氘灯或钨灯，以延长灯的使用寿命。

（2）排液操作　将配制好的流动相倒入贮液瓶中。打开排液阀，在工作站中将流速设置为 3～5mL/min，用溶剂冲洗 3min 以上，以使由溶剂瓶至泵口的管线内的气泡被排除干净，切换通道进行同样的操作。在工作站中关闭泵的工作后，关闭排液阀。观察各流动相所剩溶液的容积，并在工作站中进行设定，如设定的容积低于最低限度时，则会自动停泵，所以应注意贮液瓶内溶液的体积，及时加液。

（3）数据的采集　建立色谱方法，设置波长、样品运行时间、灵敏度等参数，启动运行，当基线平稳后，开始进样。对于紫外检测器，一般运行 20～30min 基线才平稳。

自动进样：将样液装入样品瓶中，在工作站中设置进样程序，运行即可。自动进样工作效率高、重复性好，使用较为普遍。

手动进样（六通阀进样器）：用与样液一致的溶剂清洗进样针筒，吸取样液并排除针筒中的气泡，将进样器转至装样位置（Load），插入进样针，打入样液后，再将进样器转至进样位置（Inject）。此时，样液进入色谱柱进行分离。进样针应选用平头针，一定不能使用尖针，否则会严重刮坏转子垫圈。进样针的抽取量不少于定量环体积的 3～5 倍。

完成进样后，仪器自行对样液数据进行分析处理。

（4）数据分析　在色谱工作站中调用所做数据，打印图谱，进行相关分析。可使用工作站对色谱进行优化处理和积分。

（5）清洗和关机　实验结束后，关闭氘灯和钨灯，再用溶剂冲洗色谱系统。正相柱使用正己烷冲洗；反相柱如使用过含盐流动相，则先用 5% 甲醇冲洗，然后用更高比例的甲醇-水冲洗，冲洗时间不少于 20～30min，特殊情况可延长冲洗时间，用过含盐尤其是含离子对试剂的柱子，有时需冲洗数小时甚至更长时间。最后用甲醇冲洗封存。

关机时，先退出工作站，依照屏幕提示关闭泵和其他窗口，关闭计算机，最后关闭安捷伦 1200 型高效液相色谱仪各模块的电源。同时，做好高效液相色谱仪使用和保养记录。

4. 记录

记录中除常规数据外，还应注明仪器型号、色谱条件（检测波长、色谱柱信息、柱温、流动相与流速）、对照品批号和含量、进样量、测定数据并附上色谱图。

5. 含量计算

根据测试结果，依据计算公式，计算出中药制剂中某个组分或某些组分的含量。

📁 任务实施

双黄连口服液中黄芩苷的含量测定

一、任务目的

① 掌握高效液相色谱法测定中药制剂含量的原理及判断标准。

② 掌握高效液相色谱法测定中药制剂含量的操作方法。

视频：LC2030 天美液相色谱工作站的使用

二、任务内容

1. 任务准备

（1）仪器与试药

① 仪器：分析天平（分度值 0.1mg）、高效液相色谱仪（十八烷基硅烷键合硅胶色谱柱）。

② 试剂：黄芩苷对照品、甲醇（色谱纯）、冰乙酸、纯化水。

③ 药品：双黄连口服液。

（2）操作条件

① 电源要求。电压 220V±10％；频率 50Hz±0.5Hz；功率 3kW；电源插座应单独配置，电压相位应和仪器电源相位相同，中线与地线间电压不超过 3V，接地要良好；单相交流电，单独供电。建议配置交流净化稳压电源，功率 5000W 以上。

② 实训室环境。内环境温度为 15～35℃；相对湿度不大于 85％；仪器周围无强电磁干扰、强热辐射源和剧烈震动，不要与其他带火焰性的仪器放于同一室内；室内空气中无有害气体，无易燃、易爆及腐蚀性气体；室内通风良好。

2. 操作方法

双黄连口服液由金银花、黄芩、连翘三味中药制备而成，《中国药典》（2020 年版）采用高效液相色谱法测定黄芩的含量。

（1）查阅《中国药典》（2020 年版）一部、四部，设计检验方案。

（2）按检验要求取样，根据需要进行适宜处理。

（3）应符合《中国药典》（2020 年版）双黄连口服液含量测定项下相关规定。

3. 操作步骤

（1）色谱条件与系统适用性试验　以十八烷基硅烷键合硅胶为填充剂；以甲醇-水-冰乙酸（50：50：1）为流动相；检测波长为 274nm。理论板数按黄芩苷峰计算应不低于 1500。

（2）对照品溶液的制备　精密称取黄芩苷对照品约 25mg，置 25mL 量瓶中，加 50％甲醇适量溶解并稀释至刻度，摇匀，精密量取 1mL，置 10mL 量瓶中，加 50％甲醇定容至刻度，制成每 1mL 含 0.1mg 的溶液，作为对照品溶液。

（3）供试品溶液的制备　精密量取本品 1mL，置 50mL 量瓶中，加 50％甲醇适量，超声处理 20min，放置至室温，加 50％甲醇稀释至刻度，摇匀，即得。

（4）测定　分别精密吸取对照品溶液与供试品溶液各 5μL，注入液相色谱仪，测定，色谱图见图 6-9。

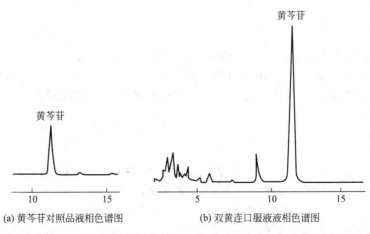

(a) 黄芩苷对照品液相色谱图　　　　(b) 双黄连口服液液相色谱图

图 6-9　黄芩苷对照品和双黄连口服液液相色谱图

（5）结果计算

$$含量 = \frac{c_R \times A_X \times V}{A_R}$$

(6-16)

式中　c_R——对照品溶液的浓度；

　　　A_X——供试品溶液的峰面积（或峰高）；

　　　A_R——对照品溶液的峰面积（或峰高）；

　　　V——供试品溶液的体积。

4. 标准规定

本品每 1mL 含黄芩以黄芩苷（$C_{21}H_{18}O_{11}$）计，不得少于 10.0mg。

三、注意事项

① 品种正文项下规定的条件除填充剂种类、流动相组分、检测器类型不得改变外，其余如色谱柱内径与长度、填充剂粒径、流动相流速、流动相组分比例、柱温、进样量、检测器灵敏度等，均可适当改变，以达到系统适用性试验的要求。调整流动相组分比例时，当小比例组分的百分比例 $X \leqslant 33\%$ 时，允许改变范围为 $0.7X \sim 1.3X$；当 $X > 33\%$ 时，允许改变范围为 $X - 10\% \sim X + 10\%$。

② 压力波动异常时应立刻停止实验，检查是否漏液，排除故障后再重新进行实验。

知识拓展

四、报告内容

① 记录结果，计算黄芩苷的含量，并将其与药品标准对照，判断是否符合规定。

② 完成检验原始记录和检验报告书。

五、评分标准及课后自测

见"考核评分工作手册"。

任务四　气相色谱法测定含量

任务描述

气相色谱法主要用于中药制剂中挥发油或其他具有挥发性成分的含量测定，以及水分、农药残留、提取物中有机溶剂残留等的测定。本任务采用气相色谱法测定中药制剂的含量。

知识要点

相关知识

气相色谱法（gas chromatography，GC）系以气体为流动相（载气）流经装有填充剂的色谱柱，进行分离测定的色谱方法。物质或其衍生物气化后，被载气带入色谱柱进行分离，各组分先后进入检测器，用数据处理系统记录色谱信号。气相色谱法具有分离效率高、选择性好、操作简便、灵敏度高等特点。

一、概述

气相色谱仪由载气源、进样部分、色谱柱、柱温箱、检测器和数据处理系统等组成。进样部分、色谱柱和检测器的温度均应根据分析要求适当设定。

1. 载气源

气相色谱法的流动相为气体，称为载气，氦、氮和氢可作载气，由高压钢瓶或高纯度气体发生器提供，经过适当的减压装置，以一定的流速经过进样器和色谱柱；根据供试品的性质和检测器种类选择载气，考虑到实验成本的因素，除另有规定外，常用载气为氮气。

2. 进样部分

气相色谱仪的进样系统包括供试品引入装置（进样器）、气化室和温度控制装置。进样方式一般可采用溶液直接进样、自动进样或顶空进样。

（1）溶液直接进样　采用微量注射器、微量进样阀或有分流装置的气化室进样；采用溶液直接进样或自动进样时，进样口温度应高于柱温 $30\sim50℃$；进样量一般不超过数微升；柱径越细，进样量应越少，采用毛细管柱时，一般应分流以免过载。

（2）顶空进样　适用于固体和液体供试品中挥发性组分的分离和测定。将固态或液态的供试品制成供试液后，置于密闭小瓶中，在恒温控制的加热室中加热至供试品中挥发性组分在液态和气态达到平衡后，由进样器自动吸取一定体积的顶空气注入色谱柱中。顶空分析是理想的样品净化方法，尤其适用于复杂样品中低沸点成分的测定。

3. 色谱柱

色谱柱分为填充柱和毛细管柱。填充柱的材质为不锈钢或玻璃，内装吸附剂、高分子多孔小球或涂渍固定液的载体。柱形有螺旋形、U 形。常用载体为经酸洗并硅烷化处理的硅藻土或高分子多孔小球，常用固定液有甲基聚硅氧烷、聚乙二醇等。毛细管柱的材质为玻璃或石英，内壁或载体经涂渍或交联固定液，常用的固定液有甲基聚硅氧烷、不同比例组成的苯基甲基聚硅氧烷、聚乙二醇等。

新填充柱和毛细管柱在使用前需老化处理，以除去残留溶剂及易流失的物质；色谱柱如长期未用，使用前应老化处理，使基线稳定。

4. 柱温箱

由于柱温箱温度的波动会影响色谱分析结果的重现性，因此柱温箱控温精度应在 $\pm1℃$，且温度波动小于 $0.1℃/h$。温度控制系统分为恒温和程序升温两种。

5. 检测器

检测器是将色谱柱中分离出的待测组成的浓度（或质量）转变为电信号的装置，气相色谱法中的检测器包括火焰离子化检测器（FID）、热导检测器（TCD）、氮磷检测器（NPD）、火焰光度检测器（FPD）、电子捕获检测器（ECD）、质谱检测器（MS）等。

火焰离子化检测器对碳氢化合物响应良好，适合检测大多数的药物；氮磷检测器对含氮、磷元素的化合物灵敏度高；火焰光度检测器对含磷、硫元素的化合物灵敏度高；电子捕获检测器适于含卤素的化合物；质谱检测器还能给出供试品某个成分相应的结构信息，可用于结构确证。除另有规定外，一般用火焰离子化检测器，用氢气作为燃气，空气作为助燃气。在使用火焰离子化检测器时，检测器温度一般应高于柱温，并不得低于 $150℃$，以免水汽凝结，通常为$250\sim350℃$。

6. 数据处理系统

可分为记录仪、积分仪以及计算机工作站等。各品种项下规定的色谱条件，除检测器种类、固定液品种及特殊指定的色谱柱材料不得改变外，其余如色谱柱内径、长度、载体牌号、粒度、固定液涂布浓度、载气流速、柱温、进样量、检测器的灵敏度等，均可适当改变，以适应具体品种并符合系统适用性试验的要求。一般情况下，色谱图于 $30min$ 内记录完毕。

二、定量分析方法

1. 气相色谱法的定量方法

气相色谱法的定量方法有内标法、外标法、面积归一化法和标准溶液加入法。

由于气相色谱法的进样量一般仅数微升，为减小进样误差，尤其当采用手工进样时，留针时间和室温等对进样量也有影响，故以采用内标法定量为宜；当采用自动进样器时，由于进样重复性的提高，在保证分析误差的前提下，也可采用外标法定量。当采用顶空进样时，由于供试品和对照品处于不完全相同的基质中，故可采用标准溶液加入法，以消除基质效应的影响；当标准溶液加入法与其他定量方法结果不一致时，应以标准溶液加入法结果为准。

微课：色谱定量
分析方法——
标准曲线法、
内标法

2. 内标物选择原则

内标物的理化性质要与待测物相似；不与样品中组分发生化学反应；与待测组分能完全分离，但又不能相距太远；要根据待测组分的浓度确定内标物的添加量，峰面积之比在 $0.7\sim1.3$ 之间最佳。

3. 校正因子

按品种正文项下的规定，精密称（量）取对照品和内标物质，分别配成溶液，各精密量取适量，混合配成校正因子测定用的对照溶液。取一定量进样，记录色谱图。测量对照品和内标物质的峰面积或峰高，按式（6-17）计算校正因子。

$$校正因子(f)=\frac{A_S/c_S}{A_R/c_R} \tag{6-17}$$

式中 A_S——内标物质的峰面积或峰高；

A_R——对照品的峰面积或峰高；

c_S——内标物质的浓度；

c_R——对照品的浓度。

4. 含量计算

再取各品种项下含有内标物质的供试品溶液，进样，记录色谱图，测量供试品中待测成分和内标物质的峰面积或峰高，按式（6-18）计算。

$$c_X=f\times\frac{A_X}{A_S'/c_S'} \tag{6-18}$$

式中 A_X——供试品的峰面积或峰高；

c_X——供试品的浓度；

A_S'——内标物质的峰面积或峰高；

c_S'——内标物质的浓度；

f——内标法校正因子。

气相色谱法的系统适用性试验与高效液相色谱法相同，通常包括理论塔板数、分离度、重复性和拖尾因子四个指标。

三、检验流程

1. 溶液的准备

按《中国药典》（2020 年版）一部各品种项下的规定准备试液与试药，配制对照品溶液、供试品溶液、流动相等。

2. 气相色谱仪的操作

以天美 GC7900 型气相色谱仪为例。

① 保证实验室通风。

② 确认色谱柱是否安装在对应的进样器和检测器上，不用的接口用堵头堵住，防止气体泄漏和污染。

③ 打开氮气钢瓶总阀，确认净化器上各开关阀处于全开的位置。打开右下气路面板，确认

对应的载气流路有正常的流量和压力显示。

④ 检漏。用皂沫水检漏，包括钢瓶接头、管道、净化器、色谱柱各接头等位置，保证气密性良好，确认是否需要更换新的注射垫。

⑤ 打开仪器电源开关，进入色谱工作站，根据实验条件设定进样器、柱温、检测器的温度，点开对应的检测器信号通道，等仪器升温稳定。

⑥ 点火。查看检测器温度，等检测器温度达到设定值后，确认仪器右侧下面气路面板上对应检测器的空气和氢气阀处于全开的位置（若使用的是填充柱，需要把尾吹阀顺时针关到底；若使用的是毛细管，需逆时针全部打开尾吹阀）。按点火键，确认所使用的检测器火已点着（看是否有水蒸气产生和基线是否有变化），调节仪器放大器、灵敏度等，预热仪器 30min 左右，等基线水平。

⑦ 进样。自动进样及顶空进样，按待测样品装入专用小瓶中，设定程序后仪器自动进样，精密度较高。手动进样应选用尖头微量进样器，用待测溶液充分润洗，排气泡后，快速注射，采用手动进样时，分析结果的精密度决定于操作的熟练程度，因此，各步操作应尽量一致。

⑧ 数据分析。在色谱工作站中调用所做数据，打印图谱，进行相关分析。可使用工作站对色谱进行优化处理和积分。

⑨ 关机。当工作完成后，先关掉氢气总阀，使仪器熄火，当火灭后关空气总阀，之后设置进样口、柱箱、检测器温度为 40℃ 或更低，当仪器温度降至设置温度以下时，依次关闭载气、工作站、气相色谱仪。同时，做好气相色谱仪使用和保养记录。

3. 记录

记录中除常规数据外，还应注明仪器型号、色谱条件（检测波长、色谱柱信息、进样口、柱温箱及检测器温度、载气流速和压力）、对照品批号和含量、进样量、进样方式测定数据并附上色谱图。

4. 含量计算

根据检验结果，依据计算公式，计算出中药制剂中某个组分或某些组分的含量。

📁 **任务实施**

川贝枇杷糖浆中薄荷脑的含量测定

一、任务目的

① 掌握气相色谱法测定中药制剂含量的原理及判断标准。

② 掌握气相色谱法测定中药制剂含量的操作方法。

二、任务内容

1. 任务准备

（1）仪器与试药

① 仪器：分析天平（分度值 0.1mg）、气相色谱仪、挥发油测定器、回流冷凝管、分液漏斗等。

② 试剂：纯化水、环己烷、无水硫酸钠。

③ 药品：川贝枇杷糖浆。

（2）操作条件

① 电源要求。电压 220V±10%；频率 50Hz±0.5Hz；功率 3kW；电源插座应单独配置，电压相位应和仪器电源相位相同，中线与地线间电压不超过 3V，接地要良好；单相交流电，单独供电。建议配置交流净化稳压电源，功率 5000W 以上。

② 实验室环境。室内环境温度为 15～35℃；相对湿度不大于 85%；仪器周围无强电磁干扰、强热辐射源和剧烈震动，不要与其他带火焰性的仪器放于同一室内；室内空气中无有害气体，无易燃、易爆及腐蚀性气体；室内通风良好；气相色谱仪如果采用氢气钢瓶供气，应设有独立室外

钢瓶室。

2. 操作方法

川贝枇杷糖浆由川贝母流浸膏、桔梗、枇杷叶、薄荷脑四味中药制备而成，其中薄荷脑具有挥发性，《中国药典》（2020年版）采用气相色谱法测定其含量。

① 查阅《中国药典》（2020年版）一部，设计检验方案。

② 按检验要求取样，根据需要进行适宜处理。

③ 应符合《中国药典》（2020年版）川贝枇杷糖浆含量测定项下相关规定。

3. 操作步骤

（1）色谱条件与系统适用性试验　改性聚乙二醇毛细管柱（柱长为30m，内径为0.32mm，膜厚度为0.25μm），柱温为110℃；分流进样，分流比为25∶1。理论板数按萘峰计算应不低于5000。

（2）内标溶液的制备　精密称取萘75mg，精密称定，加环己烷制成每1mL含15mg的溶液，作为内标溶液。

（3）对照品溶液的制备　取薄荷脑对照品75mg，精密称定，置5mL量瓶中，用环己烷溶解并稀释至刻度，摇匀。

（4）校正因子测定　精密量取对照品溶液1mL，置20mL量瓶中，精密加入内标溶液1mL，加环己烷至刻度，摇匀。吸取1μL，注入气相色谱仪，按式（6-17）计算校正因子。

（5）供照品溶液的制备　精密量取本品50mL，加水250mL，照挥发油测定法（通则2204）试验，自测定器上端加水使充满刻度部分并溢流入烧瓶时为止，加环己烷3mL，连接回流冷凝管，加热至沸并保持微沸4h，放冷，将测定器中的液体移至分液漏斗中，冷凝管及挥发油测定器内壁用少量环己烷洗涤，并入分液漏斗中，分取环己烷液，水液再用环己烷提取2次，每次3mL，用铺有无水硫酸钠0.5g的漏斗滤过，合并环己烷液，置20mL量瓶中，精密加入内标溶液1mL，加环己烷至刻度，摇匀，即得。

（6）测定　吸取供试品溶液1μL，注入气相色谱仪，测定。

（7）含量计算　照式（6-18）计算。

4. 标准规定

本品每1mL含薄荷脑（$C_{10}H_{20}O$）应不少于0.20mg。

三、注意事项

① 操作气相色谱时，先开载气后升温，先降柱温后关载气。

② 确认氢气、空气、氮气各接头、管道无泄漏后，才能开始试验。

③ 在试验过程中，柱箱设置温度不能超过色谱柱的最高使用温度，否则会损坏色谱柱。

④ 试验结束后，如需要取下色谱柱，应将两端用盲堵堵上，妥善保管。

四、报告内容

① 记录结果，计算薄荷脑的含量，并将其与药品标准对照，判断是否符合规定。

② 完成检验原始记录和检验报告书。

五、评分标准及课后自测

见"考核评分工作手册"。

任务五　原子吸收分光光度法测定含量

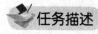 **任务描述**

原子吸收分光光度法广泛应用于中药制剂及中药材中重金属、毒害元素及微量元素的吸光度检测。本任务采用原子吸收分光光度法测定中药制剂的含量。

知识要点

相关知识

原子吸收分光光度法的测量对象是呈原子状态的金属元素和部分非金属元素，是基于测量蒸气中原子对特征电磁辐射的吸收强度进行定量分析的一种仪器分析方法。原子吸收分光光度法遵循分光光度法的吸收定律，一般通过比较对照品溶液和供试品溶液的吸光度，计算供试品中待测元素的含量。

该法已广泛应用于中药制剂及中药材中重金属、毒害元素及微量元素的吸光度检测。如《中国药典》（2020 年版）收载的龙牡壮骨颗粒中钙的测定、西洋参中重金属及有害元素的测定、健脾生血颗粒中硫酸亚铁的测定等。

原子吸收分光光度法具有灵敏度高、选择性和重现性好、干扰较少、操作简便快速、测定范围广等优点；其缺点是标准工作曲线的线性范围窄、测定不同元素一般需用不同光源灯，且实验条件要求严格。

一、仪器构造

原子吸收分光光度法所用仪器为原子吸收分光光度计（图 6-10），它由光源、原子化器、单色器（分光系统）、背景校正系统、自动进样系统和检测系统等组成。

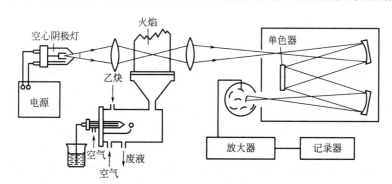

微课：原子吸收分光光度法测定含量

图 6-10　原子吸收分光光度计结构示意图

1. 光源

常用待测元素作为阴极的空心阴极灯。

2. 原子化器

原子化器主要有四种类型：火焰原子化器、石墨炉原子化器、氢化物发生原子化器及冷蒸气发生原子化器。

（1）火焰原子化器　由雾化器及燃烧灯头等主要部件组成。其功能是将供试品溶液雾化成气溶胶后，再与燃气混合，进入燃烧灯头产生的火焰中，以干燥、蒸发、离解供试品，使待测元素形成基态原子。燃烧火焰由不同种类的气体混合物产生，常用乙炔-空气火焰。改变燃气和助燃气的种类及比例可控制火焰的温度，以获得较好的火焰稳定性和测定灵敏度。

（2）石墨炉原子化器　由电热石墨炉及电源等部件组成。其功能是将供试品溶液干燥、灰化，再经高温原子化使待测元素形成基态原子。一般以石墨作为发热体，炉中通入保护气，以防氧化并能输送试样蒸气。

（3）氢化物发生原子化器　由氢化物发生器和原子吸收池组成，可用于砷、锗、铅、镉、硒、锡、锑等元素的测定。其功能是将待测元素在酸性介质中还原成低沸点、易受热分解的氢化物，再由载气导入由石英管、加热器等组成的原子吸收池，在吸收池中氢化物被加热分解，并形成基态原子。

（4）冷蒸气发生原子化器　由汞蒸气发生器和原子吸收池组成，专门用于汞的测定。其功能是将供试品溶液中的汞离子还原成汞蒸气，再由载气导入石英原子吸收池进行测定。

3. 单色器

其功能是从光源发射的电磁辐射中分离出所需要的电磁辐射，仪器光路应能保证有良好的光谱分辨率和在相当窄的光谱带（0.2nm）下正常工作的能力，波长范围一般为 190.0～900.0nm。

4. 背景校正系统

常用的背景校正法有以下四种：连续光源（在紫外区通常用氘灯）、塞曼效应、自吸效应、非吸收线等。

在原子吸收分光光度分析中，必须注意背景以及其他原因等对测定的干扰。仪器某些工作条件（如波长、狭缝、原子化条件等）的变化可影响灵敏度、稳定程度和干扰情况。在火焰法原子吸收测定中可采用选择适宜的测定谱线和狭缝、改变火焰温度、加入配合剂或释放剂、采用标准加入法等方法消除干扰；在石墨炉原子吸收测定中，可采用选择适宜的背景校正系统、加入适宜的基体改进剂等方法消除干扰。具体方法应按各品种项下的规定选用。

5. 检测系统

由检测器、信号处理器和指示记录器组成，应具有较高的灵敏度和较好的稳定性，并能及时跟踪吸收信号的急速变化。

二、工作原理

原子吸收分光光度法是以待测元素原子蒸气中基态原子对该元素特征谱线的吸收为基础，原子吸收和分子吸收一样，服从朗伯-比尔（Lambert-Beer）定律。当光源辐射出具有待测元素特征谱线的光通过试样蒸气时，被待测元素的基态原子所吸收，使辐射谱线的强度被减弱，其减弱的程度（即待测元素原子蒸气对其共振辐射的吸收程度 A）与待测元素基态原子数 N_0 成正比（$A \times N_0$）。根据玻尔兹曼分布律，在原子吸收测定条件下（$T = 3000K$），待测元素激发态原子数 N_i 相对于其基态原子数 N_0 可忽略不计，可看作等于总原子数，即可认为所有的吸收都是在基态情况下进行的。在稳定的原子化条件下，试液中被测组分浓度 C 与蒸气中待测元素原子总数成正比，当原子蒸气的厚度（即火焰宽度）保持一定时，吸收度 A 与被测组分的浓度 c 呈线性关系，即

$$A = Kc \tag{6-19}$$

式中，A——被测组分吸收度；

　　c——被测组分浓度；

　　K——比例系数。

三、原子吸收分光光度计操作参考规程

1. 火焰法

① 先开乙炔气，主阀一圈半，二次压力 0.09MPa，不超过 0.12MPa。

② 再开空气压缩机，输出压力 0.35MPa，不超过 0.4MPa。

③ 打开主机电源。

④ 运行软件，根据向导提示一步一步设置仪器参数。

⑤ 向导过程中有安全检测部分，必须认真检查后再确认，主要有以下几个方面：

a. 乙炔主表不低于 0.5MPa；

b. 燃气出口压力 0.09MPa（不超过 0.12MPa）助燃 0.35MPa（不超过 0.4MPa）；

c. 每次开机时，检查气管、废液管是否漏气漏水；

d. 检查废液罐是否有水（必须有水）；

e. 检查废液管，确保废液管在水面之上；

检查完毕，按击"确定"。

⑥ 点火：同时按住黑白两个按钮几秒钟，直至火点着，松手放开。

⑦ 待显示数据稳定后，按击"自动调零"。

⑧ 按击"空白"测空白值。

⑨ 依次进标准样，数据稳定后，按击"开始（start）"测量，得到标准曲线。

⑩ 放入待测样品，数据稳定后，按击"开始（start）"测量，得到所求值。

2. 石墨炉法

① 打开主机、石墨炉及循环水系统的电源。

② 打开氩气阀门，确认输出压力 0.35MPa。

③ 连接主机与计算机，进入自检。

④ 选择元素及方法，编辑方法。

⑤ 用移液枪将定量样品注入石墨炉进样口后，按"开始"键。

⑥ 标准品和样品数据将自动计算出来。

⑦ 存储和打印数据。

3. 关机步骤

（1）火焰法检测完毕应用蒸馏水冲洗进样管、石墨炉法检测完毕空烧一次去除残留物。

（2）关闭软件。

（3）在主机不关的情况下关乙炔钢瓶，然后按"排气键（Purge）"排乙炔气至减压阀指针为零。

（4）火焰法关掉空压机，给空压机排水、放气；石墨炉法则关闭氩气、30A 电源、循环水及石墨炉、主机电源。

（5）关主机。

四、测定法

1. 标准曲线法（第一法）

在仪器推荐的浓度范围内，除另有规定外，制备含待测元素不同浓度的对照品溶液至少 5 份，浓度依次递增，并分别加入各品种项下制备供试品溶液的相应试剂，同时以相应试剂制备空白对照溶液。将仪器按规定启动后，依次测定空白对照溶液和各浓度对照品溶液的吸光度，记录读数。以每一浓度 3 次吸光度读数的平均值为纵坐标、相应浓度为横坐标，绘制标准曲线。按各品种项下的规定制备供试品溶液，使待测元素的估计浓度在标准曲线浓度范围内，测定吸光度，取 3 次读数的平均值，从标准曲线上查得相应的浓度，计算被测元素含量。绘制标准曲线时，一般采用线性回归，也可采用非线性拟合方法回归。

2. 标准加入法（第二法）

取同体积按各品种项下规定制备的供试品溶液 4 份，分别置 4 个同体积的量瓶中，除（1）号量瓶外，（2）～（4）号量瓶分别精密加入不同浓度的待测元素对照品溶液，分别用去离子水稀释至刻度，制成从零开始递增的一系列溶液。按上述标准曲线法自"将仪器按规定启动后"操作，测定吸光度，记录读数；将吸光度读数与相应的待测元素加入量作图，延长此直线至与含量轴的延长线相交，此交点与原点间的距离即相当于供试品溶液取用量中待测元素的含量，如图 6-11，

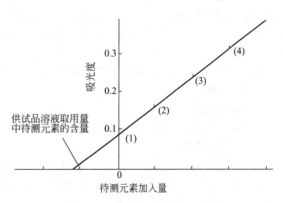

图 6-11 标准加入法测定图示

再以此计算供试品中待测元素的含量。

当用于杂质限量检查时，取供试品，按各品种项下的规定，制备供试品溶液；另取等量的供试品，加入限度量的待测元素溶液，制成对照品溶液。照上述标准曲线法操作，设对照品溶液的读数为 a，供试品溶液的读数为 b，b 值应小于（$a-b$）。

📂**任务实施**

龙牡壮骨颗粒中钙含量测定

一、任务目的
学会原子吸收分光光度法测定含量的操作方法及注意事项。

二、任务内容
1. 任务准备

（1）仪器与试药

① 仪器：原子吸收分光光度计、分析天平（分度值 0.001g）、量瓶（100mL、25mL）、移液管（1mL、2mL、5mL、25mL）、漏斗等。

② 试剂：碳酸钙、稀盐酸、镧试液。

③ 药品：龙牡壮骨颗粒（市售品）。

（2）操作条件　实验室内空气相对湿度应该在 10%～70%，温度应控制在 10～30℃；实验室应安装排风设备，排风量适宜。抽风口位于仪器燃烧器的正上方，在仪器主机中心偏左位置；实验室应配有交流 380V 三相四线制动力电源，同时具有可靠的接地线。

2. 操作方法

龙牡壮骨颗粒具有强筋壮骨的功效，成分中含有乳酸钙，《中国药典》（2020 年版）采用原子吸收分光光度法测定其含量。

① 查阅《中国药典》（2020 年版）一部、四部，设计检验方案。

② 按检验要求取样，根据需要进行适宜处理。

③ 应符合《中国药典》（2020 年版）龙牡壮骨颗粒含量测定项下相关规定，本品每袋含钙（Ca）不得少于 45.0mg。

3. 操作步骤

（1）对照品溶液的制备　取碳酸钙基准物约 60mg，置 100mL 量瓶中，用水 10mL 湿润后，用稀盐酸 5mL 溶解，加水至刻度，摇匀，精密量取 25mL，置 100mL 量瓶中，加水至刻度，摇匀，量取 1.0mL、1.5mL、2.0mL、2.5mL 和 3.0mL，分别置 25mL 量瓶中，各加镧试液 1mL，加水至刻度，摇匀，即得。

（2）供试品溶液的制备　取装量差异项下的本品，混匀，取适量，研细，取 0.5g 或 0.3g（无蔗糖），精密称定，置 100mL 量瓶中，用水 10mL 湿润后，用稀盐酸 5mL 溶解，加水至刻度，摇匀，滤过。精密量取续滤液 2mL，置 25mL 量瓶中，加镧试液 1mL，加水至刻度，摇匀，即得。

（3）测定　取对照品溶液与供试品溶液，依法（通则 0406 第一法）在 422.7nm 的波长处测定，计算，即得。

4. 标准规定

本品每袋含钙（Ca）不得少于 45.0mg。

三、注意事项
① 气瓶的温度不能超过 40℃，并且 2m 之内不得有明火，安放位置需牢靠稳固。

② 点火前排风装置必须打开；点火时操作人员应处于仪器正面左侧，且右侧及正后方不能站人。

③ 仪器点火前必须检查燃气气路密闭性，确认燃烧头已安装且紧密到位，确认防爆塞已安

装且压紧。

④ 原子吸收分光光度计是利用高温使样品原子化，在检测过程中应特别小心不要轻易触碰仪器，以免烫伤，也不可将易燃物品放在仪器上。

⑤ 当乙炔钢瓶的压力小于 0.5MPa，应换新钢瓶。当氩气钢瓶的压力小于 1MPa，应换新钢瓶。

四、报告内容

① 记录结果，根据标准曲线计算钙的含量，并将其与药品标准对照，判断是否符合规定。

② 完成检验原始记录和检验报告书的书写。

五、评分标准及课后自测

见"考核评分工作手册"。

任务六 浸出物测定

任务描述

浸出物测定是控制中药质量的指标之一，用于有效成分尚不清楚或确实无法建立含量测定和虽建立含量测定，但所测含量甚微（低于万分之一）的药材及制剂。本任务对中药制剂的水溶性、醇溶性浸出物进行测定。

知识要点

相关知识

浸出物测定法系指用水、乙醇或其他适宜溶剂，有针对性地对药材及制剂中可溶性物质进行测定的方法。适用于有效成分尚不清楚或确实无法建立含量测定和虽建立含量测定，但所测含量甚微（低于万分之一）的药材及制剂。是控制药品质量的指标之一。

《中国药典》收载有三种测定方法：水溶性浸出物测定法、醇溶性浸出物测定法和挥发性醚浸出物测定法。除另有规定外，供试品需粉碎，通过二号筛，并混合均匀。《中国药典》中成药浸出物测定品种及其限量见表6-2。

表 6-2

一、水溶性浸出物测定

本法系以水为溶剂，对制剂中水溶性成分进行提取，并计算其在制剂中的含量的方法，适用于水溶性成分较多的制剂。有冷浸法和热浸法两种测定方法。测定用的供试品需粉碎，使能通过二号筛，并混合均匀。测定方法见任务实施（暑症片中水溶性浸出物测定）。

视频：水溶性
浸出物测定

二、醇溶性浸出物测定

本法系以甲醇、乙醇或正丁醇为溶剂，提取药品中相应的醇溶性成分，并计算其含量的方法，适用于含较多皂苷类成分的制剂。

（一）甲醇、乙醇浸出物的测定

照水溶性浸出物测定法测定。除另有规定外，以各品种项下规定浓度的乙醇代替水为溶剂。测定方法见任务实施（七厘散醇溶性浸出物测定）。

视频：醇溶性
浸出物测定

（二）正丁醇浸出物的测定

按各品种项下规定的方法测定。一般说来，水溶液制剂可直接用水饱和的正丁醇提取数次，合并提取液，置已干燥至恒重的蒸发皿中，蒸干，置 105℃下干燥 3h，移至干燥器中，冷却

30min，迅速精密称定重量，计算供试品中正丁醇浸出物的含量（%）。固体制剂可先加水溶解，移至分液漏斗中，用水饱和的正丁醇提取数次，合并提取液，照上述方法蒸干，干燥，称定浸出物重量，计算出制剂中正丁醇浸出物的含量（%）。

三、挥发性醚浸出物测定

本法系以乙醚为溶剂对制剂中挥发性醚溶性成分进行提取，并计算其含量，适用于含挥发性成分较多的制剂。测定方法见任务实施（九味羌活丸挥发性醚浸出物测定）。

📁 **任务实施**

暑症片中水溶性浸出物测定（冷浸法）

微课：浸出物测定

一、任务目的

学会水溶性浸出物测定的冷浸法的操作方法及计算方法。

二、任务内容

1. 任务准备

（1）仪器与试药

① 仪器：分析天平（分度值0.0001g）、具塞锥形瓶、振荡器、漏斗、移液管、水浴锅、蒸发皿、电热干燥箱、干燥器等。

② 试剂：水。

③ 药品：暑症片（市售品）。

（2）操作条件

① 天平室内温湿度应恒定，温度应在20℃，湿度应在50%左右，分析天平应放于稳定的工作台上，避免震动、阳光照射及气流。

② 水浴锅应放在固定的平台上，仪器所接电源电压应为220V，电源插座应采用三孔插座，并必须安装地线。

③ 电热干燥箱的工作电压为220V，温度设定应符合规范要求，但不宜过高，以防止烧毁内部线路。

2. 操作方法

暑症片为由猪牙皂、细辛、薄荷、广藿香等十五味中药制成的片剂，《中国药典》（2020年版）规定需测其水溶性浸出物，方法为冷浸法。

① 查阅《中国药典》（2020年版）一部、四部，设计检验方案。

② 按检验要求取样，根据需要进行适宜处理。

③ 应符合《中国药典》（2020年版）暑症片浸出物项下相关规定。

3. 操作步骤

（1）测定法　取供试品约4g，精密称定，置250～300mL的锥形瓶中，精密加水100mL，密塞，冷浸，前6h内时时振摇，再静置18h，用干燥滤器迅速滤过，精密量取续滤液20mL，置已干燥至恒重的蒸发皿中，在水浴上蒸干后，于105℃下干燥3h，置干燥器中冷却30min，迅速精密称定重量。除另有规定外，以干燥品计算供试品中水溶性浸出物的含量（%）。

（2）含量计算按式(6-20)计算。

$$冷浸物含量(\%) = \frac{浸出物重量(g) \times 100mL}{取样量(g) \times (1-含水量\%) \times 20mL} \times 100\% \qquad (6\text{-}20)$$

4. 标准规定

依法（通则2201"水溶性浸出物测定法"——冷浸法）测定，不得少于25.0%。

三、注意事项

① 仪器应干净、干燥。

② 干燥时可参考水分测定法中烘干法的有关内容。

四、报告内容

① 记录结果，计算暑症片水溶性浸出物的含量，并将其与药品标准对照，判断是否符合规定。

② 完成检验原始记录和检验报告书的书写。

五、评分标准及课后自测

见"考核评分工作手册"。

七厘散醇溶性浸出物测定（热浸法）

一、任务目的

学会醇溶性浸出物测定的热浸法的操作方法及计算方法。

二、任务内容

1. 任务准备

（1）仪器与试药

① 仪器：分析天平（分度值 0.1mg）、磨口锥形瓶（配套冷凝管）、漏斗、移液管、水浴锅、蒸发皿、电热干燥箱、干燥器等。

② 试剂：乙醇。

③ 药品：七厘散（市售品）。

（2）操作条件

① 天平室内温湿度应恒定，温度应在 20℃，相对湿度应在 50% 左右，分析天平应放于稳定的工作台上，避免震动、阳光照射及气流。

② 水浴锅应放在固定的平台上，仪器所接电源电压应为 220V，电源插座应采用三孔插座，并必须安装地线。

③ 电热干燥箱的工作电压为 220V，温度设定应符合规范要求，但不宜过高，以防止烧毁内部线路。

2. 操作方法

七厘散是由血竭、乳香（制）、没药（制）、红花、儿茶、冰片、人工麝香、朱砂制成的散剂，《中国药典》（2020 年版）采用热浸法测定其浸出物。

① 查阅《中国药典》（2020 年版）一部、四部，设计检测方案。

② 按检测要求取样，根据需要进行适宜处理。

③ 应符合《中国药典》（2020 年版）七厘散浸出物项下相关规定。

3. 操作步骤

（1）测定法　取供试品约 2g，称定重量，置 100～250mL 的锥形瓶中，精密加乙醇 50～100mL，密塞，称定重量，静置 1h 后，连接回流冷凝管，加热至沸腾，并保持微沸 1h。放冷后，取下锥形瓶，密塞，再称定重量，用乙醇补足减失的重量，摇匀，用干燥滤器滤过，精密量取滤液 25mL，置已干燥至恒重的蒸发皿中，在水浴上蒸干后，于 105℃下干燥 3h，置干燥器中冷却 30min，迅速精密称定重量。除另有规定外，以干燥品计算供试品中醇溶性浸出物的含量（%）。

（2）计算按式(6-21) 计算。

$$\text{热浸物含量(\%)} = \frac{\text{浸出物重量(g)} \times \text{精密加醇量(mL)}}{\text{取样量(g)} \times [1 - \text{含水量(\%)}] \times 25\text{mL}} \times 100\% \qquad (6\text{-}21)$$

4. 标准规定

照浸出物测定法（通则 2201 "醇溶性浸出物测定法" ——热浸法）测定。本品含醇溶性浸出物不得少于 60%。

三、注意事项

① 称定浸出物重量要迅速。

② 回流提取须在水浴上加热。

③ 蒸发皿中蒸干醇提液，应在水浴上并在通风橱中进行。

④ 仪器应干净、干燥。

四、报告内容

① 记录结果，计算七厘散醇溶性浸出物的含量，并将其与药品标准对照，判断是否符合规定。

② 完成检验原始记录和检验报告书的书写。

五、评分标准及课后自测

见"考核评分工作手册"。

九味羌活丸挥发性醚浸出物测定

一、任务目的

学会挥发性醚浸出物测定的操作方法及计算方法。

二、任务内容

1. 任务准备

（1）仪器与试药

① 仪器：分析天平（分度值 0.0001g）、索氏提取器、漏斗、移液管、水浴锅、蒸发皿、电热干燥箱、干燥器（五氧化二磷）等。

② 试剂：乙醚。

③ 药品：九味羌活丸（市售品）。

（2）操作条件

① 天平室内温湿度应恒定，温度应在20℃，相对湿度应在50%左右，分析天平应放于稳定的工作台上，避免震动、阳光照射及气流。

② 水浴锅应放在固定的平台上，仪器所接电源电压应为220V，电源插座应采用三孔插座，并必须安装地线。

③ 电热干燥箱的工作电压为220V，温度设定应符合规范要求，但不宜过高，以防止烧毁内部线路。

2. 操作方法

本品由羌活、防风、苍术、细辛、川芎、白芷等九味中药制成，其主成分为挥发油，故需测定其中挥发性醚浸出物的含量。

（1）查阅《中国药典》（2020年版）一部、四部，设计检验方案。

（2）按检验要求取样，根据需要进行适宜处理。

（3）应符合《中国药典》（2020年版）九味羌活丸检查项下相关规定。

3. 操作步骤

（1）测定法　取供试品2g，剪碎（过四号筛），混合均匀，取2g，置五氧化二磷干燥器中，干燥12h，精密称定重量，置索氏提取器中，加乙醚适量，除另有规定外，加热回流提取8h，取乙醚液，置干燥至恒重的蒸发皿中，放置，挥去乙醚，残渣置五氧化二磷干燥器中，干燥18h，精密称定，缓缓加热至105℃，并于105℃干燥至恒重。其减失重量即为挥发性醚浸出物的重量。计算，即得。

（2）计算按式（6-22）计算。

$$含量(\%) = \frac{m_1 - m_2}{m_s} \times 100\% \tag{6-22}$$

4. 标准规定

照浸出物测定法（通则2201"挥发性醚浸出物测定法"）测定本品含挥发性醚浸出物不得少

于 0.30%。

三、注意事项

① 回流加热乙醚需水浴进行。

② 蒸发皿中挥去乙醚需在室温下、通风橱中进行。

③ 加热挥去浸出物中挥发性成分时，应缓缓加热至 105℃。

四、报告内容

① 记录结果，计算九味羌活丸挥发性醚浸出物的含量，并将其与药品标准对照，判断是否符合规定。

② 完成检验原始记录和检验报告书的书写。

五、评分标准及课后自测

见"考核评分工作手册"。

任务七　挥发油测定

任务描述

挥发油类成分可随水蒸气蒸馏出来，且不溶于水，与水分层后能够准确读出挥发油的体积。本任务分别进行相对密度小于 1 和相对密度大于 1 的挥发油的测定。

知识要点

相关知识

挥发油又称芳香油或精油，是广泛存在于植物中的一类可随水蒸气蒸馏，但难溶于水的油状液体的总称。挥发油大多为中药及其制剂的有效成分。因此测定挥发油含量对于控制药品质量具有重要意义。例如正骨水、牡荆油胶丸、红色正金软膏等富含挥发油的中成药，其药品标准均规定了挥发油测定项目。

一、测定原理

本法用挥发油测定器测定药材及其制剂中的挥发油的含量。首先利用挥发油的挥发性，用水蒸气蒸馏法将其提取完全；再利用其较强的亲脂性与水不相溶而分层，即可读取挥发油的体积，并计算其含量。

微课：挥发油测定

二、测定方法

挥发油测定有甲、乙两法。甲法适用于测定相对密度在 1.0 以下的挥发油，测定方法见任务实施（牡荆油胶丸挥发油的含量测定）。乙法适用于测定相对密度在 1.0 以上的挥发油，测定方法见任务实施（山柰挥发油含量测定）。测定用的供试品，除另有规定外，需粉碎使能通过二至三号筛，并混合均匀。应初步了解供试品中挥发油的含量，以确保所用样品量能蒸出不少于 0.5mL 的挥发油。

三、含量计算

$$含量(\%) = \frac{V_{油}}{m_{样}} \times 100\% \tag{6-23}$$

$$含量(\%) = \frac{V_{油} \times D}{m_{样}} \times 100\% \tag{6-24}$$

$$含量（\%）=\frac{V_油}{V_样}\times100\%$$ (6-25)

式中，$V_油$——测得的挥发油体积；

　　$m_样$——样品重量；

　　$V_样$——样品体积；

　　D——挥发油的相对密度。

📁 **任务实施**

牡荆油胶丸挥发油的含量测定

一、任务目的

学会相对密度小于 1.0 的挥发油的含量测定的操作方法及注意事项。

二、任务内容

1. 任务准备

(1) 仪器与试药

① 仪器：分析天平（分度值 1mg）、药筛（二号、三号筛）、挥发油测定器（最小刻度 0.1mL）、圆底烧瓶（500mL、1000mL、2000mL）、冷凝管、电热套。

② 试剂：乙酸溶液（1→10）。

③ 药品：牡荆油胶丸（市售品），规格为每丸含牡荆油 20mg。

(2) 操作条件

① 挥发油测定器最小刻度 0.1mL，支管分岔处应与基准线平行。

② 天平室内温湿度应恒定，温度应在 20℃，相对湿度应在 50% 左右，分析天平应放于稳定的工作台上，避免震动、阳光照射及气流。

③ 电热套使用时要接地，存放时要干燥，切勿受潮。

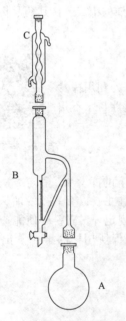

图 6-12　挥发油测定仪器装置

A—1000mL（或 500mL、2000mL）的
硬质圆底烧瓶；B—挥发油测定器；
C—回流冷凝管

2. 操作方法

牡荆油为中药牡荆叶的挥发油，具有挥发性，难溶于水，比水轻。故采用水蒸气蒸馏法将其从药品中提取分离出来，再选用挥发油测定法（甲法）对其含量进行测定。

(1) 查阅《中国药典》一部、四部（2020 年版），设计检验方案。

(2) 按检验要求取样，根据需要进行适宜处理。

(3) 应符合《中国药典》（2020 年版）牡荆油胶丸挥发油项下相关规定。

3. 操作步骤

(1) 仪器连接　取本品 100 丸，置烧瓶中，加乙酸溶液（1→10）500mL 与玻璃珠数粒，振摇混合后，连接挥发油测定器与回流冷凝管（图 6-12）。自冷凝管上端加水使充满挥发油测定器的刻度部分，并溢流入烧瓶时为止。

(2) 挥发油提取　置电热套中或用其他适宜方法缓缓加热至沸腾，并保持微沸约 5h，至测定器中油量不再增加，停止加热，放置片刻，开启测定器下端的活塞，将水缓缓放出，至油层上端到达 0 刻度线上面 5mm 处为止。放置 1h 以上，再开启活塞使油层下降至其上端恰与 0 刻度线平齐，读取挥发油量。

(3) 含量计算　照挥发油测定法（通则 2204），所得油量按相对密度为 0.897 计算，即得。

$$含量（\%）=\frac{V_{油}\times D}{100\ 丸\times 20mg/丸}\times 100\%$$

4. 标准规定

本品每丸含牡荆油应为标示量的 85.0%～110.0%。

三、注意事项

① 冷凝管、挥发油测定器、圆底烧瓶均用玻璃磨口连接，测定前应检查接合部分是否严密，以防挥发油逸出。

② 全部仪器应充分洗净。

③ 供试品应测定 2 份，相对平均偏差应小于 5%。

四、报告内容

① 记录结果，计算挥发油的含量，并将其与药品标准对照，判断是否符合规定。

② 完成检验原始记录和检验报告书的书写。

五、评分标准及课后自测

见"考核评分工作手册"。

山奈挥发油的含量测定

一、任务目的

学会相对密度大于 1.0 的挥发油的含量测定的操作方法及注意事项。

二、任务内容

1. 任务准备

（1）仪器与试药

① 仪器：分析天平（分度值 1mg）、药筛（二号、三号筛）、挥发油测定器（最小刻度 0.1mL）、圆底烧瓶（500mL，1000mL，2000mL）、冷凝管、电热套。

② 试剂：二甲苯。

③ 药品：山奈。

（2）操作条件

① 挥发油测定器最小刻度 0.1mL，支管分岔处应与基准线平行。

② 天平室内温湿度应恒定，温度应在 20℃，湿度应在 50% 左右，分析天平应放于稳定的工作台上，避免震动、阳光照射及气流。

③ 电热套使用时要接地，存放时要干燥，切勿受潮。

2. 操作方法

中药山奈为姜科植物山奈 *Kaempferia galanga* L. 的干燥根茎。选用挥发油测定法（乙法）对其挥发油含量的进行测定。

① 查阅《中国药典》一部、四部（2020 年版），设计检验方案。

② 按检验要求取样，根据需要进行适宜处理。

③ 应符合《中国药典》（2020 年版）山奈含量项下挥发油测定相关规定。

3. 操作步骤

（1）仪器连接 取水约 300mL 与玻璃珠数粒，置烧瓶中，连接挥发油测定器。自测定器上端加水使充满刻度部分，并溢流入烧瓶时为止。

（2）加入二甲苯 用移液管加入二甲苯 1mL，然后连接回流冷凝管。将烧瓶内容物加热至沸腾，并继续蒸馏，其速度以保持冷凝管的中部呈冷却状态为度。30min 后，停止加热，放置 15min 以上，读取二甲苯的容积。

（3）挥发油提取 取供试品适量（约相当于含挥发油 0.5～1.0mL），称重（准确至 0.01g），置烧瓶中，与水振摇混合后，连接挥发油测定器与回流冷凝管。置电热套中或用其他适宜方法缓缓加热至沸腾，并保持微沸约 5h，至测定器中油量不再增加，停止加热，放置片刻，开启测定器下端的活塞，将水缓缓放出，至油层上端到达 0 刻度线上面 5mm 处为止。放置 1h 以上，再开启活塞使油层下降至其上端恰与 0 刻度线平齐，读取油层体积，自油层量中减去二甲苯量，即为挥发油量，再计算供试品中挥发油的含量。

（4）含量计算　按下式计算。

$$含量(\%) = \frac{V_{油}}{m_{样}} \times 100\%$$

4. 标准规定

本品含挥发油不得少于 4.5％（mL/g）。

三、注意事项

① 二甲苯用移液管精密量取。

② 其余同甲法。

四、报告内容

① 记录结果，计算挥发油的含量，并将其与药品标准对照，判断是否符合规定。

② 完成检验原始记录和检验报告书的书写。

五、评分标准及课后自测

见"考核评分工作手册"。

任务八　氮测定

任务描述

含蛋白质、氨基酸较多的角甲类中药、提取物及中药制剂的含氮量是其质量控制指标之一。本任务采用常量法、半微量法和定氮仪法进行中药制剂的含氮量测定。

知识要点

相关知识

氮测定法［《中国药典》（2020 年版）四部通则 0704］适用于含氮有机物的含氮量测定，多用于含蛋白质、氨基酸较多的角甲类中药、提取物及中药制剂的质量控制。

一、测定原理

本法系依据含氮有机物经硫酸消化后，生成的硫酸铵被氢氧化钠分解释放出氨，后者借水蒸气被蒸馏入硼酸液中生成硼酸铵，最后用强酸滴定，依据强酸消耗量可计算出供试品的氮含量。

《中国药典》收载有三种测定方法：常量法、半微量法和定氮仪法。第一法（常量法），测定方法见任务实施（山东阿胶膏的总氮量测定）；第二法（半微量法），测定方法见任务实施（阿胶补血口服液的含氮量测定）和第三法（定氮仪法）。常量法适用于含氮量在 25～30mg 的供试品，半微量法适用于含氮量在 1.0～2.0mg 的供试品，定氮仪法均适用于常量法及半微量法。各方法可按品种项下规定或实验设备条件选用。

二、定氮仪法

第三法（定氮仪法）适用于常量及半微量法测定含氮化合物中氮的含量。

半自动定氮仪由消化仪和自动蒸馏仪组成；全自动定氮仪由消化仪、自动蒸馏仪和滴定仪组成。

根据供试品的含氮量，参考常量法（第一法）或半微量法（第二法）称取样品置消化管中，依次加入适量硫酸钾、硫酸铜和硫酸，将消化管放入消化仪中，按照仪器说明书的方法开始消解［通常为150℃，5min（去除水分）；350℃，5min（接近硫酸沸点）；400℃，60～80min］至溶液呈澄明的绿色，再继续消化10min，取出，冷却。

将配制好的碱液、吸收液和适宜的滴定液分别置自动蒸馏仪相应的瓶中，按照仪器说明书的要求将已冷却的消化管装入正确位置，关上安全门，连接水源，设定好加入试剂的量、时间、清洗条件及其他仪器参数等，如为全自动定氮仪，即开始自动蒸馏和滴定。如为半自动定氮仪，则取馏出液照第一法或第二法滴定，测定氮的含量。

三、记录与计算

应记录天平型号及室温和相对湿度，供试品与试药的名称、规格及取用量，滴定液的名称（可用盐酸滴定液）、F 值及消耗量（mL）。

按式(6-26) 计算。

$$含氮量(\%) = \frac{T \cdot F(V_s - V_0)}{m} \times 100\% \tag{6-26}$$

式中，T——滴定度，mg；

V_s，V_0——供试品与空白滴定时硫酸滴定液消耗的体积，mL；

F——滴定液的 F 值；

m——供试品的重量，mg。

供试品应测定 2 份，常量定氮的相对偏差一般不得过 0.5%，半微量定氮的相对偏差一般不得过 1.0%；空白 2 份，极差不得大于 0.05mL。

四、注意事项

① 本法不适用于直接测定以氧化形式存在的氮或含氮杂环化合物中的氮含量，如硝酸盐、亚硝酸盐和生物碱等，它们的氮不易被还原，因此对这些样品进行定氮时，在消化以前应加入一定量的还原剂进行预处理。通常使用的还原剂为水杨酸和硫代硫酸钠等。

② 样品的均匀程度直接影响方法的重现性，固体或半固体样品应进行预处理（例如研磨、粉碎、振荡、搅拌或匀浆）以获得均质样品，液体样品可直接取样。

③ 消化过程应在通风橱中进行。

④ 半微量法测定时称取的供试品如在 0.1g 以上时，应适当增加硫酸的用量，使消解作用完全，并相应地增加 40%氢氧化钠溶液的用量。

⑤ 消化时，若发现瓶壁上有黑点，可适当转动烧瓶，使硫酸回流时将黑点洗下，以保证消化完全。

⑥ 当消化液呈蓝绿色时，继续加热相应规定时间即可，若过长时间加热，可能会使生成的硫酸铵分解并释放出氨气，使氮的含量损失，从而使测定结果偏低。

⑦ 消化液应放冷后，再沿瓶壁缓缓加水，防止供试液局部过热暴沸，冲出瓶外。

⑧ 蒸馏装置连接后应严密。装置使用前，全部管道须经水蒸气洗涤，以除去管道可能残留的氨。正在使用的装置，每次测定前，需用蒸汽洗涤 5min。隔天或者更长时间未使用的装置，重复用蒸汽洗涤，不少于 3 次。

⑨ 蒸馏过程中若无黑色 CuO 析出，说明加入碱量不足，应补足碱量或重做实验。

⑩ 约 80%以上的氨在最初 1～2min 内蒸出，初蒸速度不宜太快，以免氨蒸出后未能及时被吸收而逸失。

⑪ 锥形瓶加入硼酸溶液和指示剂后立显酒红色；如显绿色，说明锥形瓶有碱性物质污染。

⑫ 蒸馏出的氨接收液应尽快滴定，避免放置时间过长，影响测定结果。

⑬ 采用第三法（定氮仪法）测定时，使用前应对消化管进行检查，避免使用边缘有缺口或

有裂缝的消化管，以免影响密封性或在消化加热过程中导致消化管炸裂。

⑭ 蒸馏仪和滴定仪使用前应检查各试剂的液位，包括滴定液、指示液、浓碱、吸收液和纯水；打开仪器时应打开冷凝水开关，并检查滴定液管路中是否有气泡，必要时进行排气泡处理。蒸馏时往消化管中加入的水量一般为 10mL，碱液的体积为消化时加入的硫酸量的 4 倍，吸收液的体积一般为 15～20mL。

⑮ 消化管在蒸馏后温度较高，取下时应带好防烫手套以免烫伤。

⑯ 仪器使用完毕后应用空管清洗管路，并将滴定缸中感应探头浸泡于纯水中。关机后清洗滴液盘、安全门等必要部件。

⑰ 操作环境应避免氨及碱性气体的干扰。

⑱ 空白值常为 0.02～0.3mL，空白值为 0mL 亦属正常。若供试品是用滤纸包裹好一起投入消化，滤纸的影响可通过设置空白试验扣除。

⑲ 蒸馏、滴定过程的质量控制可以通过测定一个不需要消化的已知含氮化合物（如硫酸铵，其氮含量为 21.20%）的回收率进行控制，保证测定结果的准确性。硫酸铵的回收率测定结果应为 99.0%～101.0%。

⑳ 氮测定法全过程的质量控制可以通过测定一个已知含氮化合物（如甘氨酸，其氮含量为 18.66%）的回收率进行控制，保证测定结果的准确性。甘氨酸的回收率测定结果应为 99.0%～101.0%（常量法）。

📁 **任务实施**

山东阿胶膏的总氮量测定

微课：氮测定

一、任务目的

学会氮测定第一法（常量法）的操作方法及注意事项。

二、任务内容

1. 任务准备

（1）仪器与试药

① 仪器：凯氏烧瓶（500mL）、氮气球、冷凝管、锥形瓶（500mL）等。

② 试剂：硫酸钾（或无水硫酸钠）、硫酸铜、硫酸、40%氢氧化钠溶液、2%硼酸溶液、甲基红-溴甲酚绿指示液、硫酸滴定液（0.05mol/L）。

③ 药品：山东阿胶膏。

（2）操作条件

① 分析天平分度值为 0.1mg 的天平，适用于精密称取 0.1g 以上者；分度值为 0.01mg 的天平，适用于精密称量 0.1g 以下者。

② 蒸馏连接用的乳胶管或橡胶管，应用氢氧化钠试液煮 20min，洗去碱液后用水煮沸，洗净、晾干。

2. 操作方法

山东阿胶膏由阿胶、党参、白术等七味中药制备而成，阿胶为君药，《中国药典》（2020 年版）规定需测定总氮量以检验其含量是否符合规定。

① 查阅《中国药典》（2020 年版）一部、四部，设计检验方案。

② 按检验要求取样，根据需要进行适宜处理。

③ 应符合《中国药典》（2020 年版）山东阿胶膏的总氮量项下相关规定。

3. 操作步骤

照氮测定法（通则 0704 第一法）测定。

（1）称样 取本品 2g，精密称定，置干燥的 500mL 凯氏烧瓶中。

（2）消化 在凯氏烧瓶中依次加入硫酸钾（或无水硫酸钠）10g 和硫酸铜 0.5g，再沿瓶壁缓缓加入硫酸 20mL；若瓶颈上有少量供试品黏附，可用硫酸冲下（保证样品在硫酸液面以下）。加玻璃珠或沸石 2～3 粒，在瓶口置一小漏斗并使烧瓶成 45°斜置，用可调压电炉缓缓加热，此时烧瓶内物质炭化变黑、溶解；继续使溶液的温度保持在沸点以下，等泡沸停止，消化液由黑色渐变棕色时，强热至沸，待溶液呈澄清的绿色后，除另有规定外，继续加热 30min，放冷，沿瓶壁缓缓加水 250mL，摇匀，放冷。

（3）蒸馏　沿瓶壁加 40%氢氧化钠溶液 75mL，使流至瓶底自成一液层，加锌粒数粒，用氮气球将凯氏烧瓶与冷凝管连接（氮气球可防止碱液溅入硼酸吸收液）。另取 2%硼酸溶液 50mL，置 500mL 锥形瓶中，加甲基红-溴甲酚绿指示液 10 滴，将冷凝管尖端浸入硼酸溶液的液面下；轻轻摇动凯氏烧瓶，摇匀（防止温度骤然变化引起硼酸接收液倒吸），加热蒸馏（蒸馏时不宜泡沸过高，以免溅满氮气球），蒸至接收液的总体积约为 250mL 时，将冷凝管尖端提出液面，使蒸汽冲洗约 1min，用水淋洗尖端，停止蒸馏。蒸馏过程中不可突然降低温度，以免硼酸吸收液倒吸。

（4）滴定　馏出液用硫酸滴定液（0.05mol/L）滴定至溶液由蓝绿色变为灰紫色，并将滴定结果用空白试验校正。每 1mL 的硫酸滴定液（0.05mol/L）相当于 1.401mg 的 N。

（5）空白试验　照供试品消化、蒸馏、滴定的全过程，以相同条件下做空白试验（空白馏出液的容积应与供试品所得馏出液的容积基本相等），用硫酸滴定液（0.05mol/L）滴定至相同的终点，其读数用于校正供试品滴定的读数。

（6）含量计算　按式(6-26)计算。

4. 标准规定

本品每 1g 含总氮（N）不得少于 15mg。

三、注意事项

① 供试品取样量相当于含氮量 25～30mg。

② 供试品如为固体或半固体，可用定量滤纸包裹加入，也可直接称入。

③ 消化应用可调压电炉加热，蒸馏可用可调压电炉或电热套加热，消化过程应在通风橱中进行。

④ 蒸馏连接用的乳胶管或橡胶管，应用氢氧化钠试液煮 20min，洗去碱液后用水煮沸，洗净，晾干。

⑤ 硫酸铜用作消化催化剂；硫酸钾（或无水硫酸钠）用以提高硫酸的沸点，也可将硫酸钾与硫酸铜按 10：1 比例混合研匀使用。

⑥ 蒸馏出的氨接收液应尽快滴定，避免放置时间过长，影响测定结果。

四、报告内容

① 记录结果，计算总氮量，并将其与药品标准对照，判断是否符合规定。

② 完成检验原始记录和检验报告书的书写。

五、评分标准及课后自测

见"考核评分工作手册"。

阿胶补血口服液的含氮量测定

一、任务目的

学会氮测定第二法（半微量法）的操作方法及注意事项。

二、任务内容

1. 任务准备

（1）仪器与试药

① 仪器：凯氏烧瓶（30～50mL）、蒸馏装置（图 6-13）。

② 试剂：硫酸钾（或无水硫酸钠）、30%硫酸铜溶液、硫酸、2%硼酸溶液、甲基红-溴甲酚绿混合指示液、40%氢氧化钠溶液、硫酸滴定液（0.005mol/L）。

③ 药品：阿胶补血口服液。

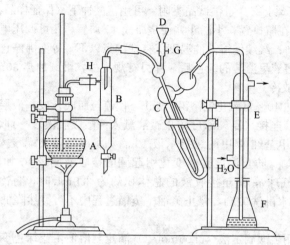

图 6-13 蒸馏装置

A—1000mL 圆底烧瓶；B—安全瓶；C—连有氮气球的蒸馏器；D—漏斗；

E—直形冷凝管；F—100mL 锥形瓶；G、H—橡皮管夹

（2）操作条件

① 分析天平：分度值为 0.1mg 的天平，适用于精密称取 0.1g 以上者；分度值为 0.01mg 的天平，适用于精密称量 0.1g 以下者。

② 蒸馏连接用的乳胶管或橡胶管，应用氢氧化钠试液煮 20min，洗去碱液后用水煮沸，洗净，晾干。

2. 操作方法

阿胶补血口服液由阿胶、党参、熟地黄等六味中药制备而成，《中国药典》（2020 年版）规定需测定其总氮量以检验阿胶含量是否符合规定。

① 查阅《中国药典》（2022 年版）一部、四部，设计检验方案。

② 按检验要求取样，根据需要进行适宜处理。

③ 应符合《中国药典》（2022 年版）阿胶补血口服液的总氮量项下相关规定。

3. 操作步骤

照氮测定法（通则 0704 第二法）测定。

（1）称样 精密量取本品 0.2mL，置干燥的 30～50mL 凯氏烧瓶中。

（2）消化 在凯氏烧瓶中加硫酸钾（或无水硫酸钠）0.3g 与 30%硫酸铜溶液 5 滴，再沿瓶壁用吸管滴加硫酸 2.0mL，并加玻璃珠 1～2 粒，在烧瓶口置一小漏斗，并使烧瓶成 45°斜置，用小火缓缓加热使消化液保持在沸点以下，等泡沸停止，溶液由黑色变为棕黄色时，逐步加大火力强热至沸，待溶液呈澄明的绿色后，除另有规定外，继续加热 10min，放冷，加水 2mL，放冷。

（3）蒸馏 蒸馏装置见图 6-13，A 瓶中加水适量与甲基红指示液数滴，加稀硫酸使成酸性，加玻璃珠或沸石数粒，从 D 漏斗加水约 50mL，关闭 G 夹，开放冷凝水，煮沸 A 瓶中的水，当蒸汽从冷凝管尖端冷凝而出时，移去火源，关 H 夹，使 C 瓶中的水反抽到 B 瓶，开 G 夹，放出 B 瓶中的水，关 B 瓶及 G 夹，将冷凝管尖端插入约 50mL 水中，使水自冷凝管尖端反抽至 C 瓶，再抽至 B 瓶，如上法放出。如此将仪器内部洗涤 2～3 次。试验前以及检测多批样品每次蒸馏完成后均需进行上述操作。取 2%硼酸溶液 10mL，置 100mL 锥形瓶中，加甲基红-溴甲酚绿混合指示液 5 滴，将冷凝管尖端浸入液面下；将凯氏烧瓶中已消化的内容物经 D 漏斗移入 C 中，用少量水淋洗凯氏烧瓶及漏斗 2～3 次，每次 3～5mL，再加入 40%氢氧化钠溶液 10mL，用少量水洗涤漏斗 1 次，关闭 G 夹（可加少量水封闭出口），加热 A 瓶进行蒸汽蒸馏，至硼酸液由酒红色变为蓝绿色起，继续蒸馏约 10min，将 100mL 锥形瓶下移至冷凝管尖端提出液面，使蒸汽继续冲洗约

1min，用水淋洗尖端后停止蒸馏。

（4）滴定　馏出液用硫酸滴定液（0.005mol/L）滴定至溶液由蓝绿色变为灰紫色，并将滴定的结果用空白试验校正。每1mL的硫酸滴定液（0.005mol/L）相当于0.1401mg的N。

（5）空白试验　照供试品消化、蒸馏、滴定的全过程，以相同条件下做空白试验（空白馏出液的容积应与供试品所得馏出液的容积基本相等），用硫酸滴定液（0.005mol/L）滴定至相同的终点，其读数用于校正供试品滴定的读数。

（6）含量计算　按式(6-26)计算。

4. 标准规定

本品每1mL含总氮（N）不得少于8.5mg。

三、注意事项

① 供试品取样量相当于含氮量1.0～2.0mg。

② 半微量法测定时称取的供试品如在0.1g以上时，应适当增加硫酸的用量，使消解作用完全，并相应地增加40%氢氧化钠溶液的用量。

其他注意事项同常量法。

四、报告内容

① 记录结果，计算阿胶补血口服液的总氮的含量，并将其与药品标准对照，判断是否符合规定。

② 完成检验原始记录和检验报告书的书写。

五、评分标准及课后自测

见"考核评分工作手册"。

任务九　鞣质含量测定

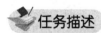 **任务描述**

采用磷钼钨酸-干酪素紫外-可见分光光度法对药材及饮片中总鞣质进行含量测定。

知识要点

相关知识

鞣质含量测量法［《中国药典》（2020年版）四部通则2202］。鞣质又称单宁、鞣酸等，是一类比较复杂的具有沉淀蛋白质性质的水溶性多酚类化合物，广泛存在于植物药材中。

此方法采用磷钼钨酸-干酪素紫外-可见分光光度法对药材及饮片中总鞣质进行含量测定。实验应避光操作。测定方法见任务实施（紫地宁血散中鞣质含量测定）。

测定原理是鞣质中酚类化合物在碱性溶液中可以将磷钼钨酸还原，生成蓝色化合物，其颜色深浅与酚的含量成正比，采用比色法进行测定，在760nm处有最大吸收。其中，以没食子酸为对照品，测定总酚和不被干酪素吸附的酚的含量，两者之差即为鞣质的含量。

任务实施

紫地宁血散中鞣质含量测定

一、任务目的

学会鞣质含量测定的操作方法及注意事项。

二、任务内容

1. 任务准备

微课：鞣质含量测定

（1）仪器与试药

① 仪器：紫外-可见分光光度计、分析天平（分度值0.1mg、0.01mg）、恒温水浴锅、超声

波清洗仪、量筒、量瓶、刻度吸管。

② 试剂：没食子酸对照品、磷酸（分析纯）、盐酸（分析纯）、干酪素（生化试剂）、磷钼钨酸试液、29％碳酸钠溶液。

③ 药品：紫地宁血散。

（2）操作条件

分析天平分度值0.1mg，供试品称量用；分度值0.01mg，供对照品称量用。

2. 操作方法

紫地宁血散由大叶紫珠和地稔制备而成，具有清热凉血、收敛止血的功效。《中国药典》（2020年版）采用紫外-可见分光光度法测定其鞣质含量。

① 查阅《中国药典》（2020年版）一部、四部，设计检验方案。

② 按检验要求取样，根据需要进行适宜处理。

③ 应符合《中国药典》（2020年版）紫地宁血散鞣质项下相关规定。

3. 操作步骤

（1）对照品溶液的制备　精密称取没食子酸对照品50mg，置100mL棕色量瓶中，加水溶解并稀释至刻度，精密量取5mL，置50mL棕色量瓶中，用水稀释至刻度，摇匀，即得（1mL中含没食子酸0.05mg）。

（2）标准曲线的制备　精密量取对照品溶液0.5mL、1.0mL、2.0mL、3.0mL、4.0mL、5.0mL，别置25mL棕色量瓶中，各加入磷钼钨酸试液1mL，再分别加水11.5mL、11、10mL、9mL、8mL、7mL，用29％碳酸钠溶液稀释至刻度，摇匀，放置30min，以相应的试剂为空白，照紫外-可见分光光度法标准操作规范，在760mn的波长处测定吸光度，以吸光度为纵坐标，浓度为横坐标，绘制标准曲线。

（3）供试品溶液的制备　取本品4g，精密称定，置250mL棕色量瓶中，加水150mL，放置过夜，超声处理10min，放冷，用水稀释至刻度，摇匀，静置（使固体物沉淀），滤过，弃去初滤液50mL，精密量取续滤液20mL，置100mL棕色量瓶中，用水稀释至刻度，摇匀，即得。

（4）测定法

① 总酚。精密量取供试品溶液2mL，置25mL棕色量瓶中，照"标准曲线的制备"项下的方法，自"加入磷钼钨酸试液1mL"起，加水10mL，依法测定吸光度，从标准曲线中读出供试品溶液中没食子酸的量（mg），计算，即得。

② 不被吸附的多酚。精密量取供试品溶液25mL，加至已盛有干酪素0.6g的100mL具塞锥形瓶中，密塞，置30℃水浴中保温1h，时时振摇，取出，放冷，摇匀，滤过，弃去初滤液，精密量取续滤液2mL，置25mL棕色量瓶中，照"标准曲线的制备"项下的方法，自"加入磷钼钨酸试液1mL"起，加水10mL，依法测定吸光度，从标准曲线中读出供试品溶液中没食子酸的量（mg），计算，即得（测定时，同时进行干酪素吸附空白试验，计算扣除空白值）。

（5）记录与结果计算　记录对照品、供试品的称样量，测定过程供试品溶液稀释、量取体积等；标准曲线的制备中对照品溶液的量取体积以及相应的吸光度值，计算回归方程。

分别按标准曲线法计算总酚量和不被吸附的多酚量，两者之差为鞣质的含量。计算公式为：
鞣质含量＝总酚量－不被吸附的多酚量。

4. 标准规定

本品每1g含鞣质不得少于6.0mg。

三、注意事项

① 药材按照各品种项下的规定进行粉碎、过筛；如未做规定，一般应粉碎过三号筛。

② 加入显色剂后待30min后反应完全，在3h内稳定。因此，规定显色后放置30min后再进行测定吸光度，并在3h内测定结束。

③ 本试验使用的量瓶、移液管均应校准、洗净后晾干使用。测定时所用的吸收池必须内壁

外壁保持洁净，且保证装入液体后外壁检识无残留溶剂，如有液体残留，则碳酸钠会析出，导致吸光度偏离。

④ 如磷钼钨酸试液变绿应加0.2mL溴，煮沸除去多余的溴。但同一试验中应使用同批制备的试液。

四、报告内容

① 记录结果，计算紫地宁血散鞣质的含量，并将其与药品标准对照，判断是否符合规定。

② 完成检验原始记录和检验报告书的书写。

五、评分标准及课后自测

见"考核评分工作手册"。

任务十　容量分析法测定含量

知识要点

📝 任务描述

容量分析法包括酸碱滴定法、沉淀滴定法、氧化-还原滴定法、配位滴定法等。本任务采用容量分析法测定中药制剂的含量。

✴️ 相关知识

滴定分析法：又叫容量分析法，将已知准确浓度的标准溶液，滴加到被测溶液中（或者将被测溶液滴加到标准溶液中），直到所加的标准溶液与被测物质按化学计量关系定量反应为止，然后测量标准溶液消耗的体积，根据标准溶液的浓度和所消耗的体积，算出待测物质的含量。这种定量分析的方法称为滴定分析法，它是一种简便、快速和应用广泛的定量分析方法，在常量分析中有较高的准确度。

在中药制剂检验中，滴定分析法常被用来测定生物碱的含量或某些矿物药的含量。滴定分析法一般用于测定被测成分含量在1%以上的试样，具有结果准确（相对误差一般在±0.2%以内）、操作方便、设备简单等特点。

滴定分析法多在水溶液中进行，当被测物质因在水中溶解度小或其他原因不能以水为溶剂时，也可采用非水溶剂为滴定介质。根据反应的类型，滴定分析法可分为下列四类。

1. 酸碱滴定法

酸碱滴定法又称中和法，系以酸碱中和反应为基础的一种滴定方法。可以用酸作标准溶液，测定碱及碱性物质的含量；也可以用碱作标准溶液，测定酸及酸性物质的含量。对于$K_c \geqslant 10^{-8}$的酸、碱组分，可在水溶液中直接滴定。如《中国药典》收载的止喘灵注射液、北豆根片、颠茄酊中生物碱的含量测定。而对于$K_c < 10^{-8}$的弱有机酸、生物碱或水中溶解度很小的酸、碱，只能采用间接滴定或非水滴定法测定。

2. 沉淀滴定法

沉淀滴定法系以沉淀反应为基础的一种滴定方法。其实质是离子与离子形成难溶性的盐，可分为银量法、四苯硼钠法和亚铁氰化钾法等。在中药制剂分析中最常用的是银量法，用硝酸银标准溶液测定卤化物的含量，主要用于测定制剂中生物碱、生物碱的氢卤酸盐及含卤素的其他有机成分的含量。

3. 氧化-还原滴定法

氧化-还原滴定法系以氧化-还原反应为基础的一种滴定方法，有碘量法、高锰酸钾法及亚硝酸钠法等。可用氧化剂作标准溶液，测定还原性物质；可用还原剂作标准溶液，测定氧化性物质。适用于测定含酚类、糖类、Fe、As等具有氧化还原性成分的中药制剂。

4. 配位滴定法

配位滴定法是以配位反应为基础的一种滴定方法,包括乙二胺四乙酸钠(EDTA)法和硫氰酸铵法等。适用于测定制剂中鞣质、生物碱及含 Ca^{2+}、Fe^{3+}、Hg^{2+} 等矿物药中金属离子的含量。

📁 任务实施

九一散中红粉的含量测定

一、任务目的

学会九一散中红粉的含量测定方法。

二、任务内容

1. 任务准备

① 仪器:酸式滴定管、分析天平(分度值0.1mg)。

② 试剂:稀硝酸、硫酸铁铵指示液、硫氰酸铵滴定液(0.1mol/L)。

③ 药品:九一散(市售品)。

2. 操作方法

九一散由石膏、红粉两味中药制成,红粉的成分为 HgO,《中国药典》(2020年版)采用硫氰酸铵滴定测定其含量。

① 查阅《中国药典》(2020年版)一部、四部,设计检验方案。

② 按检验要求取样,根据需要进行适宜处理。

③ 应符合《中国药典》(2020年版)九一散含量测定项下相关规定。

3. 操作步骤

(1)供试品溶液的制备 取本品约2g,精密称定,加稀硝酸25mL,待红粉溶解后,滤过,滤渣用水约80mL分次洗涤,合并洗液与滤液,即得。

(2)滴定 供试品溶液中加硫酸铁铵指示液2mL,用硫氰酸铵滴定液(0.1mol/L)滴定。每1mL硫氰酸铵滴定液(0.1mol/L)相当于10.83mg的氧化汞(HgO)。

(3)含量计算 按式(6-27)计算。

$$含量(\%) = \frac{T \times V \times F}{m_s} \times 100\% \tag{6-27}$$

式中 V——滴定液消耗的体积,mL;

T——滴定度,即每1mL滴定液相当于被测药物的质量,g/mL;

F——滴定液浓度校正因子;

m_s——供试品的取样量,g。

4. 标准规定

本品每1g含红粉以氧化汞(HgO)计,应为90~110mg。

三、注意事项

① 滴定时,左手不能离开旋塞,而任溶液自流。

② 摇瓶时,应微动腕关节,使溶液向同一方向旋转(左、右旋转均可),不能前后或左右振动,以免溶液溅出。摇动时,一定要使溶液旋转出现有一漩涡,因此,要求有一定速度,不能摇得太慢,影响化学反应的进行。

③ 滴定时,要观察滴落点周围颜色的变化。不要去看滴定管上的刻度变化,而不顾滴定反应的进行。

④ 滴定速度的控制方面,一般开始时,滴定速度可稍快,呈"见滴成线",这时为10mL/min,即3~4滴/s。而不要滴成"水线",这样滴定速度太快。接近终点时,应改为一滴一滴加入,即加入一滴摇几下,再加,再摇。最后是每加半滴,摇几下锥形瓶,直至溶液出现明显的颜色变化为止。

⑤ 滴定管的读数遵循的原则有以下几点。

a. 读数时应将滴定管从滴定管架上取下来，用右手大拇指和食指捏住滴定管上部无刻度处，使滴定管保持垂直，然后再读数。

b. 无色和浅色溶液在滴定管内的弯月面比较清晰，读数时，应读弯月面下缘实线的最低点。对于有色液体（如高锰酸钾、碘等），其弯月面是不够清晰的，每次读数时，应读液面两侧的最高点。

c. 为便于读数准确，在管装满或放出溶液后，必须等 1～2min，使附着在内部的溶液流下来后，再读数。每次读数前，都要看一下，管壁有无挂水珠，管出口尖嘴处有无悬挂液滴，管嘴有无气泡。

d. 读取的值必须读至毫升小数点后第二位，即要求估计到 0.01mL。

⑥ 滴定操作结束后倾去管内溶液，有特别要求需要回收的例外，用自来水洗 3 次，再倒置于蝴蝶夹上。

四、报告内容

① 记录结果，计算九一散中红粉的含量，并将其与药品标准对照，判断是否符合规定。
② 完成检验原始记录和检验报告书的书写。

五、评分标准及课后自测

见"考核评分工作手册"。

目标检测

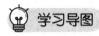

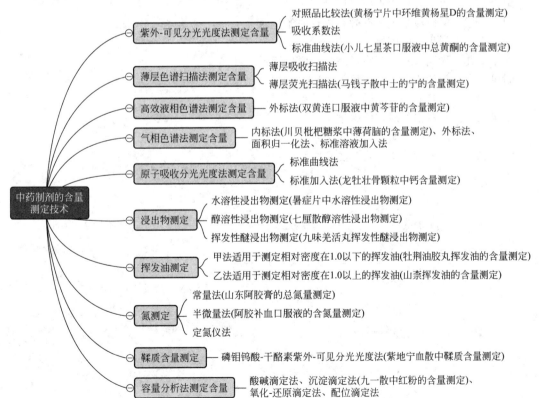

附录

附录样表

参考文献

[1] 国家药典委员会.中华人民共和国药典（一部、四部）[M].北京：中国医药科技出版社，2020.

[2] 中国食品药品检定研究院.中国药品检验标准操作规范[M].北京：中国医药科技出版社，2019.

[3] 国家药典委员会.中国药典分析检测技术指南[M].北京：中国医药科技出版社，2017.

[4] 田友清，张钦德.中药制剂检测技术[M].3版.北京：人民卫生出版社，2018.

[5] 吴剑峰.天然药物化学[M].3版.北京：人民卫生出版社，2018.

[6] 张丽.中药制剂分析[M].北京：化学工业出版社，2018.

[7] 卓菊，宋金玉.中药制剂检测技术[M].北京：中国医药科技出版社，2017.

[8] 鄢星，魏惠珍，朱益雷，等.中药重金属研究概述[J].江西中医药大学学报，2017，29（05）：116-120.

[9] 麻爽.中药注射剂不良反应回顾性分析及预防策略探讨[J].中西医结合心血管病电子杂志，2020，8（34）：186-195.

[10] 马仕洪，刘鹏，杨利红，等.药品微生物限度检查方法适用性试验中加菌方式的实验研究[J].药物分析杂志，2018，038（005）：877-882.

[11] 刘康连，庞云娟，周晓婷.5种同名异型中药制剂微生物限度检查法的建立与结果分析[J].中成药，2017，07（39）：194-197.

[12] 滕钰，薛咏兰，黄婕，等.7组同名异型中成药微生物限度检查方法[J].中成药，2019，041（10）2473-2477.

[13] 张新妹，张癸荣，胡昌勤.丹参粉针剂体外抗菌作用及其无菌检查[J].中药新药与临床药理，2003，14（005）：321-323.

[14] 杨燕，孙梦家，蒋波，等.药品无菌检查中污染微生物的鉴定与OOS调查分析[J].中国医药工业杂志，2016，47（012）：1559-1563.

[15] 江志杰，高春.3种中药注射剂无菌检查方法的建立和结果评价[J].中国现代药物应用，2013，07（03）：15-17.

[16] 丁苏苏，马若群，刘慧，等.香菇多糖原料药热原检查法和细菌内毒素检查法的建立与比较[J].中国新药杂志，2019（15）：1896-1901.

[17] 栗景蕊，曹春然，孙圆媛，等.SAR107375E注射液细菌内毒素检查方法学验证及热原检查研究[J].中国新药杂志，2017（24）：2989-2994.

[18] 翁顺太，李鸣，傅鸿鸿，等.獭兔在药品热原检查实验中的应用研究[J].海峡药学，2019，031（010）：27-30.

[19] 赵祎，张红宇，王莉，等.心脉隆注射液热原检测方法的比较[J].中成药，2017，08（39）：87-91.

[20] 汪伟.注射用红花黄色素细菌内毒素检查法可行性研究[J].中国药师，2017（3）：583-586.

目　录

项目一 任务一 《中华人民共和国药典》的查阅与使用

组别：_____ 姓名：_____ 时间：_____ 地点：_____

考核点	评分标准	分值	得分
准备	准备好《中国药典》(2020 年版)	10	
操作	正确查阅《中国药典》(2020 年版)一部凡例,熟悉凡例内容,能够准确找到相关标准规定:项目与要求;检验方法和限度;对照品、对照药材、对照提取物、标准品;计量;精确度;试药、试液、指示剂;动物试验;说明书、包装、标签等	10	
	正确查找各项目与要求:溶解度、贮藏、温度、百分比、药筛、溶液与滴定液、称量、恒重、按干燥品(或无水物,或无溶剂)计算、空白试验、干燥方法等	10	
	正确查阅《中国药典》(2020 年版)一部正文,准确查找药品标准内容:明确一部正文记载的内容为药材和饮片、植物油脂和提取物、成方制剂和单味制剂三部分	10	
	准确查找中药材及饮片的检验标准:来源、性状、鉴别、检查、含量测定,饮片炮制、性味与归经、功能与主治、用法与用量、贮藏	10	
	准确查找植物油脂和提取物的检验标准:来源、性状、鉴别、检查、含量测定、贮藏	10	
	准确查找成方制剂和单味制剂的检验标准:处方、制法、性状、鉴别、检查、含量测定、功能与主治、用法与用量、注意、规格、贮藏	10	
	正确查阅《中国药典》(2020 年版)四部,熟悉通则内容:通则包括制剂通则、其他通则、一般鉴别试验、光谱法、色谱法、物理常数测定法、其他测定法、限量检查法、特性检查法、分子生物学检查法、生物活性测定法、中药其他方法、生物制品相关检查方法、药包材检测方法、试剂与标准物质	10	
报告	按要求填写内容	20	
合计		100	

任务笔记	
小组及教师 评价	

📋 课后自测

（1）结合教材了解《中国药典》的沿革及《中国药典》（2020年版）的特点。

（2）结合教材熟悉《中国药典》凡例中的名词术语。

项目一 任务二 中药制剂检验原始记录及检验报告书的书写

组别：_____ 姓名：_____ 时间：_____ 地点：_____

考核点	评分标准	分值	得分
检验原始记录的书写	基本信息正确无缺漏：药品名称、规格、批号、数量、来源、取样及报告日期等	5	
	检验依据书写规范：写明标准名称、版本和页数	5	
	检验项目过程记录规范：项目名称、检验日期、操作方法、实验条件、实验结果、实验数据、计算等记录及时、完整	10	
	结果判定书写规范：依据药品标准准确判定实验结果	10	
	原始数据准确，无修改、错漏；如发现记录有误，可用单线划去并保持原有的字迹可辨，不得擦抹涂改，并在修改处签名；在1份原始记录中，修改不超过3处	10	
	检验人员签名无缺漏：检验人、复核人	5	
检验报告书的书写	报告书编号书写正确：为8位数字，前4位为年号，后4位为流水号	5	
	基本信息正确无缺漏：检品名称、批号、规格、来源、包装、效期、数量、检验及报告日期等	10	
	检验目的书写明确："抽验""委托检验""复核检验""审核检验""仲裁检验"或"出口检验"	5	
	检验项目书写明确："全检""部分检验"或"单项检验"	5	
	检验依据书写规范：写明标准名称、版本和部、册等	5	
	检验项目：按质量标准列出[性状]、[鉴别]、[检查]与[含量测定]等大项目；大项目名称需添加方括号；每一个大项目下所包含的具体检验项目名称和排列顺序，应按质量标准上的顺序书写	5	
	标准规定：按质量标准的内容和格式书写	5	
	检验结果：有实测数据的在"检验结果"下写出相应的实测数据；应出现现象的在"检验结果"下写"符合规定"或"不符合规定"	5	
	结论书写规范："本品按×××检验，结果符合规定"	5	
	检验人员签名无缺漏：负责人、复核人、检验人	5	
合计		100	

任务笔记	
小组及教师评价	

📄 课后自测

分析检验原始记录与检验报告书的在中药制剂质量检测中的重要性。

项目二 任务一 中药制剂的性状鉴别

组别：_____ 姓名：_____ 时间：_____ 地点：_____

考核点	评分标准	分值	得分
准备	正确查阅药品标准,方案设计合理	10	
大山楂丸的性状	性状描述规范	15	
八角茴香油旋光度	旋光仪开机前准备:样品室、光源检查合格	5	
	仪器校零:空白溶剂管放入样品室,标记位置和方向	5	
	测定:样品管放入位置、方向正确;数值测定准确	5	
	测定结束:仪器清洁干净;关闭测量仪器、光源、电源顺序正确	5	
肉桂油相对密度	比重瓶:拿取比重瓶方法正确;测定药品、水顺序正确;测定温度控制准确	5	
	分析天平:调零操作准确;称量操作准确;保持天平清洁;结束后天平清洁、归位	5	
	原始数据记录规范、准确	5	
薄荷脑的熔点	毛细管准备:正确装入供试品;供试品高度符合要求	5	
	B型管的准备:装入合适的传温液;温度计位置正确	5	
	熔点测定:酒精灯使用方法规范;毛细管安放位置正确;升温速率合适	5	
	数据记录准确	5	
报告	原始记录:药品信息、检验依据、取样及报告日期填写正确无缺漏;检验项目过程记录规范;原始数据准确,无修改、错漏;结果判定书写规范;检验人员签名无缺漏	10	
	检验报告书:药品信息、检验依据、取样及报告日期填写正确无缺漏;检验项目、标准规定、检验结果书写准确;结论书写规范;检验人员签名无缺漏	10	
合计		100	

任务笔记

小组及教师
评价

📋 课后自测

（1）《中国药典》中"性状"包括哪些内容？

（2）中药制剂的物理常数测定的意义是什么？

项目二 任务二 六味地黄丸的显微鉴别

组别：_____ 姓名：_____ 时间：_____ 地点：_____

考核点	评分标准	分值	得分
准备	能正确查阅资料,方案设计合理	10	
显微制片	准备:载玻片干净;取样量适量;酒精灯使用规范	5	
	透化:试剂选择正确、滴加适量;透化完全	10	
	盖片:盖玻片操作规范;样片干净	5	
显微观察	显微镜使用规范:遵循"先低倍后高倍"的原则	10	
	观察:"之"字移动法	10	
专属性鉴别	鉴别特征寻找全面、正确	10	
	绘图准确,标注清晰	10	
显微镜的使用与维护	正确使用与维护显微镜	10	
报告	检验原始记录:药品信息、检验依据、取样及报告日期填写正确无缺漏;检验项目过程记录规范;结果判定书写规范;绘图清晰,无修改、错漏;检验人员签名无缺漏	10	
	检验报告书:药品信息、检验依据、取样及报告日期填写正确无缺漏;检验项目、标准规定、检验结果书写准确;结论书写规范;检验人员签名无缺漏	10	
合计		100	

任务笔记	
小组及教师 评价	

📋 课后自测

（1）哪些中药制剂可进行显微鉴别？

（2）中药制剂的显微制片方法有哪些？

项目二 任务三 大山楂丸的化学鉴别

组别：_____ 姓名：_____ 时间：_____ 地点：_____

考核点	评分标准	分值	得分
准备	正确查阅资料,方案设计合理	10	
操作	供试品溶液制备:称量(取)准确;回流操作规范,萃取操作规范,供试品溶液合格	20	
	鉴别反应:试剂选择正确,鉴别操作规范,显色清晰	10	
	仪器使用与维护:分析天平、回流装置、分液漏斗、水浴锅等仪器使用规范	10	
整理	结束:废液倒入废液缸中,交由实训员处理,仪器清洗干净、归位,实训室卫生清理干净,水电门窗关闭	10	
报告	检验原始记录:药品信息、检验依据、取样及报告日期填写正确无缺漏;检验项目过程记录规范;结果判定书写规范;绘图清晰,无修改、错漏,检验人员签名无缺漏	20	
	检验报告书:药品信息、检验依据、取样及报告日期填写正确无缺漏;检验项目、标准规定、检验结果书写准确;结论书写规范;检验人员签名无缺漏	20	
合计		100	

任务笔记	
小组及教师 评价	

📋 **课后自测**

（1）同为酚类化合物，鉴别山楂黄酮能否采用酚类化合物常用的三氯化铁反应？

（2）制备供试品溶液为什么设置了正丁醇萃取这步操作？

项目二　任务三　大黄流浸膏的微量升华鉴别

组别：_____　　姓名：_____　　时间：_____　　地点：_____

考核点	评分标准	分值	得分
准备	正确查阅资料,方案设计合理	10	
操作	升华物制备:操作规范,加热温度、时间控制合适,升华物结晶符合要求	20	
	显微观察:显微镜操作规范,遵循"先低倍后高倍"的原则,"之"字形移动载玻片,升华物晶体绘制正确	20	
	显色反应:颜色反应鉴别操作规范,现象明显	10	
整理	仪器清洗干净、归位,实训室卫生清理干净,水电门窗关闭	10	
报告	检验原始记录:药品信息、检验依据、取样及报告日期填写正确无缺漏;检验项目过程记录规范;结果判定书写规范;绘图清晰,无修改、错漏;检验人员签名无缺漏	15	
	检验报告书:药品信息、检验依据、取样及报告日期填写正确无缺漏;检验项目、标准规定、检验结果书写准确;结论书写规范;检验人员签名无缺漏	15	
合计		100	

任务笔记	
小组及教师 评价	

📋 课后自测

升华鉴别法除微量升华法外，还可使用哪几种方法？请举例说明。

项目二　任务三　天王补心丸的荧光鉴别

组别：_____　　姓名：_____　　时间：_____　　地点：_____

考核点	评分标准	分值	得分
准备	正确查阅资料,方案设计合理	10	
操作	供试品溶液制备:样品称取操作规范,加热时间控制合适,洗液收集完全	30	
	荧光检视:紫外分析仪操作规范,波长选择正确,显色清晰	20	
整理	仪器清洗干净、归位,实训室卫生清理干净,水电门窗关闭	10	
报告	检验原始记录:药品信息、检验依据、取样及报告日期填写正确无缺漏;检验项目过程记录规范;结果判定书写规范;检验人员签名无缺漏	15	
	检验报告书:药品信息、检验依据、取样及报告日期填写正确无缺漏;检验项目、标准规定、检验结果书写准确;结论书写规范;检验人员签名无缺漏	15	
	合计	100	

任务笔记	
小组及教师 评价	

📋 课后自测

荧光鉴别天王补心丸的原理是什么？

项目二 任务四 木香槟榔丸的鉴别

组别：_____ 姓名：_____ 时间：_____ 地点：_____

考核点	评分标准	分值	得分
准备	正确查阅资料，方案设计合理	5	
供试品溶液的制备	天平操作规范：左物右码，用镊子镊取砝码；量筒装倒样品操作规范，样品、水称取（量取）操作规范、准确	5	
	水蒸气蒸馏装置安装规范，样品、水加入操作规范，馏出液速率控制合适	10	
	馏液收集足够	5	
鉴定	紫外-可见分光光度计操作规范：依次接通电源、打开仪器开关，预热时间足够，仪器参数设置正确，测定操作规范	15	
	比色皿使用规范：手拿麻面、不可触碰光面，先用水清洗干净，用待测液润洗2～3次，倒入供试液占比色皿容积的4/5左右	10	
	吸收度测定准确，最大吸收波长确定准确	10	
整理	紫外-可见分光光度计内外清理干净、关闭电源、盖好防尘罩，仪器清洗干净、归位，实训室卫生清理干净，水电门窗关闭	10	
报告	检验原始记录：药品信息、检验依据、取样及报告日期填写正确无缺漏；检验项目过程记录规范；结果判定书写规范；检验人员签名无缺漏	15	
	检验报告书：药品信息、检验依据、取样及报告日期填写正确无缺漏；检验项目、标准规定、检验结果书写准确；结论书写规范；检验人员签名无缺漏	15	
合计		100	

任务笔记	
小组及教师 评价	

📋 课后自测

紫外可见分光光度计鉴别中药制剂的原理是什么?

项目二 任务五 复方丹参滴丸中冰片的薄层色谱鉴别

组别：_____ 姓名：_____ 时间：_____ 地点：_____

考核点	评分标准	分值	得分
准备	正确查阅药品标准,方案设计合理	5	
	薄层板制备符合要求:自制薄层板厚薄均匀、边缘整齐,自然干燥,用前活化;市售薄层板用前活化	5	
	依据标准制备合格的供试品溶液:仪器使用规范、试剂量取准确、过滤操作规范	5	
	依据标准制备合格的对照品溶液:仪器使用规范、试剂量取准确、定容操作规范	5	
操作	展开剂配制:展开剂量取操作规范、取用量符合标准比例	10	
	点样:点样操作规范、不破坏薄层表面、样品点大小适中、点间距离符合要求	15	
	展开:薄层板平行放入展开缸中、放入薄层板迅速、原点距展开剂液面约0.5cm左右、不可没入展开剂中	5	
	显色:显色剂喷洒均匀,显色温度、时间符合标准	5	
	检视:记录展开前沿、斑点与原点距离、斑点颜色	5	
	R_f值计算准确	10	
	薄层色谱结果判断准确	5	
整理	结束:废液倒入废液缸中,交由实训员处理;仪器清洗干净、摆放符合标准;实训室卫生清扫干净,水电门窗关闭	5	
报告	原始记录:药品信息、检验依据、取样及报告日期填写正确无缺漏;检验项目过程记录规范;原始数据准确,无修改、错漏;结果判定书写规范;检验人员签名无缺漏	10	
	检验报告书:药品信息、检验依据、取样及报告日期填写正确无缺漏;检验项目、标准规定、检验结果书写准确;结论书写规范;检验人员签名无缺漏	10	
合计		100	

任务笔记	
小组及教师 评价	

📋 **课后自测**

（1）冰片的化学结构有何特点？在薄层色谱鉴别中利用了冰片的什么性质？

（2）制备供试品溶液为什么采用超声提取这步操作？

项目二 任务五 西瓜霜润喉片中薄荷脑、冰片的鉴别

组别：_____ 姓名：_____ 时间：_____ 地点：_____

考核点	评分标准	分值	得分
准备	正确查阅药品标准,方案设计合理	10	
	气相色谱仪:检查气路系统、确保密封良好;通载气前,将所有电子设备开关都置于"关"的位置;确认色谱柱安装正确	10	
操作	内标溶液、对照品溶液制备:内标物、对照品称取(量取)操作规范,定容操作规范	10	
	供试品溶液制备:供试品称取规范、超声仪器设置符合要求,操作符合规定,溶液制备符合要求	10	
	气相色谱仪操作规范:依次打开气源开关、调整压力、打开仪器电源开关;打开电脑色谱工作站、设置各工作部温度、输入方法信息;按点火键,确认所使用的检测器火已点着;自动进样,确认待测样品装入专用瓶中,程序设定正确;手动进样,排净气泡,快速进样	20	
	结果判断:供试品色谱中呈现与对照品色谱峰保留时间相同的色谱峰,则薄荷脑、冰片的鉴别符合规定;否则不符合规定	10	
整理	结束:关掉氢气总阀,当火灭后关空气总阀,设置进样口、柱箱、检测器温度为40℃或更低,当仪器温度降至设置温度以下时,依次关闭载气、工作站、气相色谱仪;仪器清洗干净,摆放符合标准;实训室卫生清扫干净,水电门窗关闭	10	
报告	原始记录:药品信息、检验依据、取样及报告日期填写正确无缺漏;检验项目过程记录规范;原始数据准确,无修改、错漏;结果判定书写规范;检验人员签名无缺漏	10	
	检验报告书:药品信息、检验依据、取样及报告日期填写正确无缺漏;检验项目、标准规定、检验结果书写准确;结论书写规范;检验人员签名无缺漏	10	
合计		100	

任务笔记	
小组及教师 评价	

📋 **课后自测**

（1）气相色谱分析结束后，为什么先降温后关机？

（2）结合本任务，试述如何调节柱温、载气流速、进样量等参数。

项目二 任务五 七叶神安片中人参皂苷的鉴别

组别：_____ 姓名：_____ 时间：_____ 地点：_____

考核点	评分标准	分值	得分
准备	正确查阅药品标准，方案设计合理	5	
	高效液相色谱仪：检查仪器各部件的电源线、数据线和输液管道连接是否正常；无在线脱气系统的仪器，流动相用合适的滤膜过滤、超声脱气	10	
操作	对照品溶液制备：对照品称取、试剂量取操作规范，定容操作规范；用合适的滤膜过滤	10	
	供试品溶液制备：供试品称取规范、超声仪器设置符合要求，操作符合规定，溶液制备符合要求；用合适的滤膜过滤	10	
	高效液相色谱仪操作规范：依次打开电源、检测器；打开电脑进入工作站；排液操作符合要求；建立方法信息，设置波长、样品运行时间等参数；自动进样，将样液装入样品瓶，设置进样程序；手动进样，排净气泡，进样，六通阀位置正确；调用数据，打印图谱	30	
	结果判断：供试品色谱中呈现与对照品色谱峰保留时间相同的色谱峰，则人参皂苷的鉴别符合规定；否则不符合规定	10	
整理	结束：关闭氘灯、钨灯，选用正确的溶剂冲洗色谱系统，依次关闭泵、检测器、工作站；废液倒入废液缸中，交由实训员处理；仪器清洗干净，摆放符合标准；实训室卫生清扫干净，水电门窗关闭	5	
报告	原始记录：药品信息、检验依据、取样及报告日期填写正确无缺漏；检验项目过程记录规范，原始数据准确，无修改、错漏；结果判定书写规范；检验人员签名无缺漏	10	
	检验报告书：药品信息、检验依据、取样及报告日期填写正确无缺漏；检验项目、标准规定、检验结果书写准确；结论书写规范；检验人员签名无缺漏	10	
合计		100	

任务笔记	
小组及教师 评价	

📋 **课后自测**

（1）高效液相色谱法为什么要进行色谱条件与系统适用性实验？

（2）分析结束后，为什么用经滤过和脱气的适当溶剂清洗分离系统？

（3）结合本任务，试述进样前为什么用流动相对色谱柱进行平衡处理。

项目三　任务一　板蓝根颗粒的水分测定（烘干法）

组别：_____　　姓名：_____　　时间：_____　　地点：_____

考核点	评分标准	分值	得分
准备	正确查阅药品标准，方案设计合理	5	
	备齐电热恒温干燥箱、扁形称量瓶、分析天平（分度值0.1mg）、干燥器等仪器	5	
	依据标准正确取样：仪器使用规范，试剂称取准确，操作规范	5	
操作	扁形称量瓶恒重（m_0）：干燥，称量操作规范，恒重符合要求	10	
	供试品称重（m_1）：供试品处理操作规范，取样称重符合要求	10	
	干燥、冷却、称重：干燥操作规范，冷却操作符合要求，称重操作规范	10	
	再干燥、冷却、称重（m_2）：干燥操作规范，冷却操作符合要求，称重操作规范，达到恒重标准	5	
	结果计算：含水量计算准确	10	
	结果判断：准确判断板蓝根颗粒的水分测定是否符合规定	5	
整理	结束：关闭干燥箱电源，清洁箱内卫生；仪器清洗干净，摆放符合标准；实训室卫生清扫干净，水电关闭	5	
报告	原始记录：药品信息、检验依据、取样及报告日期填写正确无缺漏；检验项目过程记录规范；原始数据准确，无修改、错漏；结果判定书写规范；检验人员签名无缺漏	15	
	检验报告书：药品信息、检验依据、取样及报告日期填写正确无缺漏；检验项目、标准规定、检验结果书写准确；结论书写规范；检验人员签名无缺漏	15	
合计		100	

任务笔记	
小组及教师 评价	

📋 课后自测

（1）扁形称量瓶为什么要干燥至恒重？

（2）供试品进行干燥、冷却、称重时，为什么要连续两次干燥后的称量的差异在 5mg 以下？

项目三　任务一　灵宝护心丹的水分测定（减压干燥法）

组别：＿＿＿＿＿　　姓名：＿＿＿＿＿　　时间：＿＿＿＿＿　　地点：＿＿＿＿＿

考核点	评分标准	分值	得分
准备	正确查阅药品标准,方案设计合理	5	
	备齐减压干燥器、扁平称量瓶、分析天平(分度值0.001g)等仪器	5	
	分析天平:预热、调零	5	
操作	减压干燥:减压干燥器使用操作规范,干燥剂取用量符合标准要求	15	
	测定:供试品取样正确,称量操作规范,减压干燥操作符合要求	15	
	结果计算:含水量计算准确	10	
	结果判断:准确判断灵宝护心丹的水分测定是否符合规定	10	
整理	结束:仪器清洗干净,摆放符合标准;实训室卫生清扫干净,水电关闭	5	
报告	原始记录:药品信息、检验依据、取样及报告日期填写正确无缺漏;检验项目过程记录规范;原始数据准确,无修改、错漏;结果判定书写规范;检验人员签名无缺漏	15	
	检验报告书:药品信息、检验依据、取样及报告日期填写正确无缺漏;检验项目、标准规定、检验结果书写准确;结论书写规范;检验人员签名无缺漏	15	
合计		100	

26

任务笔记	
小组及教师评价	

📑 课后自测

减压干燥法测定灵宝护心丹中的水分的原理是什么？

项目三　任务一　香砂养胃丸的水分测定（甲苯法）

组别：_____　　姓名：_____　　时间：_____　　地点：_____

考核点	评分标准	分值	得分
准备	正确查阅药品标准,方案设计合理	5	
	仪器准备:分析天平预热、调零,水分测定管、圆底烧瓶、冷凝管清洁干燥	10	
	依据标准正确取样:仪器使用规范,试剂称取准确	10	
操作	水分测定:水分测定装置连接正确,供试品取样准确,加热操作规范,馏出速度符合要求,水分与甲苯分离符合要求,检读水量规范	25	
	结果计算:水分计算准确	10	
	结果判断:准确判断香砂养胃丸的含水量测定结果是否符合规定	5	
整理	结束:废液处理符合标准;仪器清洗干净,摆放符合标准;实训室卫生清扫干净,水电关闭	5	
报告	原始记录:药品信息、检验依据、取样及报告日期填写正确无缺漏;检验项目过程记录规范;原始数据准确,无修改、错漏;结果判定书写规范;检验人员签名无缺漏	15	
	检验报告书:药品信息、检验依据、取样及报告日期填写正确无缺漏;检验项目、标准规定、检验结果书写准确;结论书写规范;检验人员签名无缺漏	15	
合计		100	

任务笔记

小组及教师
评价

📋 课后自测

（1）水分测定甲苯法适用于何类中成药的水分测定？

（2）为什么采用甲苯为测定溶剂？甲苯有何优点？可否用其他溶剂代替？

（3）为什么要用铜丝将甲苯推下？

（4）甲苯法所用仪器、器皿是否要烘干？为什么？

项目三 任务一 麝香保心丸的水分测定（气相色谱法）

组别：_____ 姓名：_____ 时间：_____ 地点：_____

考核点	评分标准	分值	得分
准备	正确查阅药品标准，方案设计合理	5	
	气相色谱仪：检查气路系统，确保密封良好；通载气前，将所有电子设备开关都置于"关"的位置；确认色谱柱安装正确	10	
	仪器准备：分析天平预热、调零、量瓶、具塞锥形瓶、移液管等清洁干燥	5	
操作	色谱条件与系统适用性试验：理论板数（按水峰计算、按乙醇峰计算）、水和乙醇两峰的分离度、水峰面积的相对标准偏差均应符合标准规定	10	
	对照品溶液的制备：仪器使用规范，水称取准确，定容操作规范	5	
	供试品溶液的制备：仪器使用规范，供试品称取准确，试剂量取准确，超声提取操作规范，配制操作规范	10	
	气相色谱仪操作规范：打开气源开关，调整压力；打开仪器电源开关；打开电脑色谱工作站，设置各工作部温度，输入方法信息，进样操作规范	15	
	结果计算：水分计算准确	10	
	结果判断：准确判断麝香保心丸的含水量测定结果是否符合规定	5	
整理	结束：废液处理符合标准；仪器清洗干净，摆放符合标准；实训室卫生清扫干净，水电关闭	5	
报告	原始记录：药品信息、检验依据、取样及报告日期填写正确无缺漏；检验项目过程记录规范；原始数据准确，无修改、错漏；结果判定书写规范；检验人员签名无缺漏	10	
	检验报告书：药品信息、检验依据、取样及报告日期填写正确无缺漏；检验项目、标准规定、检验结果书写准确；结论书写规范；检验人员签名无缺漏	10	
合计		100	

任务笔记	
小组及教师评价	

📋 **课后自测**

　　（1）气相色谱法测定麝香保心丸中的水分的原理是什么？

　　（2）气相色谱法主要适用于哪些中药制剂中水分的测定？

项目三 任务二 牛黄解毒片的崩解时限检查（吊篮法）

组别：_____ 姓名：_____ 时间：_____ 地点：_____

考核点	评分标准	分值	得分
准备	正确查阅药品标准,方案设计合理	5	
	仪器调试:依据仪器标准操作规程,崩解仪的吊篮悬挂正确,吊篮上升及下降位置正确,调试操作规范	10	
	依据标准制备合格的测定溶液:仪器使用规范,崩解液量取准确,操作规范	10	
操作	吊篮清洗与安装:筛网选择符合要求,吊篮、筛网、挡板清洗达到要求,吊篮安装正确,崩解仪调试操作规范	10	
	崩解液配制及温度设定:崩解液恒温参数正确,温度调节操作符合要求	10	
	崩解时间设定:崩解始计时与崩解末计时操作规范	10	
	供试品检查:崩解时限检查操作规范、准确	5	
	结果判断:准确判断牛黄解毒片的崩解时限检查是否符合规定	5	
整理	结束:废液处理符合标准;仪器清洗干净,摆放符合标准;实训室卫生清扫干净,水电关闭	5	
报告	原始记录:药品信息、检验依据、取样及报告日期填写正确无缺漏;检验项目过程记录规范;原始数据准确,无修改、错漏;结果判定书写规范;检验人员签名无缺漏	15	
	检验报告书:药品信息、检验依据、取样及报告日期填写正确无缺漏;检验项目、标准规定、检验结果书写准确;结论书写规范;检验人员签名无缺漏	15	
合计		100	

任务笔记	
小组及教师 评价	

📄 **课后自测**

（1）崩解时限检查为什么要在 37℃±1℃ 的水温下试验？温度对实验有何影响？

（2）薄膜衣片为何要在盐酸溶液（9→1000）中进行？

（3）为什么中药材原粉片的崩解时限为 30min？

项目三　任务二　清开灵泡腾片的崩解时限检查（烧杯法）

组别：_____　姓名：_____　时间：_____　地点：_____

考核点	评分标准	分值	得分
准备	正确查阅药品标准，方案设计合理	5	
	烧杯清洗：烧杯选择符合要求，清洗达到要求，使用操作规范	10	
操作	崩解液配制及温度设定：崩解液恒温参数正确，温度调节操作符合要求	15	
	崩解时间设定：崩解始计时与崩解末计时操作规范	15	
	供试品检查：崩解时限检查操作规范、准确	15	
	结果判断：准确判断清开灵泡腾片的崩解时限检查是否符合规定	5	
整理	结束：废液处理符合标准；仪器清洗干净、摆放符合标准；实训室卫生清扫干净，水电关闭	5	
报告	原始记录：药品信息、检验依据、取样及报告日期填写正确无缺漏；检验项目过程记录规范；原始数据准确，无修改、错漏；结果判定书写规范；检验人员签名无缺漏	15	
	检验报告书：药品信息、检验依据、取样及报告日期填写正确无缺漏；检验项目、标准规定、检验结果书写准确；结论书写规范；检验人员签名无缺漏	15	
合计		100	

任务笔记	
小组及教师 评价	

📋 **课后自测**

（1）为什么泡腾片的崩解时限检查用烧杯法？

（2）为什么清开灵泡腾片崩解时限检查的水温是 70～80℃？

项目三　任务三　银黄口服液的相对密度测定（比重瓶法）

组别：_____　　姓名：_____　　时间：_____　　地点：_____

考核点	评分标准	分值	得分
准备	正确查阅药品标准,方案设计合理	5	
	仪器准备:比重瓶清洁干燥,分析天平预热、调零、恒温水浴锅水温符合要求	10	
操作	比重瓶重量的称定:比重瓶称定操作符合标准规定,分析天平操作规范	10	
	供试品重量的测定:供试品装入比重瓶操作符合要求,恒温操作符合要求,称重操作正确,准确计算供试品的重量	15	
	水重量的测定:比重瓶清洗干净,装水操作符合要求,恒温操作符合要求,称重操作正确,准确计算水的重量	10	
	结果计算:准确计算银黄口服液的相对密度	10	
	结果判断:准确判断银黄口服液的相对密度是否符合规定	5	
整理	结束:废液处理符合标准;仪器清洗干净,摆放符合标准;实训室卫生清扫干净,水电关闭	5	
报告	原始记录:药品信息、检验依据、取样及报告日期填写正确无缺漏;检验项目过程记录规范;原始数据准确,无修改、错漏;结果判定书写规范;检验人员签名无缺漏	15	
	检验报告书:药品信息、检验依据、取样及报告日期填写正确无缺漏;检验项目、标准规定、检验结果书写准确;结论书写规范;检验人员签名无缺漏	15	
合计		100	

任务笔记	
小组及教师 评价	

📑 **课后自测**

（1）测定相对密度有何实际意义？相对密度测定法的操作关键步骤是什么？

（2）为何要在 20℃时测定口服液的相对密度？

项目三 任务三 薄荷素油的相对密度测定（韦氏比重秤法）

组别：_____ 姓名：_____ 时间：_____ 地点：_____

考核点	评分标准	分值	得分
准备	正确查阅药品标准,方案设计合理	5	
	仪器准备:取出韦氏比重秤配件,并摆放整齐	10	
	供试品溶液准备:打开包装	5	
操作	仪器调整:托架高度适中,横梁正确置于玛瑙刀座上,等重砝码、玻璃锤拿取符合规范	10	
	用水校正:水装入玻璃圆筒操作符合要求,水温为20℃,玻璃锤浸入水中位置符合要求,校正仪器、砝码选择等操作正确	15	
	供试品的测定:玻璃筒清洁干燥,供试品装入玻璃圆筒高度与水高度一致,砝码放置顺序正确,读数正确	15	
	结果判断:准确判断薄荷素油的相对密度是否符合标准规定	5	
整理	结束:废液处理符合标准;仪器清洗干净,摆放符合标准;实训室卫生清扫干净,水电关闭	5	
报告	原始记录:药品信息、检验依据、取样及报告日期填写正确无缺漏;检验项目过程记录规范;原始数据准确,无修改、错漏;结果判定书写规范;检验人员签名无缺漏	15	
	检验报告书:药品信息、检验依据、取样及报告日期填写正确无缺漏;检验项目、标准规定、检验结果书写准确;结论书写规范;检验人员签名无缺漏	15	
合计		100	

38

任务笔记	
小组及教师 评价	

📑 课后自测

（1）薄荷素油的相对密度测定为什么用韦氏比重秤法？

（2）韦氏比重秤法适用于何种中药制剂的相对密度测定？

（3）韦氏比重秤法测定中药制剂的相对密度的原理是什么？

项目三　任务四　复方丹参滴丸的重量差异检查

组别：_____　　姓名：_____　　时间：_____　　地点：_____

考核点	评分标准	分值	得分
准备	正确查阅药品标准,方案设计合理	5	
	仪器准备:分析天平预热,称量瓶清洁、干燥	10	
操作	分析天平的选择与调零:按标准规定正确选择符合要求的分度值的分析天平;正确校正分析天平零点且符合要求	10	
	供试品取样并称量总重:供试品取样数量符合标准规定,总重称量操作规范	15	
	供试品每丸重量的称定:称量操作规范、准确	10	
	重量差异限度范围确定:允许重量范围计算准确	10	
	结果判断:准确判断复方丹参滴丸的重量差异是否符合规定	5	
整理	结束:天平归零,关闭电源,仪器清洗干净,摆放符合标准;实训室卫生清扫干净,水电关闭	5	
报告	原始记录:药品信息、检验依据、取样及报告日期填写正确无缺漏;检验项目过程记录规范;原始数据准确,无修改、错漏;结果判定书写规范;检验人员签名无缺漏	15	
	检验报告书:药品信息、检验依据、取样及报告日期填写正确无缺漏;检验项目、标准规定、检验结果书写准确;结论书写规范;检验人员签名无缺漏	15	
合计		100	

任务笔记	
小组及教师 评价	

📋 课后自测

（1）重量差异检查的目的是什么？

（2）称量操作时，如何选择分析天平的分度值，以完成快速精确的测定？称量时应保留几位有效数字？

项目三　任务四　三黄片的重量差异检查

组别：_____　　姓名：_____　　时间：_____　　地点：_____

考核点	评分标准	分值	得分
准备	正确查阅药品标准,方案设计合理	5	
	仪器准备:分析天平预热,称量瓶清洁、干燥	10	
操作	分析天平的选择与调零:按标准规定正确选择符合要求的分度值的分析天平;正确校正分析天平零点且符合要求	10	
	供试品取样并称量总重:供试品取样数量符合标准规定,总重称量操作规范	15	
	供试品每片重量的称定:称量操作规范、准确	10	
	重量差异限度范围确定:允许重量范围计算准确	10	
	结果判断:准确判断三黄片的重量差异是否符合规定	5	
整理	结束:天平归零,关闭电源;仪器清洗干净,摆放符合标准;实训室卫生清扫干净,水电关闭	5	
报告	原始记录:药品信息、检验依据、取样及报告日期填写正确无缺漏;检验项目过程记录规范;原始数据准确,无修改、错漏;结果判定书写规范;检验人员签名无缺漏	15	
	检验报告书:药品信息、检验依据、取样及报告日期填写正确无缺漏;检验项目、标准规定、检验结果书写准确;结论书写规范;检验人员签名无缺漏	15	
合计		100	

任务笔记	
小组及教师评价	

📋 **课后自测**

（1）片剂的重量差异限度是怎样规定的？

（2）片剂的重量差异检查应如何进行结果判断？

项目三　任务四　十滴水软胶囊的装量差异检查

组别：＿＿＿＿＿　　姓名：＿＿＿＿＿　　时间：＿＿＿＿＿　　地点：＿＿＿＿＿

考核点	评分标准	分值	得分
准备	正确查阅药品标准，方案设计合理	5	
	仪器准备：分析天平预热，称量瓶清洁、干燥	10	
操作	分析天平的选择与调零：按标准规定正确选择符合要求的分度值的分析天平，正确校正分析天平零点且符合要求	10	
	供试品取样并称重：供试品取样数量符合标准规定，称量操作规范	15	
	供试品每粒内容物重量的称定：称量操作规范、准确	10	
	装量差异限度范围确定：允许装量范围计算准确	10	
	结果判断：准确判断十滴水软胶囊的装量差异是否符合规定	5	
整理	结束：天平归零，关闭电源；仪器清洗干净，摆放符合标准；实训室卫生清扫干净，水电关闭	5	
报告	原始记录：药品信息、检验依据、取样及报告日期填写正确无缺漏；检验项目过程记录规范；原始数据准确，无修改、错漏；结果判定书写规范；检验人员签名无缺漏	15	
	检验报告书：药品信息、检验依据、取样及报告日期填写正确无缺漏；检验项目、标准规定、检验结果书写准确；结论书写规范；检验人员签名无缺漏	15	
合计		100	

任务笔记	
小组及教师 评价	

📑 课后自测

（1）胶囊剂的装量差异限度是怎样规定的？

（2）如何准确确定出每粒软胶囊的内容物的装量？

项目三　任务五　冰硼散的外观均匀度和粒度检查（单筛分法）

组别：＿＿＿＿＿　　姓名：＿＿＿＿＿　　时间：＿＿＿＿＿　　地点：＿＿＿＿＿

考核点	评分标准	分值	得分
准备	正确查阅药品标准,方案设计合理	5	
	仪器准备:玻璃板清洁、干燥,托盘天平调整平衡,六号筛(配有筛盖和密合的接收容器)清洁、干燥	10	
操作	外观均匀度检查:取样正确、检查操作符合标准规定	15	
	粒度测定:供试品称重符合标准规定,筛分操作规范	20	
	结果计算:准确计算冰硼散的粒度	10	
	结果判断:准确判断冰硼散的外观均匀度和粒度是否符合规定	5	
整理	结束:天平归零;仪器清洗干净、摆放符合标准;实训室卫生清扫干净,水电关闭	5	
报告	原始记录:药品信息、检验依据、取样及报告日期填写正确无缺漏;检验项目过程记录规范;原始数据准确,无修改、错漏;结果判定书写规范;检验人员签名无缺漏	15	
	检验报告书:药品信息、检验依据、取样及报告日期填写正确无缺漏;检验项目、标准规定、检验结果书写准确;结论书写规范;检验人员签名无缺漏	15	
合计		100	

任务笔记

小组及教师
评价

📋 课后自测

（1）中药散剂为什么要进行外观均匀度检查？

（2）单筛分法适合哪种中药制剂的粒度检查？

项目三 任务六 抗感颗粒的溶化性检查

组别：_____　姓名：_____　时间：_____　地点：_____

考核点	评分标准	分值	得分
准备	正确查阅药品标准,方案设计合理	5	
	仪器准备:烧杯选择符合要求,清洗达到要求,使用操作规范	10	
	依据标准制备合格的热水:仪器使用规范,热水量取准确、温度调节适当	5	
操作	取样:供试品取样正确	10	
	水温调节:热水温度符合规定	15	
	溶化性检查:溶化现象观察仔细,操作规范	15	
	结果判断:准确判断抗感颗粒的溶化性是否符合规定	5	
整理	结束:废液处理符合标准;仪器清洗干净,摆放符合标准;实训室卫生清扫干净,水电关闭	5	
报告	原始记录:药品信息、检验依据、取样及报告日期填写正确无缺漏;检验项目过程记录规范,原始数据准确,无修改、错漏;结果判定书写规范;检验人员签名无缺漏	15	
	检验报告书:药品信息、检验依据、取样及报告日期填写正确无缺漏;检验项目、标准规定、检验结果书写准确;结论书写规范;检验人员签名无缺漏	15	
合计		100	

48

任务笔记	
小组及教师 评价	

（1）中药制剂进行溶化性检查的目的是什么？

（2）哪些中药制剂需要做溶化性检查？

项目三　任务六　龟鹿二仙膏的不溶物检查

组别：_____　　姓名：_____　　时间：_____　　地点：_____

考核点	评分标准	分值	得分
准备	正确查阅药品标准,方案设计合理	5	
	仪器准备:烧杯选择符合要求,清洗达到要求,使用操作规范	10	
	依据标准制备合格的热水:仪器使用规范,热水量取准确、温度调节适当	5	
操作	取样:供试品取样正确	10	
	水温调节:热水温度符合规定	15	
	不溶物检查:溶化现象观察仔细,操作规范	15	
	结果判断:准确判断龟鹿二仙膏的不溶物是否符合规定	5	
整理	结束:废液处理符合标准;仪器清洗干净、摆放符合标准;实训室卫生清扫干净,水电关闭	5	
报告	原始记录:药品信息、检验依据、取样及报告日期填写正确无缺漏;检验项目过程记录规范,原始数据准确,无修改、错漏;结果判定书写规范;检验人员签名无缺漏	15	
	检验报告书:药品信息、检验依据、取样及报告日期填写正确无缺漏;检验项目、标准规定、检验结果书写准确;结论书写规范;检验人员签名无缺漏	15	
合计		100	

任务笔记	
小组及教师 评价	

📋 **课后自测**

煎膏剂进行不溶物检查的目的是什么？

项目三 任务七 蒲地蓝消炎口服液的 pH 测定

组别：_____ 姓名：_____ 时间：_____ 地点：_____

考核点	评分标准	分值	得分
准备	正确查阅资料，方案设计合理	5	
	仪器调试：依据仪器标准操作规程安装酸度计，电极选择与安装正确，调试操作规范	10	
	依据标准制备合格的标准 pH 缓冲溶液：仪器使用规范，标准 pH 缓冲溶液配制操作规范，定容准确	10	
操作	酸度计预热与调试：预热时间符合要求，调试操作规范	5	
	酸度计的校正：仪器功能选择正确，温度调节操作符合要求，斜率调节、定位调节符合标准规定，校正操作规范	15	
	供试品溶液的 pH 测定：pH 测定操作规范操作规范	15	
	结果判断：准确判断蒲地蓝消炎口服液的 pH 是否符合规定	5	
整理	结束：酸度计电极清洗规范；仪器清洗干净，摆放符合标准；实训室卫生清扫干净，水电关闭	5	
报告	原始记录：药品信息、检验依据、取样及报告日期填写正确无缺漏；检验项目过程记录规范；原始数据准确，无修改、错漏；结果判定书写规范；检验人员签名无缺漏	15	
	检验报告书：药品信息、检验依据、取样及报告日期填写正确无缺漏；检验项目、标准规定、检验结果书写准确；结论书写规范；检验人员签名无缺漏	15	
合计		100	

任务笔记	
小组及教师 评价	

📋 **课后自测**

（1）使用酸度计时为什么使用"温度补偿"旋钮和"斜率调节"旋钮？

（2）标准缓冲溶液的 pH 与蒲地蓝消炎口服液供试品的 pH 相差多大为好？

项目三 任务八 舒筋活络酒的乙醇量测定（气相色谱法）

组别：_____ 姓名：_____ 时间：_____ 地点：_____

考核点	评分标准	分值	得分
准备	正确查阅药品标准,方案设计合理	5	
	气相色谱仪:检查气路系统,确保密封良好;通载气前,将所有电子设备开关都置于"关"的位置;确认色谱柱安装正确	10	
操作	色谱条件与系统适用性试验:进样温度、理论板数（按正丙醇计算）、乙醇峰和正丙醇峰的分离度、校正因子的相对标准偏差均应符合标准规定	15	
	对照品溶液的制备:仪器使用规范,无水乙醇、正丙醇量取准确,定容操作规范	5	
	供试品溶液的制备:仪器使用规范,供试品量称取准确,定容操作规范	5	
	气相色谱仪操作规范:打开气源开关,调整压力;打开仪器电源开关;打开电脑色谱工作站,设置各工作部温度,输入方法信息;按点火键,确认所使用的检测器火已点着;进样操作标准	15	
	结果计算:正确计算舒筋活络酒的乙醇含量	15	
	结果判断:准确判断舒筋活络酒的乙醇含量是否符合规定	5	
整理	结束:关掉氢气总阀,当火灭后关空气总阀,设置进样口、柱箱、检测器温度为40℃或更低,当仪器温度降至设置温度以下时,依次关闭载气、工作站、气相色谱仪;仪器清洗干净,摆放符合标准;实训室卫生清扫干净,水电关闭	5	
报告	原始记录:药品信息、检验依据、取样及报告日期填写正确无缺漏;检验项目过程记录规范;原始数据准确,无修改、错漏;结果判定书写规范;检验人员签名无缺漏	10	
	检验报告书:药品信息、检验依据、取样及报告日期填写正确无缺漏;检验项目、标准规定、检验结果书写准确;结论书写规范;检验人员签名无缺漏	10	
合计		100	

任务笔记	
小组及教师评价	

📋 课后自测

（1）为什么用 GC 法测定制剂中乙醇含量时采用内标法进行定量？

（2）如何提高气相色谱仪的分离效能？

（3）进样速度、进样量大小对实验结果有何影响？

项目三 任务八 当归流浸膏的乙醇量测定（蒸馏法第一法）

组别：_____ 姓名：_____ 时间：_____ 地点：_____

考核点	评分标准	分值	得分
准备	正确查阅药品标准,方案设计合理	5	
	仪器准备:分析天平预热、调零,水浴锅水量适中、温度设置为所需温度,比重瓶、分液漏斗、移液管、量瓶等清洁、干燥	10	
	仪器连接:依据仪器标准操作规程连接安装蒸馏装置,调试操作规范	5	
操作	蒸馏:蒸馏操作规范,馏出液量取正确	15	
	相对密度测定:仪器使用规范,相对密度测定操作符合标准规定,乙醇馏出液的相对密度计算正确	15	
	结果计算:查表方法正确,乙醇的含量计算准确	10	
	结果判断:准确判断当归流浸膏的乙醇含量是否符合规定	5	
整理	结束:废液处理符合标准;仪器清洗干净,摆放符合标准;实训室卫生清扫干净,水电关闭	5	
报告	原始记录:药品信息、检验依据、取样及报告日期填写正确无缺漏;检验项目过程记录规范;原始数据准确,无修改、错漏;结果判定书写规范;检验人员签名无缺漏	15	
	检验报告书:药品信息、检验依据、取样及报告日期填写正确无缺漏;检验项目、标准规定、检验结果书写准确;结论书写规范;检验人员签名无缺漏	15	
合计		100	

56

任务笔记	
小组及教师评价	

📋 **课后自测**

（1）当流浸膏的乙醇量高于30％时应采用哪种蒸馏法进行测定其乙醇含量？

（2）蒸馏时如产生泡沫，应该如何进行处理？

项目四　任务一　九味羌活丸的总灰分和酸不溶性灰分测定

组别：＿＿＿＿＿　　姓名：＿＿＿＿＿　　时间：＿＿＿＿＿　　地点：＿＿＿＿＿

考核点	评分标准	分值	得分
准备	正确查阅资料,方案设计合理	5	
	检查马弗炉:炉周围无易燃易爆物品和腐蚀性气体,炉内清洁	5	
	仪器准备:坩埚清洁干燥,分析天平预热、调零,干燥器内干燥剂处于活性状态	5	
操作	空坩埚恒重:马弗炉、分析天平按操作规程操作,坩埚轻拿轻放,干燥器盖子轻推、轻盖	10	
	称取供试品:样品粉碎操作规范,粉碎程度符合要求,称取供试品操作标准,平铺坩埚底部均匀	5	
	炭化、灰化及称重:炭化时电加热炉操作规范,炭化程度符合要求;灰化时马弗炉操作符合规范,灰化程度符合要求,冷却、称重操作规范	20	
	酸不溶性灰分测定时,正确加入盐酸,注意安全,过滤操作规范,判断洗液合格操作正确	10	
	计算:正确计算总灰分和酸不溶性灰分	10	
	结果判断:准确判断九味羌活丸的总灰分和酸不溶性灰分是否符合标准规定	5	
整理	结束:废液倒入废液缸中,交由实训员处理;仪器清洗干净,摆放符合标准;实训室卫生清扫干净,水电门窗关闭	5	
报告	原始记录:药品信息、检验依据、取样及报告日期填写正确无缺漏;检验项目过程记录规范;原始数据准确,无修改、错漏;结果判定书写规范;检验人员签名无缺漏	10	
	检验报告书:药品信息、检验依据、取样及报告日期填写正确无缺漏;检验项目、标准规定、检验结果书写准确;结论书写规范;检验人员签名无缺漏	10	
合计		100	

58

任务笔记	
小组及教师 评价	

📑 **课后自测**

酸不溶性灰分测定所用滤纸有什么要求？

项目四　任务二　葶贝胶囊的重金属检查（硫代乙酰胺法）

组别：_____　　姓名：_____　　时间：_____　　地点：_____

考核点	评分标准	分值	得分
准备	正确查阅资料,方案设计合理	5	
	仪器准备:纳氏比色管三支,刻度线高度一致,配对使用	5	
	标准铅溶液的制备:硝酸铅称取准确,溶解、定容操作标准。	10	
操作	供试品溶液的制备:供试品称重准确,炭化操作标准,试剂滴加准确,过滤操作规范,分液漏斗操作规范,供试品溶液符合要求	20	
	重金属检查:甲、乙、丙管分别按要求加入相应试剂,试剂量取操作规范,取量准确	20	
	检视:正确检视比色管	5	
	结果判断:准确判断重金属检查结果	10	
整理	结束:废液倒入废液缸中,交由实训员处理;仪器清洗干净,摆放符合标准;实训室卫生清扫干净,水电门窗关闭	5	
报告	原始记录:药品信息、检验依据、取样及报告日期填写正确无缺漏;检验项目过程记录规范;原始数据准确,无修改、错漏;结果判定书写规范;检验人员签名无缺漏	10	
	检验报告书:药品信息、检验依据、取样及报告日期填写正确无缺漏;检验项目、标准规定、检验结果书写准确;结论书写规范;检验人员签名无缺漏	10	
合计		100	

任务笔记	
小组及教师 评价	

📋 **课后自测**

葶贝胶囊检查重金属为什么要炽灼至完全灰化?

项目四　任务二　黄连上清丸的重金属检查（炽灼法）

组别：_____　　姓名：_____　　时间：_____　　地点：_____

考核点	评分标准	分值	得分
准备	正确查阅资料,方案设计合理	5	
	仪器准备:纳氏比色管两支,刻度线高度一致,配对使用	5	
	标准铅溶液的制备:硝酸铅称取准确,溶解、定容操作标准。	10	
操作	供试品溶液的制备:供试品称重准确,灰化、炭化操作标准,试剂滴加准确;蒸干操作在通风橱中进行,安全操作;供试品溶液符合要求	20	
	重金属检查:甲、乙管分别按要求加入相应试剂,试剂量取操作规范,取量准确	20	
	检视:正确检视比色管	5	
	结果判断:准确判断重金属检查结果	10	
整理	结束:废液倒入废液缸中,交由实训员处理;仪器清洗干净,摆放符合标准;实训室卫生清扫干净,水电门窗关闭	5	
报告	原始记录:药品信息、检验依据、取样及报告日期填写正确无缺漏;检验项目过程记录规范;原始数据准确,无修改、错漏;结果判定书写规范;检验人员签名无缺漏	10	
	检验报告书:药品信息、检验依据、取样及报告日期填写正确无缺漏;检验项目、标准规定、检验结果书写准确;结论书写规范;检验人员签名无缺漏	10	
合计		100	

任务笔记	
小组及教师 评价	

 课后自测

样品炽灼过程中应注意什么？

项目四　任务三　牛黄解毒片中砷盐的检查（古蔡氏法）

组别：_____　姓名：_____　时间：_____　地点：_____

考核点	评分标准	分值	得分
准备	正确查阅资料，方案设计合理	5	
	检砷瓶清洁干燥，所用仪器、锌粒等需无砷	5	
	标准砷溶液制备：毒性药品取用符合规定，标准砷贮备液量取准确，试剂加入准确，定容操作标准	10	
操作	导气管的准备：乙酸铅棉花称量准确，装入导气管松紧适度、高度符合要求；溴化汞试纸盖住旋塞孔径	10	
	标准砷斑的制备：标准砷溶液量取准确，试剂加入量准确，反应温度、时间控制准确，标准砷斑制备合格	20	
	供试品砷斑的制备：牛黄解毒片称量准确，提取操作标准，定容操作标准，样品溶液量取准确，试剂加入量准确，反应温度、时间控制准确，供试品砷斑制备合格	20	
	结果判断：准确判断牛黄解毒片的砷盐检查结果是否符合规定	5	
整理	结束：废液倒入废液缸中，交由实训员处理；仪器清洗干净，摆放符合标准；实训室卫生清扫干净，水电门窗关闭	5	
报告	原始记录：药品信息、检验依据、取样及报告日期填写正确无缺漏；检验项目过程记录规范，原始数据准确，无修改、错漏；结果判定书写规范；检验人员签名无缺漏	10	
	检验报告书：药品信息、检验依据、取样及报告日期填写正确无缺漏；检验项目、标准规定、检验结果书写准确；结论书写规范；检验人员签名无缺漏	10	
合计		100	

任务笔记	
小组及教师 评价	

📄 **课后自测**

为什么供试品规定含砷限量不同时，采用改变供试品取样量的方法来适应要求，而不采用改变标准砷溶液取量的办法？

项目四　任务三　克痛痧胶囊中砷盐的检查（二乙基二硫代氨基甲酸银法）

组别：_____　姓名：_____　时间：_____　地点：_____

考核点	评分标准	分值	得分
准备	正确查阅资料，方案设计合理	5	
	检砷瓶清洁干燥，所用仪器、锌粒等需无砷	5	
	标准砷溶液制备：毒性药品取用符合规定，标准砷贮备液量取准确，试剂加入准确，定容操作标准	10	
操作	装置的准备：乙酸铅棉花称量准确，装入导气管松紧适度、高度符合要求；二乙基二硫代氨基甲酸银试液量取准确	10	
	标准砷对照液的制备：标准砷溶液量取准确，试剂加入量准确，反应温度、时间控制准确，D管加三氯甲烷至刻度操作标准	20	
	供试品溶液的制备：克痛痧胶囊称量准确，提取操作标准，定容操作标准，样品溶液量取准确，试剂加入量准确，反应温度、时间控制准确	20	
	结果判断：准确判断克痛痧胶囊的砷盐检查结果是否符合规定	5	
整理	结束：废液倒入废液缸中，交由实训员处理；仪器清洗干净，摆放符合标准；实训室卫生清扫干净，水电门窗关闭	5	
报告	原始记录：药品信息、检验依据、取样及报告日期填写正确无缺漏；检验项目过程记录规范，原始数据准确，无修改、错漏；结果判定书写规范；检验人员签名无缺漏	10	
	检验报告书：药品信息、检验依据、取样及报告日期填写正确无缺漏；检验项目、标准规定、检验结果书写准确；结论书写规范；检验人员签名无缺漏	10	
合计		100	

任务笔记	
小组及教师 评价	

📑 **课后自测**

试计算克痛痧胶囊中砷盐的限量。

项目四 任务四 灯盏细辛注射液的有关物质检查

组别：_____ 姓名：_____ 时间：_____ 地点：_____

考核点	评分标准	分值	得分
准备	正确查阅资料,方案设计合理	5	
	检查马弗炉、干燥箱:炉、箱周围无易燃易爆物品和腐蚀性气体,炉内、箱内清洁	5	
	仪器准备:仪器清洁干燥,分析天平预热、调零,干燥器内干燥剂处于活性状态	5	
操作	蛋白质检查:供试品量取准确,试剂滴加正确	10	
	鞣质检查:供试品量取准确,试剂加入准确	10	
	树脂检查:供试品量取准确,萃取操作规范;蒸干操作规范,在通风橱中进行;试剂量取、加入准确	10	
	草酸盐检查:供试品量取准确,pH调节正确,柱层析操作规范,试剂滴加正确	10	
	钾离子检查:供试品量取准确,炭化、灰化操作规范,试剂量取、加入正确,比色方法正确	10	
	结果判断:准确判断灯盏细辛注射液的有关物质检查是否符合规定	10	
整理	结束:废液倒入废液缸中,交由实训员处理;仪器清洗干净,摆放符合标准;实训室卫生清扫干净,水电门窗关闭	5	
报告	原始记录:药品信息、检验依据、取样及报告日期填写正确无缺漏;检验项目过程记录规范;原始数据准确,无修改、错漏;结果判定书写规范;检验人员签名无缺漏	10	
	检验报告书:药品信息、检验依据、取样及报告日期填写正确无缺漏;检验项目、标准规定、检验结果书写准确;结论书写规范;检验人员签名无缺漏	10	
合计		100	

任务笔记	
小组及教师 评价	

📋 **课后自测**

试简述中药注射剂有关物质检查的意义。

项目四 任务五 鱼腥草滴眼液可见异物检查

组别：_____ 姓名：_____ 时间：_____ 地点：_____

考核点	评分标准	分值	得分
准备	正确查阅资料，方案设计合理	5	
	检查灯检仪：检查仪器外观是否正常，打开电源，检查灯管发光情况	10	
	供试品准备：取样数量正确，标签去除干净，容器外壁擦拭干净	10	
操作	调节仪器：依据检测药品，选择合适的照度，准确调节照度	20	
	可见异物检查：检查距离正确，检查操作规范，检查时间符合要求	20	
	结果判断：准确判断鱼腥草滴眼液可见异物是否符合规定	10	
整理	关闭电源，清洁仪器；实训室卫生清扫干净，水电门窗关闭	5	
报告	原始记录：药品信息、检验依据、取样及报告日期填写正确无缺漏；检验项目过程记录规范；原始数据准确，无修改、错漏；结果判定书写规范；检验人员签名无缺漏	10	
	检验报告书：药品信息、检验依据、取样及报告日期填写正确无缺漏；检验项目、标准规定、检验结果书写准确；结论书写规范；检验人员签名无缺漏	10	
合计		100	

70

任务笔记	
小组及教师 评价	

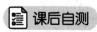 课后自测

检查过程中如何避免产生气泡？

项目四　任务六　甘草中其他有机氯类农药残留量测定

组别：_____　姓名：_____　时间：_____　地点：_____

考核点	评分标准	分值	得分
准备	正确查阅药品标准,方案设计合理	5	
	对照品贮备液:对照品称取操作规范、称量准确,定容操作规范	5	
	气相色谱仪:检查气路系统、确保密封良好;通载气前,将所有电子设备开关都置于"关"的位置;确认色谱柱安装正确	10	
操作	对照品溶液的制备:量取操作规范,定容操作规范	5	
	供试品溶液的制备:供试品称取准确,试剂量取准确,提取操作规范,离心操作规范,浓缩操作规范	10	
	气相色谱仪操作规范:依次打开气源开关,调整压力,打开仪器电源开关;打开电脑色谱工作站,设置各工作部温度,输入方法信息;自动进样,确认待测样品装入专用瓶中,程序设定正确;手动进样,排气泡,快速进样	20	
	结果计算:准确计算有机氯农药含量	10	
	结果判断:准确判断甘草中农药残留量是否符合规定	5	
整理	结束:设置进样口、柱箱、检测器温度为40℃或更低,当仪器温度降至设置温度以下时,依次关闭工作站、气相色谱仪;仪器清洗干净,摆放符合标准;实训室卫生清扫干净,水电门窗关闭	10	
报告	原始记录:药品信息、检验依据、取样及报告日期填写正确无缺漏;检验项目过程记录规范;原始数据准确,无修改、错漏;结果判定书写规范;检验人员签名无缺漏	10	
	检验报告书:药品信息、检验依据、取样及报告日期填写正确无缺漏;检验项目、标准规定、检验结果书写准确;结论书写规范;检验人员签名无缺漏	10	
合计		100	

任务笔记	
小组及教师 评价	

📑 **课后自测**

计算五氯硝基苯的含量。

项目四 任务七 十滴水的甲醇量检查

组别：_____ 姓名：_____ 时间：_____ 地点：_____

考核点	评分标准	分值	得分
准备	正确查阅药品标准,方案设计合理	10	
	气相色谱仪:检查气路系统,确保密封良好;通载气前,将所有电子设备开关都置于"关"的位置;确认色谱柱安装正确	10	
操作	对照品溶液制备:对照品量取操作规范,定容操作规范	10	
	气相色谱仪操作规范:打开气源开关,调整压力,打开仪器电源开关;打开电脑色谱工作站,设置各工作部温度,输入方法信息;按点火键,确认所使用的检测器火已点着;顶空进样参数设置正确	20	
	结果计算:正确计算十滴水的甲醇含量	10	
	结果判断:准确判断十滴水的甲醇含量是否符合规定	10	
整理	结束:关掉氢气总阀,当火灭后关空气总阀,设置进样口、柱箱、检测器温度为40℃或更低,当仪器温度降至设置温度以下时,依次关闭载气、工作站、气相色谱仪;仪器清洗干净,摆放符合标准;实训室卫生清扫干净,水电门窗关闭	10	
报告	原始记录:药品信息、检验依据、取样及报告日期填写正确无缺漏;检验项目过程记录规范;原始数据准确,无修改、错漏;结果判定书写规范;检验人员签名无缺漏	10	
	检验报告书:药品信息、检验依据、取样及报告日期填写正确无缺漏;检验项目、标准规定、检验结果书写准确;结论书写规范;检验人员签名无缺漏	10	
合计		100	

74

任务笔记	
小组及教师评价	

课后自测

为什么酒剂、酊剂要测定甲醇量？

项目四　任务七　姜酊的甲醇量检查

组别：_____　姓名：_____　时间：_____　地点：_____

考核点	评分标准	分值	得分
准备	正确查阅药品标准,方案设计合理	5	
	气相色谱仪:检查气路系统,确保密封良好;通载气前,将所有电子设备开关都置于"关"的位置;确认色谱柱安装正确	10	
操作	校正因子测定:正丙醇、甲醇量取准确,定容操作标准	10	
	供试品溶液的制备:溶液量取准确,定容操作规范	5	
	气相色谱仪操作规范:打开气源开关,调整压力;打开仪器电源开关;打开电脑色谱工作站,设置各工作部温度,输入方法信息;按点火键,确认所使用的检测器火已点着;自动进样,确认待测样品装入专用瓶中,程序设定正确;手动进样,排气泡,快速进样	20	
	结果计算:正确计算姜酊的甲醇含量	10	
	结果判断:准确判断姜酊的甲醇含量是否符合规定	10	
整理	结束:关掉氢气总阀,当火灭后关空气总阀,设置进样口、柱箱、检测器温度为40℃或更低,当仪器温度降至设置温度以下时,依次关闭载气、工作站、气相色谱仪;仪器清洗干净,摆放符合标准;实训室卫生清扫干净,水电门窗关闭	10	
报告	原始记录:药品信息、检验依据、取样及报告日期填写正确无缺漏;检验项目过程记录规范;原始数据准确,无修改、错漏;结果判定书写规范;检验人员签名无缺漏	10	
	检验报告书:药品信息、检验依据、取样及报告日期填写正确无缺漏;检验项目、标准规定、检验结果书写准确;结论书写规范;检验人员签名无缺漏	10	
合计		100	

任务笔记	
小组及教师 评价	

📋 **课后自测**

内标物如何选择？

项目四 任务八 治咳川贝枇杷滴丸中丁酮残留量的测定

组别：_____ 姓名：_____ 时间：_____ 地点：_____

考核点	评分标准	分值	得分
准备	正确查阅药品标准,方案设计合理	5	
	气相色谱仪:检查气路系统,确保密封良好;通载气前,将所有电子设备开关都置于"关"的位置;确认色谱柱安装正确	10	
操作	校正因子测定:丙酮、丁酮量取准确,定容操作规范	10	
	供试品溶液制备:供试品称取准确,溶剂量取准确,操作符合规定	10	
	气相色谱仪操作规范:打开气源开关,调整压力;打开仪器电源开关;打开电脑色谱工作站,设置各工作部温度,输入方法信息;按点火键,确认所使用的检测器火已点着;顶空进样参数设置正确	20	
	结果计算:正确计算治咳川贝枇杷滴丸中的丁酮残留量	10	
	结果判断:准确判断治咳川贝枇杷滴丸中的丁酮残留量是否符合规定	5	
整理	结束:关掉氢气总阀,当火灭后关空气总阀,设置进样口、柱箱、检测器温度为40℃或更低,当仪器温度降至设置温度以下时,依次关闭载气、工作站、气相色谱仪;仪器清洗干净,摆放符合标准;实训室卫生清扫干净,水电门窗关闭	10	
报告	原始记录:药品信息、检验依据、取样及报告日期填写正确无缺漏;检验项目过程记录规范;原始数据准确,无修改、错漏;结果判定书写规范;检验人员签名无缺漏	10	
	检验报告书:药品信息、检验依据、取样及报告日期填写正确无缺漏;检验项目、标准规定、检验结果书写准确;结论书写规范;检验人员签名无缺漏	10	
合计		100	

任务笔记	
小组及教师 评价	

📋 课后自测

计算丁酮含量，判断供试品是否符合规定。

项目四　任务八　灯盏花素片丙酮残留物测定

组别：_____　　姓名：_____　　时间：_____　　地点：_____

考核点	评分标准	分值	得分
准备	正确查阅药品标准,方案设计合理	5	
	气相色谱仪:检查气路系统,确保密封良好;通载气前,将所有电子设备开关都置于"关"的位置;确认色谱柱安装正确	10	
操作	对照品溶液制备:对照品量取操作规范,定容操作规范	10	
	供试品溶液制备:供试品称取准确,溶剂量取准确,操作符合规定	10	
	气相色谱仪操作规范:打开气源开关,调整压力;打开仪器电源开关;打开电脑色谱工作站,设置各工作部温度,输入方法信息;按点火键,确认所使用的检测器火已点着;顶空进样参数设置正确	20	
	结果计算:正确计算灯盏花素片丙酮残留物含量	10	
	结果判断:准确判断灯盏花素片丙酮残留物含量是否符合规定	5	
整理	结束:关掉氢气总阀,当火灭后关空气总阀,设置进样口、柱箱、检测器温度为40℃或更低,当仪器温度降至设置温度以下时,依次关闭载气、工作站、气相色谱仪;仪器清洗干净,摆放符合标准;实训室卫生清扫干净,水电门窗关闭	10	
报告	原始记录:药品信息、检验依据、取样及报告日期填写正确无缺漏;检验项目过程记录规范;原始数据准确,无修改、错漏;结果判定书写规范;检验人员签名无缺漏	10	
	检验报告书:药品信息、检验依据、取样及报告日期填写正确无缺漏;检验项目、标准规定、检验结果书写准确;结论书写规范;检验人员签名无缺漏	10	
合计		100	

任务笔记	
小组及教师 评价	

📋 **课后自测**

计算丙酮含量，判断供试品是否符合规定。

项目四　任务八　盐酸青藤碱中三氯甲烷残留量测定

组别：_____　　姓名：_____　　时间：_____　　地点：_____

考核点	评分标准	分值	得分
准备	正确查阅药品标准,方案设计合理	5	
	气相色谱仪:检查气路系统,确保密封良好;通载气前,将所有电子设备开关都置于"关"的位置;确认色谱柱安装正确	10	
操作	对照品溶液的制备:三氯甲烷量取操作准确,定容操作规范	10	
	供试品溶液制备:供试品称取准确,溶剂量取准确,操作符合规定	10	
	气相色谱仪操作规范:打开气源开关,调整压力;打开仪器电源开关;打开电脑色谱工作站,设置各工作部温度,输入方法信息;按点火键,确认所使用的检测器火已点着;顶空进样参数设置正确	20	
	结果计算:正确计算盐酸青藤碱中三氯甲烷残留量	10	
	结果判断:准确判断盐酸青藤碱中三氯甲烷残留量是否符合规定	5	
整理	结束:关掉氢气总阀,当火灭后关空气总阀,设置进样口、柱箱、检测器温度为40℃或更低,当仪器温度降至设置温度以下时,依次关闭载气、工作站、气相色谱仪;仪器清洗干净,摆放符合标准;实训室卫生清扫干净,水电门窗关闭	10	
报告	原始记录:药品信息、检验依据、取样及报告日期填写正确无缺漏;检验项目过程记录规范;原始数据准确,无修改、错漏;结果判定书写规范;检验人员签名无缺漏	10	
	检验报告书:药品信息、检验依据、取样及报告日期填写正确无缺漏;检验项目、标准规定、检验结果书写准确;结论书写规范;检验人员签名无缺漏	10	
合计		100	

82

任务笔记	
小组及教师 评价	

📋 **课后自测**

计算三氯甲烷含量，判断供试品是否符合规定。

项目四　任务九　天麻中二氧化硫残留量测定

组别：_____　　姓名：_____　　时间：_____　　地点：_____

考核点	评分标准	分值	得分
准备	正确查阅药品标准,方案设计合理	5	
	仪器准备:仪器清洁干燥,氮气源气体足量,气体流量计、磁力搅拌器、电热套检查确认正常	5	
	仪器安装:仪器在通风橱内安装使用;两颈圆底烧瓶正确置于电热套内,分液漏斗正确加入盐酸溶液,竖式冷凝器固定在两颈圆底烧瓶上,橡胶导气管两端连接正确,回流冷凝管连接正确	10	
操作	称取供试品:天麻细粉称量准确,装入烧瓶操作规范,加水操作规范	10	
	加吸收液:过氧化氢溶液和指示剂量取、加入操作规范,滴定操作规范	10	
	蒸馏:氮气流量符合要求,加热操作规范,时间控制准确	10	
	滴定:磁力搅拌器操作规范,滴定操作规范,滴定终点判断准确	10	
	结果计算:正确计算天麻中二氧化硫含量	10	
	结果判断:准确判断天麻中二氧化硫残留量是否符合规定	5	
整理	结束:废液倒入废液缸中,交由实训员处理;仪器清洗干净,摆放符合标准;实训室卫生清扫干净,水电门窗关闭	5	
报告	原始记录:药品信息、检验依据、取样及报告日期填写正确无缺漏;检验项目过程记录规范;原始数据准确,无修改、错漏;结果判定书写规范;检验人员签名无缺漏	10	
	检验报告书:药品信息、检验依据、取样及报告日期填写正确无缺漏;检验项目、标准规定、检验结果书写准确;结论书写规范;检验人员签名无缺漏	10	
合计		100	

84

任务笔记	
小组及教师 评价	

📋 **课后自测**

计算天麻中的二氧化硫残留量。

项目四　任务九　山药片的二氧化硫残留量测定

组别：＿＿＿＿＿　　姓名：＿＿＿＿＿　　时间：＿＿＿＿＿　　地点：＿＿＿＿＿

考核点	评分标准	分值	得分
准备	正确查阅药品标准,方案设计合理	5	
	气相色谱仪:检查气路系统,确保密封良好;通载气前,将所有电子设备开关都置于"关"的位置;确认色谱柱安装正确	10	
操作	对照品溶液的制备:对照品称取准确,试剂加入正确,定容操作规范;顶空瓶处理规范,对照品溶液加入量准确	10	
	供试品溶液制备:顶空瓶处理规范,供试品称取准确,溶剂量取准确,操作符合规定	10	
	气相色谱仪操作规范:先通载气 10～30min,调节气相色谱仪两个载气支路上稳流阀使热导放空处流速一致,再打开仪器电源开关;设置各工作部温度,输入方法信息,启动加热;按下热导控制器的电源,在电源指示灯亮起后设置桥电流。恒温、基线稳定后进样	20	
	结果计算:正确计算山药片的二氧化硫残留量	10	
	结果判断:准确判断山药片的二氧化硫残留量是否符合规定	5	
整理	结束:先关闭电源,热导检测温度降至 100℃ 以下再关闭气源;仪器清洗干净,摆放符合标准;实训室卫生清扫干净,水电门窗关闭	10	
报告	原始记录:药品信息、检验依据、取样及报告日期填写正确无缺漏;检验项目过程记录规范;原始数据准确,无修改、错漏;结果判定书写规范;检验人员签名无缺漏	10	
	检验报告书:药品信息、检验依据、取样及报告日期填写正确无缺漏;检验项目、标准规定、检验结果书写准确;结论书写规范;检验人员签名无缺漏	10	
合计		100	

任务笔记	
小组及教师 评价	

📋 **课后自测**

计算山药中二氧化硫残留量时，为什么要将测定结果乘以 0.5079？

项目四　任务九　天冬中二氧化硫残留量测定

组别：_____　　姓名：_____　　时间：_____　　地点：_____

考核点	评分标准	分值	得分
准备	正确查阅药品标准,方案设计合理	5	
	离子色谱仪:正确安装色谱柱和保护柱,确认阴离子抑制器应先注水使微膜水化溶胀后再使用,按要求配制洗脱液	10	
操作	对照品溶液的制备:硫酸根标准溶液量取准确,依据所需浓度定容操作规范	10	
	供试品溶液的制备:药材称取准确,试剂量取准确,仪器安装正确,蒸馏操作规范	10	
	离子色谱仪操作:依次打开计算机操作系统、氮气源,调节压力;正确打开离子色谱主机电源,正确打开工作站程序、打开离子色谱操作控制面板;正确排气后、关闭废液阀;系统压力符合要求后,打开淋洗液在线发生器电源,设置淋洗液及浓度,正确设置抑制器电流,并按要求打开电源;正确打开柱温箱电源并设置适当温度;确认基线稳定后测定样品	20	
	正确计算天冬中二氧化硫含量	10	
	正确判断天冬中二氧化硫残留量是否符合规定	5	
整理	结束:依次关闭淋洗液发生器电源、泵、操作软件,关闭离子色谱主机电源,关闭氮气源;废液倒入废液缸中,交由实训员处理;仪器清洗干净,摆放符合标准;实训室卫生清扫干净,水电门窗关闭	10	
报告	原始记录:药品信息、检验依据、取样及报告日期填写正确无缺漏;检验项目过程记录规范;原始数据准确,无修改、错漏;结果判定书写规范;检验人员签名无缺漏	10	
	检验报告书:药品信息、检验依据、取样及报告日期填写正确无缺漏;检验项目、标准规定、检验结果书写准确;结论书写规范;检验人员签名无缺漏	10	
合计		100	

88

任务笔记	
小组及教师 评价	

📋 课后自测

计算天冬中的二氧化硫残留量。

项目四　任务十　大枣中黄曲霉毒素的测定

组别：_____　　姓名：_____　　时间：_____　　地点：_____

考核点	评分标准	分值	得分
准备	正确查阅药品标准,方案设计合理	5	
	高效液相色谱仪:检查仪器各部件的电源线、数据线和输液管道连接是否正常;无在线脱气系统的仪器,流动相用合适的滤膜过滤、超声脱气	10	
操作	混合对照品溶液的制备:对照品溶液及试剂量取准确、操作规范,定容操作规范	10	
	供试品溶液的制备:供试品称量准确,试剂量取准确,操作规范,搅拌、离心操作规范,微孔滤膜使用正确,免疫亲合注使用规范	10	
	高效液相色谱仪操作规范:依次打开电源、检测器;打开电脑进入工作站;排液操作符合要求;建立方法信息、设置波长、样品运行时间等参数;自动进样,将样液装入样品瓶,设置进样程序;手动进样,排净气泡,进样,六通阀位置正确;正确绘制标准曲线	20	
	结果计算:正确计算大枣中黄曲霉毒素的含量	10	
	结果判断:正确判断大枣中黄曲霉毒素是否符合规定	5	
整理	结束:关闭氘灯、钨灯,选用正确的溶剂冲洗色谱系统,依次关闭泵、检测器、工作站;废液倒入废液缸中,交由实训员处理;仪器清洗干净,摆放符合标准;实训室卫生清扫干净,水电门窗关闭	10	
报告	原始记录:药品信息、检验依据、取样及报告日期填写正确无缺漏;检验项目过程记录规范;原始数据准确,无修改、错漏;结果判定书写规范;检验人员签名无缺漏	10	
	检验报告书:药品信息、检验依据、取样及报告日期填写正确无缺漏;检验项目、标准规定、检验结果书写准确;结论书写规范;检验人员签名无缺漏	10	
合计		100	

任务笔记	
小组及教师 评价	

课后自测

计算大枣中黄曲霉毒素的含量。

项目四 任务十 槟榔中黄曲霉毒素的测定

组别：_____　　姓名：_____　　时间：_____　　地点：_____

考核点	评分标准	分值	得分
准备	正确查阅药品标准，方案设计合理	5	
	高效液相色谱仪：检查仪器各部件的电源线、数据线和输液管道连接是否正常；无在线脱气系统的仪器，流动相用合适的滤膜过滤、超声脱气	10	
操作	系列混合对照品溶液的制备：对照品溶液及试剂量取准确、操作规范，定容操作规范	10	
	供试品溶液的制备：供试品称量准确，试剂量取准确，操作规范，搅拌、离心操作规范，微孔滤膜使用正确，免疫亲和柱使用规范	10	
	高效液相色谱仪操作规范：依次打开电源、检测器；打开电脑进入工作站；排液操作符合要求；液质协调后建立方法信息，设置波长、样品运行时间等参数；平衡色谱柱；编辑三重四级杆的工作方式、扫描范围、毛细管出口处碎裂电压等参数；自动进样，将样液装入样品瓶，设置进样程序；手动进样，排净气泡，进样，六通阀位置正确；正确绘制标准曲线	20	
	结果计算：正确计算黄曲霉毒素的含量	10	
	结果判断：正确判断槟榔中黄曲霉毒素是否符合规定	5	
整理	结束：关闭氘灯、钨灯，选用正确的溶剂冲洗色谱系统，依次关闭泵、检测器、工作站；废液倒入废液缸中，交由实训员处理；仪器清洗干净，摆放符合标准；实训室卫生清扫干净，水电门窗关闭	10	
报告	原始记录：药品信息、检验依据、取样及报告日期填写正确无缺漏；检验项目过程记录规范；原始数据准确，无修改、错漏；结果判定书写规范；检验人员签名无缺漏	10	
	检验报告书：药品信息、检验依据、取样及报告日期填写正确无缺漏；检验项目、标准规定、检验结果书写准确；结论书写规范；检验人员签名无缺漏	10	
合计		100	

项目四　任务十一　祛风止痛片中乌头碱的限量检查

组别：_____　　姓名：_____　　时间：_____　　地点：_____

考核点	评分标准	分值	得分
准备	正确查阅药品标准,方案设计合理	5	
	薄层板制备符合要求:自制薄层板厚薄均匀、边缘整齐,自然干燥,用前活化;市售薄层板用前活化	5	
	依据标准制备合格的供试品溶液:仪器使用规范,试剂量取准确,超声操作规范,乙醚液挥干在通风橱中进行、水浴挥干	5	
	依据标准制备合格的对照品溶液:仪器使用规范、试剂量取准确、定容操作规范	5	
操作	展开剂配制:展开剂量取操作规范、取用量符合标准比例	10	
	点样:点样操作规范、不破坏薄层表面、样品点大小适中、点间距离符合要求	20	
	展开:薄层板平行放入展开缸中、放入薄层板迅速、原点距展开剂液面约0.5cm左右、不可没入展开剂中	5	
	显色:显色剂喷洒均匀,显色清晰	5	
	检视:观察与对照品色谱相应位置的供试品斑点大小	5	
	结果判断:准确判断祛风止痛片中乌头碱的限量是否符合规定	5	
整理	结束:废液倒入废液缸中,交由实训员处理;仪器清洗干净、摆放符合标准;实训室卫生清扫干净,水电门窗关闭	10	
报告	原始记录:药品信息、检验依据、取样及报告日期填写正确无缺漏;检验项目过程记录规范;原始数据准确,无修改、错漏;结果判定书写规范;检验人员签名无缺漏	10	
	检验报告书:药品信息、检验依据、取样及报告日期填写正确无缺漏;检验项目、标准规定、检验结果书写准确;结论书写规范;检验人员签名无缺漏	10	
合计		100	

任务笔记	
小组及教师 评价	

📋 **课后自测**

　　为什么在供试品色谱中与对照品色谱相应位置上出现的斑点小于对照品的斑点或不出现斑点，即可认为药品中乌头碱含量未超限？

项目四　任务十一　大黄浸膏中土大黄苷的检查

组别：_____　姓名：_____　时间：_____　地点：_____

考核点	评分标准	分值	得分
准备	准确查阅药品标准,方案设计合理	10	
	正确配制 45%乙醇溶液;取样准确,定容操作规范	10	
操作	样品溶液的制备:样品称量准确,试剂量取准确	20	
	纸色谱:点样规范,展距符合要求;紫外光灯操作规范	20	
	结果判断:准确判断大黄浸膏中土大黄苷的检查是否符合规定	10	
整理	结束:废液倒入废液缸中,交由实训员处理;仪器清洗干净,摆放符合标准;实训室卫生清扫干净,水电门窗关闭	10	
报告	原始记录:药品信息、检验依据、取样及报告日期填写正确无缺漏;检验项目过程记录规范;原始数据准确,无修改、错漏;结果判定书写规范;检验人员签名无缺漏	10	
	检验报告书:药品信息、检验依据、取样及报告日期填写正确无缺漏;检验项目、标准规定、检验结果书写准确;结论书写规范;检验人员签名无缺漏	10	
合计		100	

任务笔记	
小组及教师评价	

📋 **课后自测**

为什么检查结果不得显持久的亮紫色荧光?

项目五 任务一 小儿感冒颗粒微生物限度检查

组别：_____ 姓名：_____ 时间：_____ 地点：_____

考核点	评分标准	分值	得分
准备	将供试品及所有已灭菌的平皿、锥形瓶、吸管、量筒、稀释剂等移至微生物实验室内	5	
	菌液制备：完成铜绿假单胞菌、金黄色葡萄球菌、枯草芽孢杆菌、白色念珠菌、黑曲霉及大肠埃希菌液制备	10	
	稀释剂：完成 pH7.0 无菌氯化钠-蛋白胨缓冲液的配制	5	
操作	供试品制备：取供试品 10g，加 pH7.0 无菌氯化钠-蛋白胨缓冲液至 100mL，混匀，作为 1∶10 供试液	10	
	微生物计数法 试验组：取相应稀释级的供试液 1mL，置无菌平皿中，注入胰酪大豆胨琼脂培养基，混匀，凝固，倒置培养。 供试品对照组：吸取 1∶10 的供试液 1mL 注入平皿中，分别注入 TSA 培养基与 SDA 培养基，摇匀，倒置培养。 阴性对照：取试验用的稀释液 1mL，置无菌平皿中，注入培养基，凝固，倒置培养。 培养：以上平皿分别置 30～35℃ 或 20～25℃ 下培养，需氧菌培养不超过 3d，真菌培养不超过 5d	15	
	控制菌检查的适用性试验 试验组：依法制备大肠埃希菌液培养基。 阳性对照组：大肠埃希菌液 1mL 加入 100mL 胰酪大豆胨液体培养基中，其他同试验组，在 30～35℃ 下培养 3～5d。 阴性对照组：取 100mL 胰酪大豆胨液体培养基，30～35℃ 培养 18～24h	15	
	微生物计数法计数：点计平板上的所有菌落数，计数并报告	10	
	控制菌鉴定：观察平板菌落生长情况，并进行鉴定	5	
整理	结束：废液处理符合标准，仪器清洗干净、摆放符合标准，实训室卫生清扫干净，水电关闭	5	
报告	原始记录：药品信息、检验依据、取样及报告日期填写正确无缺漏；检验项目过程记录规范；原始数据准确，无修改、错漏；结果判定书写规范；检验人员签名无缺漏	10	
	检验报告书：药品信息、检验依据、取样及报告日期填写正确无缺漏；检验项目、标准规定、检验结果书写准确；结论书写规范；检验人员签名无缺漏	10	
合计		100	

任务笔记	
小组及教师 评价	

📋 **课后自测**

（1）微生物限度检查方法适用性试验的作用和意义是什么？

（2）微生物计数法适用性试验中，加菌回收率的计算方法是什么？

项目五　任务二　灯盏细辛注射液的无菌检查

组别：_____　　姓名：_____　　时间：_____　　地点：_____

考核点	评分标准	分值	得分
准备	将供试品及所有已灭菌的平皿、锥形瓶、吸管、量筒、稀释剂等移至微生物实验室内	5	
	菌液制备：完成金黄色葡萄球菌、枯草芽孢杆菌、大肠埃希菌、生孢梭菌液、白色念珠菌及黑曲霉菌液制备	15	
	稀释剂：完成 pH7.0 无菌氯化钠-蛋白胨缓冲液的配制	5	
操作	试验组制备：采用薄膜过滤法，过滤至尽，以 pH7.0 无菌氯化钠-蛋白胨缓冲液 300mL 按不少于 3 次平均分配进行冲洗，完成后，分别灌注硫乙醇酸盐流体培养基和胰酪大豆胨液体培养基，吸取制备好的菌液 1mL 分别接种至各自培养基中	15	
	阳性对照组：方法同试验组，加各试验菌液，不加供试品	10	
	阴性对照组：冲洗方法同试验组，不加各试验菌液与供试品	5	
	培养：上述培养基置于规定温度下培养，培养 3～5d，并逐日观察并记录	10	
整理	结束：废液处理符合标准，仪器清洗干净、摆放符合标准，实训室卫生清扫干净，水电关闭	5	
报告	原始记录：药品信息、检验依据、取样及报告日期填写正确无缺漏；检验项目过程记录规范；原始数据准确，无修改、错漏；结果判定书写规范；检验人员签名无缺漏	15	
	检验报告书：药品信息、检验依据、取样及报告日期填写正确无缺漏；检验项目、标准规定、检验结果书写准确；结论书写规范；检验人员签名无缺漏	15	
合计		100	

任务笔记	
小组及教师评价	

📑 **课后自测**

（1）试验菌菌液的制备及菌液计数方法的掌握。

（2）采用薄膜过滤法处理灯盏细辛注射液供试品的优势与注意事项有哪些？

项目五　任务三　清开灵注射液的热原检查

组别：_____　　姓名：_____　　时间：_____　　地点：_____

考核点	评分标准	分值	得分
准备	实验动物：新西兰家兔的准备，健康合格，1.7kg 以上，雌雄各半，健康状况与基础体温的检查	5	
	限值剂量：依据药品说明书，完成限值剂量的设计	15	
	试液配制：准确完成细菌内毒素的配制	5	
操作	正常体温的测定：测温时间不得少于 1.5min，每隔 30min 测量体温 1 次，测量 2 次，两次之差不得过 0.2℃，以此两次体温的平均值作为正常体温，当日使用的家兔，体温应在 38.0～39.6℃的范围内	15	
	给药：注射前先用 75％酒精棉球轻擦家兔耳静脉的注射部位，从耳尖端静脉进针	10	
	体温测定：自给药后，每隔 30min 测量其体温 1 次，共测 6 次	10	
	温差计算：以 6 次测得体温中最高的一次减去正常体温，为该兔体温的升高度数	10	
报告	原始记录：药品信息、检验依据、取样及报告日期填写正确无缺漏；检验项目过程记录规范；原始数据准确，无修改、错漏；结果判定书写规范；检验人员签名无缺漏	15	
	检验报告书：药品信息、检验依据、取样及报告日期填写正确无缺漏；检验项目、标准规定、检验结果书写准确；结论书写规范；检验人员签名无缺漏	15	
合计		100	

任务笔记	
小组及教师 评价	

📋 **课后自测**

（1）参照清开灵注射液说明书，如何计算热原检查的剂量设定限值？

（2）环境对供试品热原检查有哪些影响？

项目五　任务四　止喘灵注射液细菌内毒素的检查

组别：_____　　姓名：_____　　时间：_____　　地点：_____

考核点	评分标准	分值	得分
准备	内毒素限值(L)的确定：依据止喘灵注射液说明书,确定内毒素限值	5	
	最大有效稀释倍数：依据内毒素限值,确定最大稀释倍数	15	
	鲎试剂灵敏度复核试验：根据鲎试剂灵敏度的标示值(λ),制成 2.0λ、1.0λ、0.5λ、0.25λ 四个浓度的内毒素标准溶液,观察管内凝胶形成情况	5	
操作	干扰预试验：将供试品用 BET 水分别稀释 10、50、100、200、300 倍等作为供试品系列(NPC),确定稀释倍数	15	
	正式干扰试验：取止喘灵注射液用 BET 水稀释至适宜的倍数,用该稀释液和 BET 水分别稀释内毒素工作标准品,配制成细菌内毒素浓度为 0.5EU/mL、0.25EU/mL、0.125EU/mL、0.0625EU/mL 的系列溶液,确定凝集反应无干扰作用	10	
	细菌内毒素测定：稀释倍数不超过 MVD 的倍数,制备供试品溶液、供试品阳性对照、阳性对照及阴性对照,依法试验	10	
	结果判断：保温 60min±2min 后观察结果,并记录	10	
报告	原始记录：药品信息、检验依据、取样及报告日期填写正确无缺漏；检验项目过程记录规范；原始数据准确,无修改、错漏；结果判定书写规范；检验人员签名无缺漏	15	
	检验报告书：药品信息、检验依据、取样及报告日期填写正确无缺漏；检验项目、标准规定、检验结果书写准确；结论书写规范；检验人员签名无缺漏	15	
合计		100	

任务笔记	
小组及教师 评价	

📋 **课后自测**

（1）参照止喘灵注射液说明书，如何计算细菌内毒素限值？

（2）参照鲎试剂的规格，如何设计出凝胶法测定止喘灵注射液内毒素的干扰预试验？

项目六　任务一　黄杨宁片中环维黄杨星 D 的含量测定

组别：＿＿＿＿＿　姓名：＿＿＿＿＿　时间：＿＿＿＿＿　地点：＿＿＿＿＿

考核点	评分标准	分值	得分
准备	正确查阅药品标准,方案设计合理	5	
	紫外-可见分光光度计:开启电源进行初始化,初始化结束后预热约30min	10	
操作	供试品溶液的制备:仪器使用规范,供试品称取、试剂量取准确,浸渍、定容、离心、萃取操作规范	10	
	对照品溶液的制备:仪器使用规范,试剂量取准确,定容、萃取操作规范	10	
	紫外-可见分光光度计操作:波长选择、空白校正、比色皿执法、比色皿光面拂拭方法、比色皿放置、读数等操作规范	15	
	结果计算:正确计算黄杨宁片中环维黄杨星D的含量	10	
	结果判断:正确判断黄杨宁片中环维黄杨星D的含量是否符合规定	10	
整理	结束:紫外-可见分光光度计内外清理干净、关闭电源、盖好防尘罩;废液处理符合标准,仪器清洗干净,摆放符合标准;实训室卫生清扫干净,水电关闭	10	
报告	原始记录:药品信息、检验依据、取样及报告日期填写正确无缺漏;检验项目过程记录规范;原始数据准确,无修改、错漏;结果判定书写规范;检验人员签名无缺漏	10	
	检验报告书:药品信息、检验依据、取样及报告日期填写正确无缺漏;检验项目、标准规定、检验结果书写准确;结论书写规范;检验人员签名无缺漏	10	
	合计	100	

106

任务笔记	
小组及教师 评价	

📋 **课后自测**

（1）黄杨宁片中环维黄杨星 D 的含量测定中，离心 6min 的目的是什么？

（2）计算黄杨宁片中环维黄杨星 D 的含量。

项目六 任务一 小儿七星茶口服液中总黄酮的含量测定

组别：_____ 姓名：_____ 时间：_____ 地点：_____

考核点	评分标准	分值	得分
准备	正确查阅药品标准，方案设计合理	5	
	紫外-可见分光光度计：开启电源进行初始化，初始化结束后预热约30min	10	
操作	供试品溶液的制备：仪器使用规范，供试品、试剂量取准确，定容操作规范，试剂加入正确	10	
	对照品溶液的制备：仪器使用规范，对照品称取、试剂量取准确，定容操作规范，试剂加入正确	10	
	紫外-可见分光光度计操作：波长选择、空白校正、比色皿执法、比色皿光面拂拭方法、比色皿放置、读数等操作规范	15	
	标准曲线的绘制：横坐标、纵坐标正确，标准曲线绘制正确	10	
	结果计算：正确计算小儿七星茶口服液中总黄酮的含量，并与标准规定比较，准确判断结果是否符合规定	10	
整理	结束：紫外-可见分光光度计内外清理干净、关闭电源、盖好防尘罩；废液处理符合标准，仪器清洗干净，摆放符合标准；实训室卫生清扫干净，水电关闭	10	
报告	原始记录：药品信息、检验依据、取样及报告日期填写正确无缺漏；检验项目过程记录规范，原始数据准确，无修改、错漏；结果判定书写规范；检验人员签名无缺漏	10	
	检验报告书：药品信息、检验依据、取样及报告日期填写正确无缺漏；检验项目、标准规定、检验结果书写准确；结论书写规范；检验人员签名无缺漏	10	
	合计	100	

任务笔记

小组及教师
评价

📋 课后自测

（1）实验中加入亚硝酸钠溶液、硝酸铝溶液和氢氧化钠溶液的目的是什么？

（2）如何利用回归方程计算供试品含量？

项目六　任务二　马钱子散中士的宁的含量测定

组别：_____　姓名：_____　时间：_____　地点：_____

考核点	评分标准	分值	得分
准备	正确查阅药品标准，方案设计合理	5	
	薄层板制备符合要求：自制薄层板厚薄均匀，边缘整齐，自然干燥，活化条件符合要求；市售薄层板用前活化	5	
	供试品溶液、对照品溶液的制备：供试品取样、称取准确，对照品称取、试剂量取准确，浸渍、过滤、定容操作规范	5	
	薄层色谱扫描仪准备：接通电源，打开仪器开关，仪器自检，预热仪器	5	
操作	展开剂配制：展开剂量取操作规范，取用量符合标准比例	5	
	点样：点样操作规范，不破坏薄层表面，样品点大小适中，点间距离符合要求	10	
	展开：薄层板平行放入展开缸中，放入薄层板迅速，原点距展开剂液面约 0.5cm 左右，不可没入展开剂中，展距适中	5	
	薄层扫描仪操作：正确设置扫描参数，扫描、寻峰等操作规范	15	
	结果计算：准确计算马钱子散中士的宁的含量	10	
	结果判断：准确判断马钱子散中士的宁的含量是否符合规定	5	
整理	结束：取出薄层板，推出操作系统，依次关闭主机、计算机电源，废液倒入废液缸中，交由实训员处理；仪器清洗干净，摆放符合标准；实训室卫生清扫干净，水电门窗关闭	10	
报告	原始记录：药品信息、检验依据、取样及报告日期填写正确无缺漏；检验项目过程记录规范；原始数据准确，无修改、错漏；结果判定书写规范；检验人员签名无缺漏	10	
	检验报告书：药品信息、检验依据、取样及报告日期填写正确无缺漏；检验项目、标准规定、检验结果书写准确；结论书写规范；检验人员签名无缺漏	10	
合计		100	

任务笔记	
小组及教师 评价	

📑 **课后自测**

（1）计算马钱子散中士的宁的含量。

（2）硅胶 GF_{254} 薄层板适用于具有什么特征的样品分析？

项目六　任务三　双黄连口服液中黄芩苷的含量测定

组别：_____　姓名：_____　时间：_____　地点：_____

考核点	评分标准	分值	得分
准备	正确查阅药品标准,方案设计合理	5	
	高效液相色谱仪:检查仪器各部件的电源线、数据线和输液管道连接是否正常;无在线脱气系统的仪器,流动相用合适的滤膜过滤,超声脱气	10	
操作	对照品溶液制备:对照品称取、试剂量取准确、操作规范,定容操作规范,用合适的滤膜过滤	10	
	供试品溶液制备:供试品量取准确、操作规范,超声仪器设置符合要求,操作符合规定,溶液制备符合要求;用合适的滤膜过滤	10	
	高效液相色谱仪操作规范:依次打开电源、检测器;打开电脑进入工作站;排液操作符合要求;建立方法信息、设置波长、样品运行时间等参数;自动进样,将样液装入样品瓶,设置进样程序;手动进样,排净气泡,进样,六通阀位置正确;调用数据,打印图谱	20	
	结果计算:正确计算双黄连口服液中黄芩苷的含量	10	
	结果判断:正确判断双黄连口服液中黄芩苷的含量是否符合规定	5	
整理	结束:关闭氘灯、钨灯,选用正确的溶剂冲洗色谱系统,依次关闭泵、检测器、工作站;废液倒入废液缸中,交由实训员处理;仪器清洗干净,摆放符合标准;实训室卫生清扫干净,水电门窗关闭	10	
报告	原始记录:药品信息、检验依据、取样及报告日期填写正确无缺漏;检验项目过程记录规范;原始数据准确,无修改、错漏;结果判定书写规范;检验人员签名无缺漏	10	
	检验报告书:药品信息、检验依据、取样及报告日期填写正确无缺漏;检验项目、标准规定、检验结果书写准确;结论书写规范;检验人员签名无缺漏	10	
合计		100	

112

任务笔记	
小组及教师 评价	

📋 **课后自测**

（1）双黄连口服液需进行黄芩苷含量测定的原因是什么？

（2）计算双黄连口服液中黄芩苷的含量。

项目六　任务四　川贝枇杷糖浆中薄荷脑的含量测定

组别：_____　　姓名：_____　　时间：_____　　地点：_____

考核点	评分标准	分值	得分
准备	正确查阅药品标准,方案设计合理	5	
	气相色谱仪;检查气路系统,确保密封良好;通载气前,将所有电子设备开关都置于"关"的位置;确认色谱柱安装正确	10	
操作	内标溶液、对照品溶液制备:内标物、对照品称取准确、操作规范,定容操作规范	10	
	供试品溶液制备:供试品量取准确、操作规范,试剂量取准确,挥发油测定器连接符合要求,萃取、定容操作符合规定,溶液制备符合要求	10	
	气相色谱仪操作规范:打开气源开关,调整压力,打开仪器电源开关;打开电脑色谱工作站,设置各工作部温度,输入方法信息;确认检测器正确打开,自动进样,确认待测样品装入专用瓶中,程序设定正确;手动进样,排气泡,快速进样	20	
	结果计算:正确计算川贝枇杷糖浆中薄荷脑的含量	10	
	结果判断:正确判断川贝枇杷糖浆中薄荷脑的含量是否符合规定	10	
整理	结束:关掉氢气总阀,当火灭后关空气总阀,设置进样口、柱箱、检测器温度为40℃或更低,当仪器温度降至设置温度以下时,依次关闭载气、工作站、气相色谱仪;仪器清洗干净;摆放符合标准;实训室卫生清扫干净,水电门窗关闭	5	
报告	原始记录:药品信息、检验依据、取样及报告日期填写正确无缺漏;检验项目过程记录规范;原始数据准确,无修改、错漏;结果判定书写规范;检验人员签名无缺漏	10	
	检验报告书:药品信息、检验依据、取样及报告日期填写正确无缺漏;检验项目、标准规定、检验结果书写准确;结论书写规范;检验人员签名无缺漏	10	
合计		100	

任务笔记	
小组及教师 评价	

📄 **课后自测**

气相色谱法测定含量为什么多采用内标法?

项目六　任务五　龙牡壮骨颗粒中钙含量测定

组别：_____　姓名：_____　时间：_____　地点：_____

考核点	评分标准	分值	得分
准备	正确查阅药品标准，方案设计合理	5	
	原子吸收分光光度计：正确打开稳压器、主机电源，正确选择"工作灯（W）"和"预热灯（R）"，调用"元素表"，选择合适的分析条件，认真确认安全检测部分	10	
操作	对照品溶液的制备：基准物称取、试剂量取准确，定容操作规范	10	
	供试品溶液的制备：供试品称取、试剂量取准确，定容、过滤操作规范	10	
	原子吸收分光光度计：安全检测检查完毕确定后，正确点火，数据稳定后点"自动调零"，正确测定空白值，对照品进样操作标准，得标准曲线，供试品测定准确	20	
	结果计算：正确计算龙牡壮骨颗粒中钙含量	10	
	结果判断：准确判断龙牡壮骨颗粒中钙含量是否符合规定	5	
整理	结束：正确关机，用蒸馏水冲洗进样管，先关乙炔钢瓶，然后按排气键，排乙炔气体至减压阀指针为零，关掉空压机，给空压机排水、放气，关主机；仪器清洗干净，摆放符合标准；实训室卫生清扫干净，水电关闭	10	
报告	原始记录：药品信息、检验依据、取样及报告日期填写正确无缺漏；检验项目过程记录规范；原始数据准确，无修改、错漏；结果判定书写规范；检验人员签名无缺漏	10	
	和检验报告书：药品信息、检验依据、取样及报告日期填写正确无缺漏；检验项目、标准规定、检验结果书写准确；结论书写规范；检验人员签名无缺漏	10	
合计		100	

任务笔记	
小组及教师 评价	

📋 **课后自测**

（1）采用标准曲线法测定含量有哪些优点？

（2）影响标准曲线准确性的因素有哪些？

项目六 任务六 暑症片中水溶性浸出物测定（冷浸法）

组别：_____ 姓名：_____ 时间：_____ 地点：_____

考核点	评分标准	分值	得分
准备	正确查阅药品标准,方案设计合理	10	
	仪器准备:锥形瓶、漏斗、移液管等清洁干燥,蒸发皿恒重,分析天平预热、调零,干燥器内干燥剂处于活性状态	10	
操作	供试品称取、水量取准确,浸渍、过滤、蒸干操作规范,称重操作规范	20	
	结果计算:正确计算暑症片水溶性浸出物含量	20	
	结果判断:准确判断暑症片水溶性浸出物含量是否符合规定	10	
整理	结束:仪器清洗干净,摆放符合标准;实训室卫生清扫干净,水电门窗关闭	10	
报告	原始记录:药品信息、检验依据、取样及报告日期填写正确无缺漏;检验项目过程记录规范;原始数据准确,无修改、错漏;结果判定书写规范;检验人员签名无缺漏	10	
	检验报告书:药品信息、检验依据、取样及报告日期填写正确无缺漏;检验项目、标准规定、检验结果书写准确;结论书写规范;检验人员签名无缺漏	10	
合计		100	

任务笔记	
小组及教师评价	

📑 课后自测

浸出物测定对重量要求非常精确，如何减小重量测定时的误差？

项目六　任务六　七厘散醇溶性浸出物测定（热浸法）

组别：_____　　姓名：_____　　时间：_____　　地点：_____

考核点	评分标准	分值	得分
准备	正确查阅药品标准,方案设计合理	10	
	仪器准备:锥形瓶、漏斗、移液管等清洁干燥,蒸发皿恒重,分析天平预热、调零,干燥器内干燥剂处于活性状态	10	
操作	供试品称取、乙醇量取准确,回流装置连接正确,回流操作规范,过滤、蒸干操作规范,称重操作规范	20	
	结果计算:正确计算七厘散醇溶性浸出物含量	20	
	结果判断:准确判断七厘散醇溶性浸出物是否符合规定	10	
整理	结束:仪器清洗干净,摆放符合标准;实训室卫生清扫干净,水电门窗关闭	10	
报告	原始记录:药品信息、检验依据、取样及报告日期填写正确无缺漏;检验项目过程记录规范;原始数据准确,无修改、错漏;结果判定书写规范;检验人员签名无缺漏	10	
	检验报告书:药品信息、检验依据、取样及报告日期填写正确无缺漏;检验项目、标准规定、检验结果书写准确;结论书写规范;检验人员签名无缺漏	10	
	合计	100	

任务笔记	
小组及教师 评价	

 课后自测

回流提取后为什么要用乙醇补足减失的重量？

项目六　任务六　九味羌活丸挥发性醚浸出物测定

组别：_____　姓名：_____　时间：_____　地点：_____

考核点	评分标准	分值	得分
准备	正确查阅药品标准,方案设计合理	10	
	仪器准备:烧瓶、索氏提取器、漏斗、移液管等清洁干燥,蒸发皿恒重,分析天平预热、调零,干燥器内干燥剂处于活性状态,通风橱正常工作	10	
操作	供试品称取、乙醇量取准确,索氏提取器等装置连接正确,回流操作规范,挥去乙醚、干燥操作规范,称重操作规范	20	
	结果计算:正确计算九味羌活丸挥发性醚浸出物含量	20	
	结果判断:准确判断九味羌活丸挥发性醚浸出物是否符合规定	10	
整理	结束:仪器清洗干净,摆放符合标准;实训室卫生清扫干净,水电门窗关闭	10	
报告	原始记录:药品信息、检验依据、取样及报告日期填写正确无缺漏;检验项目过程记录规范;原始数据准确,无修改、错漏;结果判定书写规范;检验人员签名无缺漏	10	
	检验报告书:药品信息、检验依据、取样及报告日期填写正确无缺漏;检验项目、标准规定、检验结果书写准确;结论书写规范;检验人员签名无缺漏	10	
合计		100	

122

任务笔记	
小组及教师 评价	

课后自测

操作过程中为什么要缓缓加热至 105℃？

项目六　任务七　牡荆油胶丸挥发油的含量测定

组别：_____　姓名：_____　时间：_____　地点：_____

考核点	评分标准	分值	得分
准备	正确查阅药品标准,方案设计合理	10	
	仪器准备:烧瓶、挥发油测定器、冷凝管等清洁干燥,电热套安全、可正常使用	10	
操作	仪器连接:药品、试剂、玻璃珠正确加入烧瓶中,挥发油测定装置连接正确,挥发油测定器加水方法正确	20	
	挥发油提取:电热套加热方法正确,正确操作使油层上端至0刻度线,正确读取挥发油量	10	
	结果计算:正确计算牡荆油胶丸的挥发油含量	10	
	结果判断:准确判断牡荆油胶丸的挥发油含量是否符合规定	10	
整理	结束:仪器清洗干净,摆放符合标准;实训室卫生清扫干净,水电门窗关闭	10	
报告	原始记录:药品信息、检验依据、取样及报告日期填写正确无缺漏;检验项目过程记录规范;原始数据准确,无修改、错漏;结果判定书写规范;检验人员签名无缺漏	10	
	检验报告书:药品信息、检验依据、取样及报告日期填写正确无缺漏;检验项目、标准规定、检验结果书写准确;结论书写规范;检验人员签名无缺漏	10	
合计		100	

任务笔记	
小组及教师 评价	

📑 课后自测

（1）任务中为什么要以乙酸溶液作为提取溶剂？

（2）如何配制 500mL 乙酸溶液（1→10)？

项目六　任务七　山柰挥发油的含量测定

组别：_____　　姓名：_____　　时间：_____　　地点：_____

考核点	评分标准	分值	得分
准备	正确查阅药品标准,方案设计合理	10	
	仪器准备:烧瓶、挥发油测定器、冷凝管等清洁干燥,电热套安全、可正常使用	10	
操作	仪器连接:水、玻璃珠正确加入烧瓶中,挥发油测定装置连接正确,挥发油测定器加水方法正确	10	
	加入二甲苯:二甲苯量取准确、操作规范,正确连接冷凝管,蒸馏操作规范,二甲苯体积读取正确	10	
	挥发油提取:供试品加入烧瓶中,正确连接挥发油测定器与回流冷凝管,电热套加热方法正确,正确操作使油层上端至 0 刻度线,正确读取挥发油量	10	
	结果计算:正确计算山柰的挥发油含量	10	
	结果判断:准确判断山柰的挥发油含量是否符合规定	10	
整理	结束:仪器清洗干净,摆放符合标准;实训室卫生清扫干净,水电门窗关闭	10	
报告	原始记录:药品信息、检验依据、取样及报告日期填写正确无缺漏;检验项目过程记录规范;原始数据准确,无修改、错漏;结果判定书写规范;检验人员签名无缺漏	10	
	检验报告书:药品信息、检验依据、取样及报告日期填写正确无缺漏;检验项目、标准规定、检验结果书写准确;结论书写规范;检验人员签名无缺漏	10	
合计		100	

任务笔记	
小组及教师评价	

📋 **课后自测**

（1）分析乙法测定挥发油时加入二甲苯的作用。

（2）挥发油提取前，加入二甲苯后为什么要先将烧瓶中水加热蒸馏 30min？

项目六　任务八　山东阿胶膏的总氮量测定

组别：_____　　姓名：_____　　时间：_____　　地点：_____

考核点	评分标准	分值	得分
准备	正确查阅资料，方案设计合理	5	
	仪器准备：凯氏烧瓶、锥形瓶、冷凝管等清洁干燥，电炉安全、可正常使用	5	
操作	称样：供试品称取准确、操作规范，正确放入凯氏烧瓶中	5	
	消化：试剂加入操作规范，加热操作符合要求	10	
	蒸馏：试剂加入操作规范，凯氏烧瓶与冷凝管用氮气球连接好，试液、指示剂规范加入，蒸馏操作规范	10	
	滴定：滴定操作规范，滴定终点判断准确	10	
	空白试验：照供试品消化、蒸馏、滴定的全过程做空白试验，操作规范	15	
	结果计算：正确计算山东阿胶膏的总氮量	10	
	结果判断：准确判断山东阿胶膏的总氮量是否符合规定	5	
整理	结束：仪器清洗干净，摆放符合标准；实训室卫生清扫干净，水电门窗关闭	5	
报告	原始记录：药品信息、检验依据、取样及报告日期填写正确无缺漏；检验项目过程记录规范，原始数据准确，无修改、错漏；结果判定书写规范；检验人员签名无缺漏	10	
	检验报告书：药品信息、检验依据、取样及报告日期填写正确无缺漏；检验项目、标准规定、检验结果书写准确；结论书写规范；检验人员签名无缺漏	10	
合计		100	

任务笔记	
小组及教师 评价	

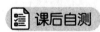 **课后自测**

为什么要进行空白试验？

项目六　任务八　阿胶补血口服液的总氮量测定

组别：_____　　姓名：_____　　时间：_____　　地点：_____

考核点	评分标准	分值	得分
准备	正确查阅资料，方案设计合理	5	
	仪器准备：凯氏烧瓶、锥形瓶、冷凝管等清洁干燥，电炉安全、可正常使用	5	
操作	称样：供试品称取准确、操作规范，正确放入凯氏烧瓶中	5	
	消化：试剂加入操作规范，加热操作符合要求	10	
	蒸馏：试剂加入操作规范，各仪器连接顺序正确、操作规范，试液、指示剂规范加入，蒸馏操作规范	10	
	滴定：滴定操作规范，滴定终点判断准确	10	
	空白试验：照供试品消化、蒸馏、滴定的全过程做空白试验，操作规范	15	
	结果计算：正确计算阿胶补血口服液的总氮量	10	
	结果判断：准确判断阿胶补血口服液的总氮量是否符合规定	5	
整理	结束：仪器清洗干净，摆放符合标准；实训室卫生清扫干净，水电门窗关闭	5	
报告	原始记录：药品信息、检验依据、取样及报告日期填写正确无缺漏；检验项目过程记录规范，原始数据准确，无修改、错漏；结果判定书写规范；检验人员签名无缺漏	10	
	检验报告书：药品信息、检验依据、取样及报告日期填写正确无缺漏；检验项目、标准规定、检验结果书写准确；结论书写规范；检验人员签名无缺漏	10	
合计		100	

130

任务笔记	
小组及教师评价	

📑 **课后自测**

可采用什么方法使半微量法测定时消解作用完全？

项目六 任务九 紫地宁血散的鞣质含量测定

组别：_____ 姓名：_____ 时间：_____ 地点：_____

考核点	评分标准	分值	得分
准备	正确查阅资料,方案设计合理	5	
	紫外-可见分光光度计操作规范:依次接通电源、打开仪器开关,预热时间足够	10	
操作	对照品溶液的制备:对照品称取准确,分析天平操作规范,定容操作规范,横纵坐标选择正确,标准曲线绘制正确	5	
	标准曲线的制备:对照品溶液量取准确、操作规范,试剂加入准确,定容操作规范	10	
	供试品溶液的制备:供试品称取准确,分析天平操作规范,超声操作规范,定容操作规范	5	
	测定:仪器参数设置正确,测定操作规范;比色皿使用规范,手拿麻面、不可触碰光面,先用水清洗干净,用待测液润洗 2～3 次,倒入供试液占比色皿容积的 4/5 左右	20	
	结果计算:正确计算紫地宁血散的鞣质含量	10	
	结果判断:准确判断紫地宁血散的鞣质含量是否符合规定	5	
整理	紫外-可见分光光度计内外清理干净、关闭电源、盖好防尘罩,仪器清洗干净、归位,实训室卫生清理干净,水电门窗关闭	10	
报告	检验原始记录:药品信息、检验依据、取样及报告日期填写正确无缺漏;检验项目过程记录规范;结果判定书写规范;检验人员签名无缺漏	10	
	检验报告书:药品信息、检验依据、取样及报告日期填写正确无缺漏;检验项目、标准规定、检验结果书写准确;结论书写规范;检验人员签名无缺漏	10	
合计		100	

任务笔记	
小组及教师 评价	

📋 **课后自测**

为什么要进行干酪素空白试验?

项目六　任务十　九一散中红粉的含量测定

组别：_____　　姓名：_____　　　时间：_____　　　地点：_____

考核点	评分标准	分值	得分
准备	正确查阅资料，方案设计合理	5	
	仪器准备：滴定管、锥形瓶清洁干燥，分析天平预热、调零	10	
操作	供试品溶液的制备：供试品称取准确，分析天平操作规范，试剂加入正确，过滤操作规范	10	
	滴定：指示剂加入正确，滴定操作规范，终点判断准确，滴定液消耗体积读数正确	30	
	结果计算：正确计算九一散中红粉的含量	10	
	结果判断：准确判断九一散中红粉的含量是否符合规定	5	
整理	结束：废液倒入废液缸中，交由实训员处理；仪器清洗干净，摆放符合标准；实训室卫生清扫干净，水电门窗关闭	10	
报告	原始记录：药品信息、检验依据、取样及报告日期填写正确无缺漏；检验项目过程记录规范；原始数据准确，无修改、错漏；结果判定书写规范；检验人员签名无缺漏	10	
	检验报告书：药品信息、检验依据、取样及报告日期填写正确无缺漏；检验项目、标准规定、检验结果书写准确；结论书写规范；检验人员签名无缺漏	10	
合计		100	

134

任务笔记	
小组及教师 评价	

📋 **课后自测**

滴定近终点时应如何操作?

ISBN 978-7-122-41559-2

9 787122 415592 >

定价：65.00元